LISA MAR
PROF. DR. MED. H. O. KLEINE
DR. MED. KARL WINDSTOSSER

Krebshilfe durch Vollwertkost

Antwort auf 150 Fragen
Speisezettel · Diätpläne
187 Rezepte zur Steigerung der Abwehrkräfte

Unter Mitarbeit von Dr. E. Hanssen und Dr. F. Martens

WALTER HÄDECKE VERLAG

In Anerkennung der hervorragenden Rezepte wurde schon die erste unter dem Titel „Krebsdiät“ erschienene Auflage dieses Buches vom Fachverband Deutscher Gemeinschaftsverpfleger, Köche, Köchinnen und Diätassistentinnen mit einer

SILBERMEDAILLE

ausgezeichnet. Beim literarischen Wettbewerb anläßlich der 12. Internationalen Kochkunst-Ausstellung erhielt das Buch von der Gastronomischen Akademie Deutschlands eine

BRONZEMEDAILLE

3. verbesserte Auflage 1985
ISBN 3-7750-0085-2

Farbtafeln: Studio Gerlach, Frankfurt/M. (Seite 17 und 51), Rotraud A. M. Siebenbrodt, Wörthsee/ Walchstadt (Seite 18, 52, 133, 134, 167, 168).

Gesamtherstellung: W. Röck, Weinsberg.

Inhaltsverzeichnis

Gesundkost für Europa

Wenn man im Laufe von über vierzig Jahren eine große Anzahl krebskranker Menschen der verschiedensten Nationen und Religionsgemeinschaften diätetisch betreut hat, also auch auf die Eigenheiten in Ernährungsfragen dieser Gruppen Rücksicht nehmen mußte, ohne den Therapieplan zu gefährden, wird eines klar: Die Ernährung der Betroffenen muß vielseitig sein, zusammengestellt aus der Fülle dessen, was die Natur bietet. Da aber die Nahrung heute weitgehend industriell, durch Maßnahmen der Küchentechnik und nicht zuletzt durch unabwendbare Umwelteinflüsse verändert wird, muß für den Heilplan – aber auch für die Bewahrung der Gesundheit – eine Rangordnung getroffen werden, wie sie der Hygieniker Professor Dr. med. Werner KOLLATH mit dem Begriff »VOLLWERTKOST« aufgestellt hat.

An erster Stelle dieser Rangordnung stehen die *Lebensmittel*, d. h. Nahrung, in welcher sich noch Lebensvorgänge nachweisen lassen. *Leben* kann auf Dauer nur durch *Leben* erhalten werden. Drei Gruppen fallen unter den Begriff der vollwertigen Lebensmittel:

1. *Unveränderte*, also roh verzehrte.
2. *Mechanisch zerkleinerte* (geriebene, gehackte Salate, Schrote, Mehle, Tatar).
3. *Fermentativ veränderte* (durch Gärung gewonnen wie Sauermilch, Käse, Gärgemüse, Wein, Essig).

An zweiter Stelle dieser Rangordnung stehen die teilwertigen *Nahrungsmittel*, ebenfalls in drei Gruppen unterteilt:

1. *Erhitzte* (gekocht, gebraten, gebakken, geröstet, gegrillt).
2. *Konservierte* (pasteurisiert, sterilisiert, eingefroren, gefriergetrocknet usw.).
3. *Präparierte* (durch Herausnehmen von Stoffen, Mischen mit anderen Stoffen, Isolieren einzelner Stoffe wie Zucker, Milchzucker, Milcheiweiß, Fette, Hormone usw.). Die Berechtigung zu dieser Einstufung ergibt sich auch aus der Tatsache, daß andere Völker die gleichen Unterschiede zwischen *Lebensmittel* und *Nahrungsmittel* in der Praxis ebenfalls erkennen lassen: »Viveri« (in so gekennzeichneten Geschäften bekommt man in Italien frisches Obst und Gemüse) und »Alimentari« (hier erhält man alle Formen von Präparaten und Konserven).

In Schweden kennt man den Unterschied ebenso in der Form von »livsmedel« und »näringsmedel«, deren Verkauf auch getrennt erfolgt. Die Völker haben also ein feines Empfinden für die Unterschiede: In Frankreich »moyen de

vivre« und »aliment«, in englisch sprechenden Ländern »victuals« und »provisions«.
Mit diesen Begriffen kann man in jedem Land der Europäischen Gemeinschaft einen Kostplan für Gesunde und ebenso für Kranke aufstellen. Inwieweit für den Kranken nach ärztlicher Einsicht jeweils Abstriche zu machen sind, wird schematisch gezeigt in den Tabellen »Verboten« und »Erlaubt«. Überdies wird in dieser Schrift eine so große Auswahl an erlaubten, also empfehlenswerten Lebensmitteln aufgezeigt, daß dadurch ein weiter Spielraum für die einzelnen Geschmacksgewohnheiten entsteht.

Die hier vorliegende Neuausgabe des Buches wurde komplett überarbeitet, ergänzt und dem neuen Stand der Forschung angepaßt. Sie wurde vor allem im Rezeptteil wesentlich erweitert. Bei meiner Arbeit durfte ich mich nach dem Tode von Prof. Dr. Kleine der uneigennützigen Hilfe von Dr. med. WINDSTOSSER, Werner Zabel Institut, Bad Salzuflen, sowie der Lebensmittelchemiker Dr. E. HANSSEN und Dr. F. MARTENS erfreuen. Ihnen und dem Verlag gilt mein aufrichtiger Dank.

Rastatt, im Frühjahr 1981.

Lisa Mar

Gibt es einen Schutz vor Krebs durch Ernährung?

Über dieses Thema veröffentlichte die Hamburger Wochenzeitschrift »Stern« (44/69) das Ergebnis einer Umfrage bei sechs namhaften Krebs- und Ernährungsexperten des In- und Auslandes. Hier in Stichworten einige Antworten:

Clemmesen, Prof. J., Kopenhagen, Leiter der Dänischen Krebsstatistik: »Ja, bei einigen Krebsarten möglich.«

Dungal, Prof. Niels, Reykjavik, Direktor des Pathologischen Instituts der Isländischen Universität: »Vor allem Vorsicht mit *geräucherten*, fetten Speisen bei Fisch und Fleisch.«

Graffi, Prof. Arnold, Berlin-Buch, (DDR), Leiter des Instituts für experimentelle Krebsforschung: »Tierexperimentelle Untersuchungen zeigten, daß sehr *kalorienhaltige* (speziell *fettreiche*) Kost krebsfördernd wirken kann.«

Heepe, Prof. Fritz, Stade (BRD), Leiter der Medizinischen Klinik des Krankenhauses: »Mit stark *geräucherten* Produkten sollte man zurückhaltend sein.«

Nowikow, Prof. A., Moskau, Vizedirektor des Krebsforschungs-Instituts »P. Herzen«: »Systematische *Überernährung* fördert die Entstehung von Geschwülsten. In der Sowjet-Union strenge Kontrolle der Herstellung und Technologie von Lebensmitteln, darunter der *Räucherwaren.* Speiseröhrenkrebs durch übermäßig heißes Essen.«

Gleichlautend äußert sich der Mannheimer Experte *Prof. Dr. Ferdinand Schmidt,* Forschungsstelle für präventive Onkologie* Universität Heidelberg: »Ernstgemeinte Versuche sollten auch im Hinblick auf eine »Krebsdiät« begrüßt werden. Man sollte sich in der Medizin grundsätzlich davon freimachen, daß nicht sein kann, was nicht sein darf.« (Selecta 37/68). Diese Feststellungen aus aller Welt dürfen nicht überhört werden. Sie beweisen die Notwendigkeit sachlicher Aufklärung über Ernährungsfragen. Nur wer die Gefahr kennt, kann sich dagegen wehren. Damit soll keine Krebsangst hervorgerufen werden. Die hier ausgesprochenen Warnungen sollen aber auch nicht zu jenem verhängnisvollen Fatalismus verleiten, der glaubt, alle Empfehlungen ungestraft in den Wind schlagen zu können.

Die Bedeutung der Aufklärung am Krankenbett wurde mir besonders deutlich bewußt während der Tätigkeit in einer Krebsklinik im Jahre 1966. Die Diätversorgung der Kranken nach der Entlassung aus der Klinik wirft für die Angehörigen und Pflegekräfte schwerwiegende Probleme auf. Zu ihrer Lösung will dieses Buch beitragen. Es kann aber nicht den Arzt überflüssig machen. Sein Rat ist unentbehrlich.

Rastatt, September 1970

Lisa Mar

* Onkologie = Lehre von den Geschwülsten.

Vollwertkost ist kein Opfer

Die Unvollkommenheit unserer heutigen Krebstherapie liegt darin begründet, daß man über dem Streben nach Geschwulstausrottung und Krebszellenvernichtung mit Stahl und Strahl nahezu völlig vergessen hat, daß die Geschwulst, die Krebszellen, eines Nährbodens bedürfen, auf dem sie gedeihen oder nicht gedeihen. Hier unterstützend einzugreifen, ist die Aufgabe einer echten Heilkunde, die sich auch im Zeitalter der Technisierung und des Computers, der Kernspaltung und der Organtransplantation unverändert wie seit Jahrtausenden zu erfüllen hat.
Die heutigen chronischen Leiden und Zivilisationsschäden, zu denen wir auch den Krebs zählen müssen, sind größtenteils Ernährungskrankheiten, d. h. direkte oder indirekte Folgezustände einer über Generationen hin quantitativ wie qualitativ fehlerhaften Kost. Es ist deshalb unbedingt erforderlich, bei diesen Krankheiten – einschließlich der Geschwulstleiden – außer der operativen, radiologischen und medikamentösen Therapie eine möglichst vollwertige Ernährung zu geben, die nach Menge, Zusammensetzung und Gehalt den neuesten wissenschaftlichen Forderungen entspricht. Die Ernährung ist – um ein Wort Prof. Kollaths zu gebrauchen – der wichtigste und am einfachsten beeinflußbare Umweltfaktor des Gesunden und Kranken. Trotzdem ist die Einstellung der meisten Ärzte und Kliniker diätetischen Fragen gegenüber bestenfalls veraltet, vorwiegend jedoch indifferent bis ablehnend. Prof. Zabel sagte einmal sehr treffend, er habe den Eindruck, daß die Krankenkost weit mehr vom Gaumen des behandelnden Arztes bestimmt werde als von den wissenschaftlichen Erkenntnissen und Forderungen.
Unsere bürgerliche Küche ist – daran gibt es wohl keinen Zweifel –, auch wenn sie noch so wohlschmeckend und delikat ist, biologisch minderwertig und reformbedürftig. Dies gilt in erhöhtem Maß für die Krankenkost, sofern diese nicht von geschulten Diätfachleuten hergestellt oder überwacht wird. Paradoxerweise trifft das Maximum der biologischen Minderwertigkeit aber im allgemeinen auf die Krankenhaus- und Klinikkost zu. Unter vielen kompetenten Stimmen, die das bestätigen, seien nur einige wenige zitiert: Dr. Gmelin schreibt: »Die Entwicklung, welche die Ernährungswissenschaft während der letzten 50 Jahre genommen hat, ist an unseren Krankenhausküchen spurlos vorübergegangen. Sie sind auf dem Stand des letzten Jahrhunderts stehengeblieben.« Prof. Cremer meint. »Unsere Kranken in den Krankenhäusern haben in gleicher Weise Anspruch auf moderne Ernährung wie auf neuzeitliche Operationssäle und Röntgenappa-

rate. In dieser Hinsicht aber geschieht nichts oder nur sehr wenig.« Prof. Heepe äußert sich: »Die großen Fortschritte der Ernährungswissenschaft während der letzten Jahrzehnte fanden in der Arbeitsweise der Krankenhausküchen nur einen sehr bescheidenen Niederschlag. Wohl auf keinem Teilgebiet der Medizin hat das theoretische Wissen einen so geringen praktischen Nutzwert erfahren wie auf dem Sektor der Kostzubereitung im Krankenhaus.«

Was für die Krankenhauskost insgesamt gilt, gilt in erhöhtem Maße für die Ernährung des Krebskranken. Schon durch die Schwere und Dauer seines Leidens ist er ja einer vervielfachten Belastung und Störung seines Stoffwechsels ausgesetzt. Um so mehr sollte also gerade er vor zusätzlichen Gefahren einer Fehlernährung, Kollath nennt sie Mesotrophie bzw. Dystrophie, geschützt werden.

Darüber hinaus ist bei der Ernährung des Geschwulstkranken und Geschwulstgefährdeten aber noch manches zu beachten, was im negativen Fall das Tumorwachstum geradezu fördern kann, im positiven Fall jedoch die Wirksamkeit sowohl der schulmedizinischen als auch der ganzheitlichen internen Therapie sehr wesentlich unterstützt. Wenn in manchen Veröffentlichungen namhafte Autoren heute noch die Ansicht vertreten, es sei völlig gleichgültig, was der Krebskranke ißt, wenn er nur überhaupt ausreichend und »kräftig« ernährt werde, so spricht aus solchen Äußerungen nur das Fehlen jeder vergleichenden Erfahrung an Verlaufsformen von Krebsleiden mit oder ohne entsprechende diätetische Unterstützung. Es ist nach dem Obenerwähnten ja leider so, daß die in den Krankenhäusern und Kliniken ausgebildeten und tätigen Ärzte keine Möglichkeit haben, die segensreiche Wirkung einer ausreichend lange verabreichten Vollwertkost auf die verschiedenen Krankheitsformen zu beobachten. Veröffentlichungen aus solcher Quelle können den Tatsachen also nicht gerecht werden, sondern kolportieren und konservieren nur verhängnisvolle Irrtümer, autoritäre Dogmen und überholte Vorstellungen, die jeder eigenen praktischen Erfahrung entbehren. Die Ergebnisse von Tierversuchen lassen sich aber gerade hinsichtlich der Ernährung in keiner Weise auf den Menschen übertragen.

Mit der Ernährung des Krebskranken wird sich in erster Linie die Familie des Patienten zu befassen haben, für welche diese Hinweise auch vorwiegend bestimmt sind; ferner aber der interne Krebsbehandler, also der Praktiker, dem der Tumorkranke nach seiner Entlassung aus der Klinik, auch aus der ganzheitlich-biologischen Klinik, anvertraut ist. Es ist nicht damit abgetan, daß er sich nur um die Medikamente und Injektionen kümmert. Die Ernährung ist genau so wichtig.

Vollwertkost ist kein Opfer, sondern eine Bereicherung. Sie sollte in ihren wesentlichen Grundzügen zweckmäßigerweise von der ganzen Familie übernommen und beibehalten werden.

Denn was zur Heilung des Geschwulstleidens beiträgt, ist folgerichtig auch zur Verhütung des Krebses und seiner Vorstufen nützlich. Wir können durch keine noch so exakte Kostform allein ein Geschwulstleiden ausheilen, aber wir können ein ernährungsbedingtes »Milieu« schaffen, das für das Geschwulstwachstum ungünstig und für die körpereigene Abwehr und Rehabilitation günstig ist.

Die richtige und vollwertige Ernährung des Krebskranken stellt also nur ein Teilgebiet der internen Vor- und Nachbehandlung dar. Eine solche hat die Aufgabe, den gesamten Nährboden, das »Krebsmilieu«, auf dem sich die Geschwulst entwickelt, umzustimmen und zu verbessern und damit die Gefahr eines Rückfalles (Rezidivs) oder einer Streuung (Tochtergeschwulstbildung, Metastasierung) zu beseitigen. Innerhalb dieser Vor- und Nachbehandlung spielt die Vollwertkost eine wichtige Rolle, doch macht sie anderweitige therapeutische Maßnahmen nicht unentbehrlich, z. B. Herdsanierung, Beseitigung evtl. vorhandener Erbgifte oder Resttoxikosen früherer Erkrankungen, Bekämpfung der sauerstoffarm verlaufenden, krebsspezifischen Gärung (Glykolyse) sämtlicher Gewebe des geschwulstkranken und -gefährdeten Organismus (nicht nur des Krebsgewebes), die Verbesserung der Sauerstoffzufuhr und -verwertung. Hebung der körpereigenen Abwehr gegen die Krebszelle durch unspezifisch-naturheilkundliche Methoden oder auf spezifisch-immunstimulierendem* Weg, Hemmung des Geschwulstwachstums und Vernichtung restlicher Geschwulstzellen durch Chemotherapeutika**, Strahlentherapie etc. Erst wenn all diese Heilmaßnahmen eingesetzt werden, kann man von einer Ganzheitstherapie sprechen.

Was wir für den Krebskranken brauchen, ist jedenfalls eine in vierfacher Hinsicht vollwertige Ernährung, wie wir sie praktisch für jeden anderen Kranken und im weitesten Sinne auch für den Gesunden fordern müssen. Diese vierfache Forderung bezieht sich auf

1. die optimale und maximale Zufuhr von Vitalstoffen,
2. die Vermeidung karzinogener oder krebsfördernder Bestandteile,
3. die ausreichende, aber keinesfalls überschießend kalorische Versorgung,
4. die geschmackliche und digestive Bekömmlichkeit unter Berücksichtigung der individuellen Verdauungssituation des Krebskranken.

Von einer Vollwertkost, die auf Dauer nutzbringend, akzeptabel und ansprechend sein soll, muß die Erfüllung dieser vier Forderungen verlangt werden. Kostformen bestimmter Richtungen und Lehren sind erfahrungsgemäß oft einseitig und wenig abwechslungsreich. Die in ihnen enthaltenen Verbote entbehren oft jeder wissenschaftlichen Begründung. Sie werden vom Kranken einige Zeit, aber meist nicht auf lange Sicht eingehalten, wie es gerade bei Krebs unbedingt erforderlich ist. Die hier beschriebene Ernährung entspricht

*Die Abwehrfähigkeit aktivierend.

**Stoffe, die das Wachstum sowohl bösartiger als (leider) auch gesunder Zellen hemmen und vernichten.

in etwa den fundamentalen Empfehlungen des ersten systematischen und wissenschaftlichen Lehrers für Gesundkost, Bircher-Benner. Sie verbietet nur, was bei regelmäßigem Genuß absolut schädlich ist, nicht nur für den Krebskranken, und bevorzugt alles, was auch dem Gesunden jede Mahlzeit zu einem Quell der Freude, der Abwechslung und der steten Gesundheit macht. In dieser Weise kann sich die ganze Familie jahraus, jahrein ernähren, ohne etwas zu entbehren, und hat damit die Gewißheit, von dieser Seite her alles für ein vollwertiges Gebiß, für eine einwandfreie Verdauung, einen funktionstüchtigen Stoffwechsel, eine elastische Abwehr, ein promptes Regenerationsvermögen und damit für ein langes, leistungserfülltes und glückliches Leben getan zu haben.

Diesem Ziel, das weit über die Ernährung des Krebskranken hinausgeht, zu dienen, ist das Verdienst und die Aufgabe dieses Buches, für dessen Schaffung wir den Verfassern zu danken haben. Frau Lisa Mar verdient zusätzliche Anerkennung für die große Mühe, die sie sich mit der Herausgabe der verbesserten und erweiterten 2. Auflage gegeben hat. Möge ein großer Leserkreis den erhofften Nutzen daraus ziehen.

Dr. med. K. Windstosser
Werner Zabel-Institut
Bad Salzuflen

Wir müssen lernen, richtig zu essen

Aus einigen, der guten und schon so schön gediehenen Sache wegen gern gegebenen Hinweisen zur Neuauflage dieses Buches entwickelte sich ein weiterer Gedanken- und Materialaustausch mit der verehrten Verfasserin, der auch bei leichter Übertreibung nicht Mitarbeit genannt werden kann.
Zu einem Vorwort ermuntert, benutze ich die Gelegenheit gerne, um von der Warte des um Lebensmittel bemühten Chemikers Hinweise und Aufklärung über Fragen zu geben, die in der einschlägigen Literatur häufig mehr in Form von Anschauungen anstelle von Tatsachen beantwortet werden; nur mit letzteren kann geholfen werden.
»Nulla morbus sine infirmitate, nulla infirmitas sine conditione« besagt, daß keine Krankheit ohne Schwäche, Anfälligkeit, Disposition und keine Disposition ohne Grund entsteht. Heute stellen wir uns also die Frage, ob unsere Anfälligkeit größer geworden ist oder die Zahl der auf uns einwirkenden Schäden (Noxen). Sehr wahrscheinlich ist beides der Fall. Aber beides kann beeinflußt werden durch die Ernährung als der Basis und Voraussetzung allen Lebens. Und in diesem Bereich sind in den letzten 100 Jahren größere Veränderungen eingetreten als in 100000 Jahren zuvor. Gleichzeitig ist die Selektion durch die Fortschritte der Medizin stark verringert, so daß die Disposition zu bestimmten Krankheiten stärker überlebte als vorher.
Trotz des ganzen »Fortschritts« sind aber unsere Instinkte und besonders die auf die Nahrung bezüglichen dieselben geblieben, wie etwa zur Zeit der Völkerwanderung; d.h. das gute Alte oder leider das, was dafür gehalten werden muß, blieb infolge dieser Instinkte in der Ernährung vorherrschend, obgleich unsere Lebensart sich von der des körperlich strapazierten Menschen weit entfernt hat. Die industrialisierte Nahrung ist z.T. besser, aber oft auch erheblich schlechter als früher; aber wer will ihr das ohne Laboratorium ansehen? Wir kaufen mit den Augen und dahinter steht der uralte Geschmacksinstinkt, der z.B. das früher so seltene, kostbare und in den damals zur Verfügung stehenden geringen Mengen auch gesunde *Süße* bevorzugt. Das heutige Süße aber, der Zucker, ist etwas ganz anderes, ist ohne seine natürlichen Begleitstoffe die chemisch reine Substanz Saccharose, die in der Natur so isoliert sonst keinem Lebewesen zur Verfügung steht. Diese nun nach dem nicht mehr zeitgemäßen Instinkt im Übermaß genossen, ist eine Fehlernährung, die zu Überbeanspruchung unserer Blutzuk-

kerregulation führen kann, mit den verschiedensten Folgen, je nach »conditio«, nach den körperlich-konstitutionellen Voraussetzungen.

Wir können also nicht mehr mit unseren veralteten Instinkten allein leben, wir müssen auch den Verstand mit dazu nehmen, d. h. wir müssen *lernen,* richtig zeitgemäß zu essen. Wir müssen lernen, daß der Instinkt manchmal ganz richtig ist, z.B. bei gutem Vollkornbrot, daß er falsch ist beim Fett, welches der frühere Mensch leicht in größeren Mengen »verkraften« konnte, weil er es in harte Muskelarbeit umsetzen mußte, um zu existieren. Wir haben für diese Arbeiten Motoren! Wir müssen lernen, damit wir einsehen, daß fast alle unsere Nahrungsmittel sich heute nach industriellen Gesichtspunkten entwickelt haben, z. B. solchen der Haltbarkeit vom weißen Mehl bis zum viel zu dickschaligen Apfel oder der viel zu festen und dabei aromaarmen Erdbeere. Manche Kinder wissen heute schon gar nicht mehr, wie früher eine Erdbeere geschmeckt hat; ist es da ein Wunder, daß sie ein stark »aromatisiertes« Eis vorziehen? Viele dieser Industrieprodukte, z. B. manche Konserven, sind ausgezeichnet, besser als wenn die Hausfrau Halbwelkes auf dem Markt kauft und selbst einmacht, aber viele andere Produkte sind wichtiger Begleitstoffe beraubt, um sie haltbar zu machen, oder anderweitig verändert, wie die Milch. Es steht also dem guten Alten gutes Neues gegenüber und es ist schwer, sich da hindurch zu finden. Die vom Gesundheitsministerium angestrebte bessere Klarheit und Wahrheit in der Werbung für Lebensmittel ist in diesem Zusammenhang sehr zu begrüßen.

Auch dieses Buch ist in jener Hinsicht hilfreich und nützlich. Nur darf es nicht nur einmal gelesen, sondern muß häufig zu Rat gezogen werden, bis man ein eigenes Urteil im Bereich der Nahrungsmittel erlangt. Etiketten sind Papier und dieses ist geduldig. Daß etwas unter der Kontrolle eines Lebensmittelchemikers hergestellt wird, braucht evtl. nicht mehr zu bedeuten, als daß Contergan unter der Aufsicht von geprüften Pharmazeuten hergestellt wurde. Die Vergiftung des Rheins mit Schadstoffen zeigt z. B. einmal mehr, wie sehr wir allseits von den nicht zu zügelnden Auswüchsen unserer industriellen Welt umgeben sind.

Der Mensch, der Kranke besonders, der selbst oder mit Hilfe seiner Umgebung eine einschneidende Umstellung von Kost und Lebensweise – nach gewonnener Einsicht – vollbringt, ahnt anfänglich kaum, welch großen Wandel er damit in seinem leiblich-seelischen Bereich vollbringt. Er gewinnt mit seiner Einstellung zu seiner Ernährung einen festeren Stand im Leben. Als Kranker ist er gesundheitsaktiv und ergibt sich nicht in ein angeblich unvermeidliches Schicksal. Aus all diesen Gesichtspunkten ist eine frühzeitige Ernährungsumstellung einer Erhöhung der Abwehrkräfte gegen Zivilisationsschäden gleichzusetzen; sie ist vor der Bildung sich durchsetzender Tumorzellen genauso wichtig, wie deren frühzeitige diagnostische Erkennung und Beseitigung.

Tumoren – wie auch manche andere Erkrankungen – haben 3 Entstehungsmöglichkeiten:
1. Schicksalhaft durch Mutation, d. h. durch sprunghafte, noch nicht begründbare Änderungen von Zellbestandteilen oder durch Viren bedingt.
2. Zivilisationsbedingt, sowohl durch unsere Lebensweise als auch durch die Lebensumwelt, von der falschen Ernährung bis zu »Giften« in Nahrung, Wasser, Luft oder Mängeln in diesen drei Lebensfaktoren.
3. Eigenverschulden, bei heute klar erkannten Gefahren, z. B. Rauchen!

Kuhl hat nicht etwa die milchsauer vergorenen Nahrungsmittel, sondern die Milchsäure als solche zum Arkanum, zum Allheilmittel gemacht, ohne auch nur das Geringste für deren Wirkungsweise beweisen zu können. Schon in frühen Stadien der Bakteriologie gab es Fürsprecher für Yoghurt und Kefir; nach dem ersten Weltkrieg aus dem Balkan mitgebracht, waren diese Zubereitungen Mode. Für ihre wohltätige Wirkung gab es manchen Hinweis, aber kaum einen Beweis. Erst in letzter Zeit haben sich einige Wissenschaftler in München und Gießen mit diesen Fragen so befaßt, daß man hoffen kann, einer Erklärung näher zu kommen. Vielleicht erweist sich die große Menge an Milchsäure auf- und abbauenden Fermenten in diesen Produkten als ebenso wichtig wie die Milchsäure selbst. Die Erklärung der näheren Zusammenhänge ist zur Zeit noch ganz offen und kein Verbraucher sollte sich durch Reklame vom Altbewährten abbringen lassen, wenn es ihm bekommt und schmeckt. Vom Sauerteigbrot sei hier noch erwähnt, daß das darin enthaltene Eiweiß und wahrscheinlich auch andere Stoffe durch die Tätigkeit der milchsäurebildenden Bakterien bzw. deren Fermente in der günstigsten und bekömmlichsten Weise aufgeschlossen werden, wie Lubig in Bonn zeigen konnte. Über milchsaure Lebensmittel ließen sich auch beim heutigen Stand der Wissenschaft schon Bücher schreiben, die helfen würden, Ernährungstatsachen, Ernährungsglauben und Ernährungsgeschäftemacherei auseinander zu halten. Doch ist hier nicht der Platz dafür. Aber auf eines sei noch hingewiesen: Hier wie auch bei anderen Lebensmitteln ist die Qualität der Ausgangsmaterialien und ihre schonende und sorgfältige Verarbeitung eine wichtige Voraussetzung für eine gesunde Ernährungswirkung. Ein Übermaß an Spelzen und Sand im Brot oder schwarz-grauer Bodenbelag im Joghurtbecher sprechen nicht für qualitativ hochstehende Ausgangsprodukte.

Von einem krebserregenden Stoff, dem 3,4-Benzpyren ist gelegentlich in Illustrierten und Gesundheitsmagazinen die Rede und wird wahrscheinlich noch öfter die Rede sein, denn eine kürzlich erschienene breit angelegte Zusammenstellung der Mengen dieses Stoffes, die in den verschiedensten Nahrungsmitteln gefunden wurden, zeigte, daß praktisch kein Nahrungsmittel in der zivilisierten Welt ganz frei davon ist. Man darf hier aber nicht unnötig erschrekken, denn die modernen Nachweismethoden erlauben es erfreulicherweise,

noch 1 Millionstel Gramm dieses Stoffes in einem Kilogramm zu finden. Solche Werte sind für die Forschung von äußerster Wichtigkeit, für den Verbraucher aber, soweit wir heute wissen, ohne Bedeutung, wenn er die häufige Verwendung z. B. von Geräuchertem und Geröstetem – wie im späteren Text ausgeführt – vermeidet.
Die wesentlichste Quelle dieses Giftes dürften die Industrie- und Motorabgase und der Tabakrauch sein. Es stimmt nachdenklich, wenn in argentinischem Leinöl nicht einmal Spuren von Benzpyren gefunden wurden, wohl aber in solchem kanadischer Herkunft.

In diesem Zusammenhang sei erwähnt, daß in der UdSSR seit längerem die Verwendung von Pflanzen, die in einem bestimmten Streifen neben den Autobahnen gewachsen sind, für die menschliche Ernährung verboten ist. In einigen osteuropäischen Staaten, aber auch in Schweden und Dänemark, ist übrigens auch die Verwendung von DDT verboten, das unter anderem eine bleibende »Verunreinigung der Natur« zur Folge hat. In unserer deutschen Gesetzgebung wurde in der letzten Zeit sicher schon sehr viel getan, besonders, wenn man an die Zeit denkt, in der nichts geschah und im Zuge des Wiederaufbaus oft beide Augen zugedrückt wurden, so daß ein neues Lebensmittelgesetz nötig wurde. Die letzte Konsequenz fehlt unserer Gesundheitsgesetzgebung immer noch, wie obige Beispiele und die Einstellung des Staates zum Rauchen zeigen. Nach Erscheinen der 1. Auflage dieses Buches 1965 wurde auch in der Bundesrepublik Deutschland die generelle Anwendung von DDT verboten. (Gesetz über den Verkehr mit DDT vom 7. August 1972). Nach § 3 gilt das Verbot nicht für DDT und DDT-Zubereitungen, die ausschließlich zur Bekämpfung der Läuse (Pediculidae), Pharao-Ameise, Bettwanze (Cimex lectularis) und nicht zur Anwendung an Menschen und Wirbeltieren, in Ställen für Tiere, von denen Lebensmittel gewonnen werden, sowie in Räumen, in denen Lebensmittel hergestellt, behandelt oder in den Verkehr gebracht werden, bestimmt sind. Dieser und weitere Paragraphen wurden am 31. 12. 75 außer Kraft gesetzt.

Seitens der physiologischen und der Bio-Chemie gibt es heute nicht den geringsten Zweifel mehr daran, daß das Rauchen die Entstehung von Krebs in den Atmungsorganen begünstigt oder hervorruft. Dazu sprechen die großen Zahlen der amerikanischen und englischen Statistiken eine zu deutliche Sprache. Wie bei jeder Wissenschaft werden die damit zusammenhängenden Probleme vielseitiger und verwickelter, je mehr man sich damit beschäftigt.
Auch das Rauchproblem ist vielgestaltig, schon von den Rauchgewohnheiten her und auch hinsichtlich der verschiedenen Wirkung der giftigen Bestandteile des Rauches. Laut englischen Statistiken ist in den letzten 40 Jahren die Lungenkrebs-Häufigkeit auf das 40-fache angestiegen (Deutsches Ärzteblatt Nr. 2, 1965, S. 85). Die allgemein höhere Lebenserwartung spielt hierbei keine Rolle! Der Anstieg ist entsprechend den Rauchgewohnheiten bei den Män-

nern viel stärker als bei den Frauen! Bei 10–20 Zigaretten pro Tag ist die Wahrscheinlichkeit, an Krebs zu erkranken, schon auf das 10-fache angestiegen; bei etwa 40 Zigaretten pro Tag schon auf das 24-fache. Die Wirkung ist kompliziert: als Hauptkarzinogen gilt das 3,4 Benzpyren, aber auch andere im Rauch enthaltene Stoffe wie Arsen, das gefährlich radioaktive Polonium 210, das giftige Kohlenmonoxyd und der unvermeidliche Teer dürften dabei wichtige Nebenrollen spielen. 20 Zigaretten täglich ergeben im Jahr eine einverleibte Menge von 100 Gramm (!) Tabakteer. Die Inhaltsstoffe des Tabakrauches lähmen die Selbstreinigung der Atemwege sowohl von den Rauch- als auch anderen Giften, die täglich unvermeidlich eingeatmet werden. Die unvollkommene Verbrennung im Automotor und die schwarzen Fahnen hinter den Düsenflugzeugen liefern hier neben den Industriequellen ihren zusätzlichen Beitrag.

Nicht wenige Ärzte halten die gefäßschädigende Wirkung des Nikotins für noch alarmierender als die krebserzeugende (Deutsches Ärzteblatt Nr. 41/1965, S. 2154). Nach Prof. H. Klensch, Bonn, geht die Herz- und Kreislaufbelastung durch eine halbe (!) Zigarette bis zu 35% über die Norm hinaus. 20 Zigaretten pro Tag entsprechen der Belastung von achtstündigem pausenlosen Radfahren gegen leichten Wind, allerdings ohne die positiven Wirkungen, die mit solcher körperlicher Arbeit verbunden wären. Der Blutdruckanstieg liegt bei Rauchern bei diesen Versuchen 20% höher als bei Nichtrauchern, der Puls steigt unter gleichen Bedingungen doppelt so stark an.
Jeder mag es sich politisch selber deuten, daß die Bundesrepublik eines der wenigen Länder ist, in dem es noch Raucherlaubnis in öffentlichen Nahverkehrsmitteln gibt, obgleich sich z.B. in Hamburg 85% der Befragten dagegen ausgesprochen hatten. Als Denkhilfe sei dem Leser die Zahl der Zigaretten und die Ausgaben in DM dafür, jeweils in Milliarden, genannt!

	Zigaretten	DM
1956	51,6	4,42
1960	71,0	5,99
1963	85,0	7,17
1975	141,5 (!)	16,55 (!)

Hier sei eine Stelle aus der berühmten englischen Ärztezeitschrift »Lancet« zitiert, in der es nach dem ersten geglückten Mondflug 1971 hieß:
»Künftige Geschichtsschreiber werden den Kopf darüber schütteln, daß wir es nicht fertig gebracht haben, das Problem des Rauchens auch nur teilweise zu lösen, nachdem bekannt geworden war, wie gefährlich es ist! Es ist durchaus möglich, daß die gewaltige und ständig steigende Zahl der durch Lungenkrebs geforderten Opfer einst vor der Geschichte als eine schwere Anklage gegen das politische und wirtschaftliche Leben unserer Zeit gewertet wird.«

Dieses Buch will den Leser führen, wenn er einen positiven Weg gehen will, den zu gehen heute gar nicht einfach ist. Es will ihm dazu sachliche Urteilsmöglichkeiten vermitteln und nicht etwa billige »Gute Ratschläge« geben. Mit entsprechendem Ernst muß es gele-

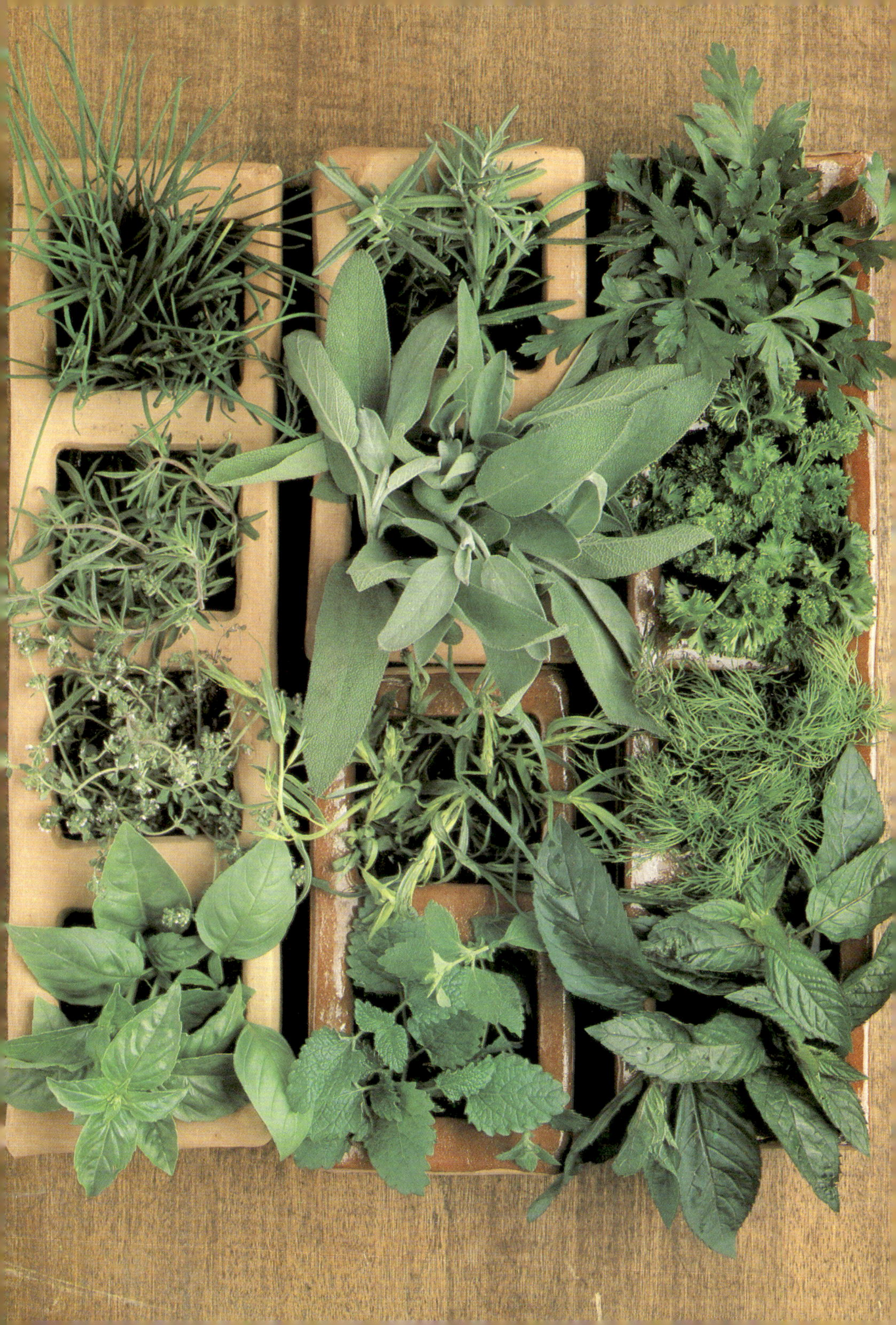

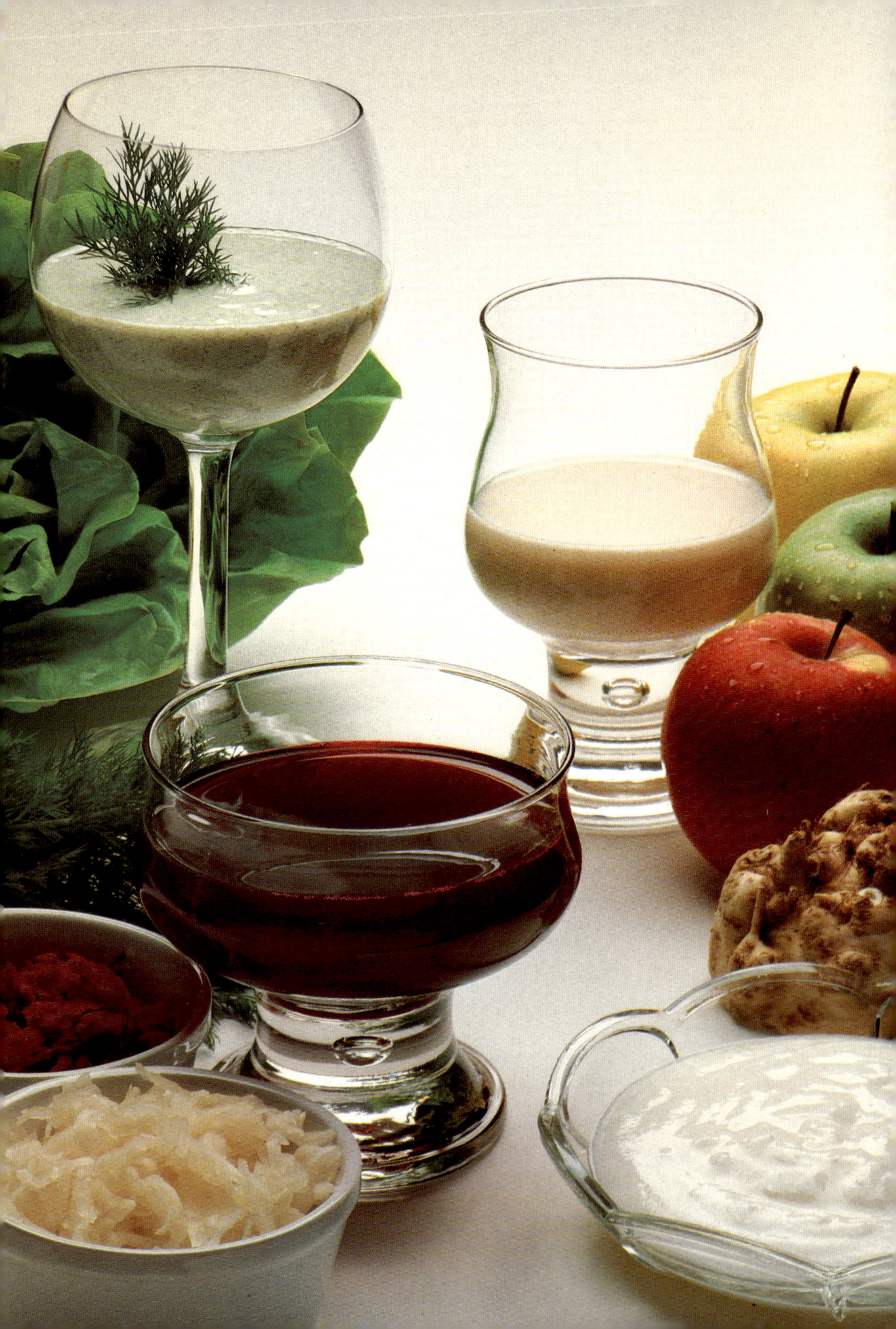

sen, ja durchgearbeitet werden, denn das tägliche Leben, die tägliche Reklame sagt oft das Gegenteil von dem, was hier geschrieben steht.
Weiterer Worte bedarf es nicht für dieses Buch, in dem wesentlich mehr an Erfahrung vermittelt wird, als man beim ersten Eindruck bemerken kann. Ein Buch, dem man ernsthaft und konzentriert folgen muß.

Dr. Friedrich Martens

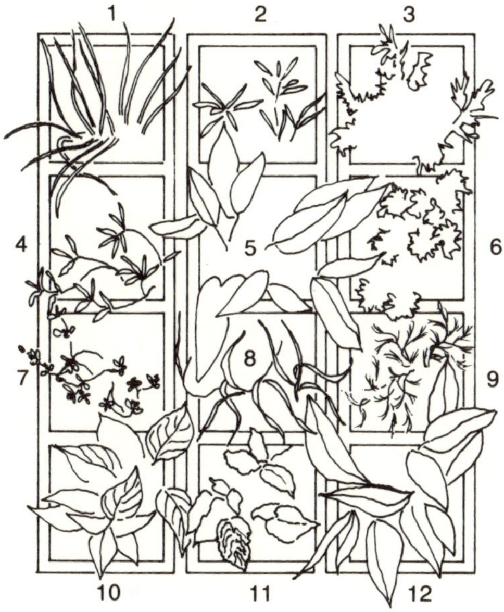

Die wichtigsten Küchenkräuter

(Farbtafel Seite 17)

Schnittlauch (1), Rosmarin (2), glatte Petersilie (3), Bohnenkraut (4), Salbei (5), krause Petersilie (6), Thymian (7), Estragon (8), Dill (9), Basilikum (10), Zitronenmelisse (11), Minze (12).

◁ *Grünblatt-Joghurt und Apfel-Sellerie-Joghurt, Seite 122, Rote-Bete-Sauerkrautsaft, Seite 124.*

Professor Dr. med. H. O. Kleine

Der Einfluß der Ernährung auf das Krebswachstum

Diesem Buch liegen Erfahrungen zugrunde, die in fast dreißig Jahren gesammelt wurden, während derer der Verfasser als Chefarzt die Städtische Frauenklinik in Ludwigshafen am Rhein, dem größten Ballungszentrum chemischer Industrie in Europa, leitete.*

In der Deutschen Bundesrepublik starben im Jahr 1979 152000 Menschen an Krebs, der bei uns zur zweithäufigsten Todesursache geworden ist. Bei Männern werden vor allem Magen-, Lungen- und Darmkrebs beobachtet. Bei Frauen zeigen sich Krebserkrankungen am häufigsten am Magen, an den Geschlechtsorganen sowie an der Brust. Trotz aller bewundernswerten Leistungen der Operateure und Bestrahlungsärzte erliegen heute immer noch 80% der Krebsträger ihren Leiden, vor allem deshalb, weil die Kranken den Arzt zu spät aufsuchen. Darum ist es unsere Pflicht, nach weiteren Möglichkeiten Ausschau zu halten, um auf diese tückische Krankheit Einfluß zu gewinnen. Wir denken an die Immuntherapie und an diätetische Maßnahmen. In der vorliegenden Abhandlung sollen nur *Diätfragen* untersucht werden. Die positiven Ergebnisse von Tierexperimenten befürworten einen solchen Versuch, aber auch gewisse Erfahrungen, die man beim Menschen machen konnte, z.B. in Dänemark.

Dort starben von 100000 Einwohnern zwischen 45 und 64 Jahren etwa 800 an Krebs. Dann ermahnte Professor Hindhede eindringlich die Bevölkerung, weniger Fett und Fleisch zu essen und mehr pflanzliche Erzeugnisse. Dieser Rat wurde befolgt. Daraufhin stieg der Gemüseumsatz um ein Mehrfaches, die Krebssterblichkeit sank aber 1936 auf 630 Menschen pro 100000 Einwohner ab.

Durch die im Jahre 1926 von Professor Dr. Otto Warburg veröffentlichte grundlegende Arbeit »Über den Stoffwechsel der Tumoren« erhielt die Krebsforschung eine völlig neue Grundlage. Professor Warburg hatte erkannt, daß die Krebszellen ihre Energie aus der einfachen primitiven Spaltung von Zucker in zwei Milchsäureanteile gewinnen und nicht wie höher organisierte Zellen über das komplizierte System der Atmung, wo bei wechselseitiger Steuerung Zucker mit eingeatmetem Sauerstoff bis zur auszuatmenden

* Nach dem Tode des Verfassers wurde für diese Neuausgabe der gesamte Fragenkomplex von Dr. med. K. Windstosser und Lisa Mar den neuen Erkenntnissen der Medizin entsprechend aktualisiert.

Kohlensäure gänzlich abgebaut wird. Die hochentwickelte atmende Zelle ist also in den jahrmillionenalten, primitiven Urzustand des einfachen Spaltungs-Stoffwechsels zurückgefallen. Die deutschen Forscher Jung und Seeger bestätigten 1936 diese Arbeit. Auch nach Bazalla entsteht Krebs durch Rückverwandlung der *atmenden* Zellen in die sich *spaltenden* Primitiv-Zellen, aus denen sie entwicklungsgeschichtlich stammen. Die Schädigung betrifft die Mitochondrien, minimale Körner im Zellplasma, in denen die Atmungsfermente lokalisiert sind, bestimmte Eiweißgebilde, welche die Zellatmung regeln.
Läßt sich bei Krebs ausschließlich durch eine bestimmte Diät helfen? Nein! Eine Krebsdiät ist eine *unspezifische* Behandlungsmaßnahme, die nur Zusatzwert besitzt im Rahmen der *spezifischen* Behandlungsmaßnahmen, d. h. der Operation und Bestrahlung. Wohl aber ist zu hoffen, daß eine richtige Diät auch mit dazu beiträgt, den Krebs zu *verhüten,* wofür diese Abhandlung Anleitungen bringen möchte.
Nach welchen Grundsätzen ist demnach zu verfahren, um die besten Erfolge bei Krebskranken zu erzielen?
Möglichst frühzeitige Diagnosestellung und damit frühzeitige Behandlung.
Möglichst radikal-operativer Eingriff.
Fachgemäße Röntgen- und Radiumbestrahlung nach gewissenhafter Entscheidung.
Zusätzliche chemotherapeutische Maßnahmen (mit Hilfe der sogenannten Zytostatika) nur unter besonderen Umständen.
Zusätzliche Umstellung auf eine Diät, die möglichst keine krebsbegünstigenden Stoffe enthält, dagegen viele Substanzen, die der Abwehrschwäche, der Disposition zum Krebs entgegenwirken. Eine solche Diät ist ohne Unterbrechung einzuhalten.
Bisher wurde das Diätproblem bei Krebspatienten allzusehr vernachlässigt. Aus diesem Grunde dürfte der vorliegende Ratgeber willkommen sein. Er ist das Ergebnis der Zusammenarbeit eines Klinikers und einer erfahrenen diätetischen Beraterin. Diese Schrift gehört nicht nur in die Hand der Ärzte, sondern vor allem in die Hand der Kranken und Gefährdeten, da deren aktive Mithilfe und das Erkennen der eigenen Chancen gerade bei Diätfragen von entscheidender Bedeutung ist.

Was ist Vollwertkost?

Die Max-Planck-Institute für Arbeits- und Ernährungspsychologie in Dortmund prägten den Begriff der VOLLWERTIGEN ERNÄHRUNG oder VOLLWERTKOST. Sie definieren: »Eine Ernährung ist dann vollwertig, wenn sie den Menschen in die Lage versetzt, alle Funktionen – soweit sie

ernährungsabhängig sind – voll zu erfüllen.«
Im Industriezeitalter wird die Nahrung zahlreichen technischen und physikalischen Behandlungen unterzogen, die nicht immer zu einer Verbesserung des Nährwerts beitragen. Eine Vollwertkost ist bemüht, die Nahrung für Gesunde und Kranke nach Möglichkeit weitgehend vor schädlichen Einwirkungen durch industrielle wie auch küchenmäßige Eingriffe zu schützen. Diese Schutzmaßnahmen setzen schon beim Anbau, der Ernte und Lagerung ein. Leider ist es noch nicht möglich, alle gesundheitsbewußten Bürger mit Obst, Gemüse und Getreide aus gesundem Boden, nicht vergiftet durch Pflanzenschutzmittel, zu versorgen.
Wer ein Stückchen eigenes Land, einen kleinen Garten besitzt, kann zu den Glücklichen gezählt werden, die wenigstens einen Teil ihres Bedarfs selbst gesund anbauen und lagern können. Reformhäuser und in einigen Städten auch Spezialgeschäfte bemühen sich, aus biologisch geführten Betrieben Obst und Gemüse für ihre Kunden zu beschaffen, doch besteht noch ein Mangel an den geeigneten Anbaubetrieben.
Zu den Rezepten dieser Schrift sind, soweit es sich um rein diätetische Nahrungsmittel handelt, überwiegend solche empfohlen worden, welche in der »Grünen Liste« 1974, Verzeichnis diätetischer und diätgeeigneter Lebensmittel, herausgegeben vom Bundesverband der Diätetischen Lebensmittelindustrie e. V., Bad Homburg v. d. H. aufgeführt sind.

Allgemeines über Krebsentstehung

1

Beginnt Krebs als Allgemeinerkrankung oder als örtlich begrenzte Krankheit?

Krebs beginnt als örtlich begrenzte Wucherung von Epithelien, das sind Zellen, welche die äußere und innere Körperoberfläche überkleiden, z. B. Haut, Luftröhre, Magen, Darm, Scheide, Gebärmutter. Später wuchern diese Zellen schrankenlos, d. h. bösartig weiter. Die Wucherung ist nur möglich, wenn schon vorher durch kranken Stoffwechsel der Nährboden dafür geschaffen wurde.

2

Wodurch unterscheidet sich der Stoffwechsel der Krebszellen von dem der normalen Zellen?

Die normalen Zellen *atmen*, d. h. sie verwerten den Luftsauerstoff, wenn sie den zu ihrer Ernährung benötigten Zucker zu Kohlensäure und Wasser abbauen.
Die entarteten Krebszellen brauchen keinen Sauerstoff mehr. Sie können sich deshalb auch ohne diesen, z. B. bei schlechter Durchblutung des Gewebes, vermehren. Die Krebszellen verbrauchen den Zucker also ohne Hilfe des Sauerstoffs nach Art der Hefezellen, an denen der Nobelpreisträger Professor Dr. Warburg diese Zusammenhänge studiert hat. Der Zucker wird dabei nicht zu Kohlensäure und Wasser verbrannt, sondern nur bis zur Milchsäure abgebaut.

3

Worauf beruht die Wirkung sämtlicher Krebszellen?

Krebszellen erzeugen Stoffe, welche die Atmungsfermente der normalen Zellen zerstören. Dadurch wird die lebenswichtige Sauerstoffversorgung auch der normalen Zellen verhindert, die infolgedessen zugrunde gehen. Es wuchern dann diejenigen Zellen, die ohne Sauerstoff mit Hilfe des Gärungsstoffwechsels ihre Energie gewinnen – die Krebszellen (Prof. Dr. Warburg).

4

Wieviele Reize sind heute bekannt, die karzinogen wirken, d. h. Krebs hervorrufen können?

Man kennt heute nach Prof. Dr. Bauer mehr als 600 Karzinogene (= Kanzerogene = Krebserzeuger).
Krebs kann durch *mechanische* Reize

entstehen, z. B. durch Druck oder Reibung bei entsprechend langfristiger Einwirkung.
Es gibt *physikalische* Reize, die Krebs erzeugen, z. B. falsch dosierte Röntgenbestrahlung oder zu intensive Sonnenstrahlenwirkung.
Es gibt *chemisch* hervorgerufenen Krebs, z. B. Krebs durch Einwirkung von Teer, Asphalt, Ruß, Anilinfarben. Im Jahre 1932 wurde im Londoner Königlichen Krebshospital das 3,4 Benzpyren im Teer als Karzinogen erkannt. Dieses Benzpyren findet sich z. B. im Straßenstaub, im Zigarettenrauch, in den Autoabgasen und in Nahrungspflanzen. Es entsteht beim Braten und Räuchern von Fleisch, Fisch, Wurst und Schinken.
Karzinogene können sogar in Naturprodukten vorkommen. Z. B. finden sich in manchen Gegenden größere Mengen Arsen im Trinkwasser. Arsen ist ein anorganisches Karzinogen, das Krebs hervorrufen kann, in Schlesien als Reichensteiner Krankheit bekannt. In der Schrift von Prof. Dr. Eichholtz »Biologische Existenz des Menschen in der Hochzivilisation« lesen wir, daß es heute 322 chemische Stoffe gibt, die im Tierversuch karzinogen wirken, und 23 Chemikalien, die für den Menschen sicher krebserregend wirken.
Pestizide (Pflanzenkrankheitsbekämpfungsmittel), *Herbizide* (Unkrautbekämpfungsmittel), *Insektizide* (Gifte gegen Schad- und andere Insekten) sind chemische Stoffe zum Schutze der Pflanzen. Letztere, bekannt unter der Bezeichnung DDT (Dichlor-Diphenyl-Trichloräthan) sind nicht nur ein hochwirksames Kontaktgift zur Insektenbekämpfung: schon in geringen Mengen oral (durch den Mund) aufgenommen, begünstigen sie die Geschwulstbildung bedeutend, wie Untersuchungen am Institut für Biochemie der Universität Stockholm der Arbeitsgruppe für Umwelttoxikologie, Ökologieforschungskomitee* des Schwedischen Forschungsrates der Naturwissenschaften bewiesen haben. Diese Stoffe gelangen durch die damit besprühten Nahrungspflanzen (Gemüse, Salat, Obst) in den menschlichen Körper und über die Futterpflanzen in das Fleisch der Schlachttiere. Derartige Chemikalien werden durch Kochen nicht zerstört. Infolge ihrer Fettlöslichkeit dringen sie in das Innere der Pflanzen ein. Auch in der Kuhmilch können sie sich finden. Selbst im Fett der Robben in der Antarktis fand man DDT in deutlich nachweisbaren Mengen.
Das letzte Pflanzenschutzmittel-Verzeichnis enthielt 4000 solcher gebrauchter Stoffe oder Stoffgemische. In der deutschen Bundesrepublik werden heute jährlich 4,9 kg dieser Pflanzenschutzmittel pro Hektar landwirtschaftlich genutztem Boden verwendet – ein trauriger Rekord, denn in den USA sind es »nur« 4,3 kg. Wir haben uns vorerst mit dieser bedauerlichen Tatsache abzufinden. Es ist aber das wichtigste Anliegen aller auf diesem Gebiet arbeitenden Fachleute, hier Wandel zu schaffen. Beispielhaft gingen die Geigywerke in Basel voran, die seit 1956 die Produktion von DDT eingestellt haben, für

* Ökologie = Lehre von den Beziehungen der Lebewesen zu ihrer Umwelt.

dessen Entdeckung der Geigy-Chemiker Dr. Paul Müller 1948 den Nobelpreis enthalten hatte (vgl. Seite 70, Verbot von DDT).
Erstes Zeichen einer Besserungstendenz ist die sog. Höchstmengenverordnung. Leider schiebt sie in praktisch unmöglicher Weise dem Obst- und Gemüsehändler die Verantwortung für den Gehalt an Pestiziden zu und nicht den Erzeugern, die sie – schlimmstenfalls unsachgemäß – verwenden.
Weltweit wird DDT jedoch in den Tropen weiter zur Seuchenbekämpfung angewendet (Malaria, Pest, Thyphus, Gelbfieber, Schlafkrankheit, Flußblindheit), da bisher von der WHO (Weltgesundheitsorganisation) keine Ersatzmittel gefunden wurden.

Außerdem werden auch Nahrungsmittel weiterhin mit chlorierten Kohlenwasserstoffen, z.B. für den Getreideanbau, mit Ausnahme der USA, Kanadas, des chinesischen Festlandes und Rußlands in folgenden Gegenden versetzt: Indien, Großbritannien, Mexiko, Obervolta, Niger, Türkei, Frankreich, Kolumbien, Chile, Spanien, Japan, Argentinien, Griechenland, Ostafrika. In der Deutschen Bundesrepublik sind diese Mittel seit 1975 verboten. Durch die weltweite Anwendung solcher gefährlicher Insektizide gelangen sie auch in die Ozeane.
Die Entstehung von Krebs durch chemische Stoffe wird von Prof. Dr. Eichholtz in 2 Stadien eingeteilt:
Das Stadium der chemischen Schädigung durch sog. »Karzinogene«, z.B. chemische Lebensmittelzusätze oder Zigarettenrauch.
Das Stadium der Auslösung der eigentlichen Krebswucherung.
Dieses zweite Stadium kann erst nach vielen Jahren eintreten, ausgelöst durch andere Faktoren, unter Umständen auch physischer Art, akute Abwehrschwäche u.a..

5

Welcher allgemeine Grundsatz ist bei der Krebsverhütung zu befolgen?

Wir alle müssen bestrebt sein, alle Karzinogene kennenzulernen, weil wir ja erst dann in der Lage sind, den Kontakt mit ihnen zu vermeiden. Trotzdem müssen wir uns mit der Tatsache abfinden, daß es kaum möglich sein dürfte, alle kanzerogenen Stoffe aus unserer Nahrung zu entfernen, weil beinahe alle pflanzlichen Nahrungsmittel solche Stoffe enthalten. Wir leben heute gezwungenermaßen in einer kanzerogenverseuchten Umwelt. Das Unterfangen, alle Schadstoffe auszumerzen, wird wohl immer ein schöner Traum bleiben. »Mit den Kanzerogenen leben», ist vorläufig unser Schicksal. Dies sollte aber gerade den Anstoß dazu geben, wenigstens dort Gefahrenquellen auszuschalten, wo dies mit einem vertretbaren Aufwand möglich ist. Der »Gesamtpegel« einverleibter Kanzerogene muß also durch weitestgehende Beschneidung aller in Frage kommenden Teilkomponenten rücksichtslos gesenkt werden.

Daß durch eine systematische Vorbeugung tatsächlich Krebs verhütet werden kann, beweisen die wirksamen Schutzmaßnahmen auf dem Gebiet der sogenannten Berufskrebse (Schornsteinfegerkrebs, Paraffinarbeiterkrebs, Anilinkrebs, Röntgenkrebs usw.).
Die von Prof. Dr. Eichholtz aufgestellte Forderung der gesetzlichen Anmeldepflicht der heute in Deutschland gebräuchlichen Lebensmittelzusätze ist durch die Fremdstoffverordnung bzw. durch die Novelle zum Lebensmittelgesetz teilweise erfüllt. Danach ist die Deklaration von Konservierungsstoffen, welche überdies geprüft und zugelassen sein müssen, zur Pflicht gemacht. In den USA gibt es eine entsprechende Liste, die 500 chemische Stoffe anführt. In Schweden gibt es ebenfalls eine derartige Liste, die 500 Stoffe benennt, von denen aber nur 192 zugelassen sind.

6

Was versteht man unter Synkarzinogenese?

Das Zusammentreffen *mehrerer* karzinogener Faktoren, die Krebs hervorrufen, z. B. das Zusammentreffen von mechanischen mit chemischen Dauerreizen oder von Röntgenstrahlen mit Schädigungen der Darmschleimhaut (Prof. Dr. K. H. Bauer).

7

Weshalb kann durch eine zu lange Behandlung mit Antibiotika und Sulfonamiden die Entstehung eines Darmkrebses begünstigt werden?

Weil Antibiotika (z. B. Penicillin oder Terramyzin) und Sulfonamide (z. B. Gantrisin) bei zu langer Verwendung eine Schädigung der normalen Darmbakterien hervorrufen, die mit nachfolgender Schwächung der natürlichen Darmabwehrkräfte oder mit Entstehung von abnormen Bakterien im Darm karzinogene Fäulnisprodukte erzeugt.

8

Spielt das Alter eines Menschen eine wichtige Rolle bei der Krebsentstehung?

Ja, mit fortschreitendem Alter nimmt infolge des Nachlassens der normalisierenden Ordnungskräfte in den Zellen die Anfälligkeit für Krebs immer mehr zu; die Abwehr ist geschwächt!

9

Weshalb kann mangelhafte Kaufähigkeit die Entstehung eines Krebses im Verdauungstrakt begünstigen?

Ein lückenhaftes Gebiß hat unzureichendes Kauen und mangelhaftes Einspeicheln zur Folge, was ein übermäßig langes Verweilen der Speisen im Verdauungstrakt bewirkt. Enthält die Nahrung nun Karzinogene, so bleiben diese in unnötig langer Berührung mit den Magen-Darm-Schleimhäuten, was die Entstehung eines Krebses begünstigt. Regelmäßige Kontrollbesuche beim Zahnarzt sind auch aus diesem Grund zu empfehlen.
Darüber hinaus stellen auch wurzelkranke und tote Zähne ein karzinogenes Risiko dar, das unbedingt beseitigt werden muß.

10

Weshalb wirkt sich die Ausschaltung aller chronischen Entzündungen günstig auf die Krebsabwehr aus?

Alle chronisch entzündlichen Infektionsherde (z. B. immer wiederkehrende Anginen) beeinträchtigen die Abwehrkraft des Körpers, was sich im Kampf gegen den Krebs ungünstig auswirken muß. Deshalb sollen solche chronisch-entzündlichen Infektionsherde entsprechend behandelt werden.

11

Können Polypen des Nasen-Rachenraumes, der Magenschleimhaut, des Darmes und der Harnblase zum Krebs entarten?

Ja, deshalb sollen solche Polypen möglichst frühzeitig beseitigt und als Präkanzerose (Vorkrebs) ganzheitsmedizinisch behandelt werden.

12

Durch welche Darmparasiten kann die Entstehung von Darmkrebs begünstigt werden?

Durch Trichinen (Haarwürmer) bei Genuß von rohem Schweinefleisch. Daß auch Bandwürmer karzinogen wirken, konnte bisher nur im Tierexperiment nachgewiesen werden.

Allgemeines über Zusammenhänge zwischen Ernährung und Krebsentstehung

13

Kann eine dauernd übermäßige Ernährung die Krebsentstehung begünstigen?

Ja, eine übermäßige Zufuhr von Nahrungsstoffen, besonders von Kohlenhydraten und Fetten fördert eben auch das Wachstum der Krebszellen. Eine zu fettreiche, speziell auch geräucherte (benzpyrenhaltige) Kost begünstigt die Entstehung von Magenkrebs.
Dies geht aus folgender Beobachtung hervor: Die Schweden, die bekanntlich sehr fettreich essen, leiden dreimal häufiger an Magenkrebs als die Engländer, die sparsamer mit dem Verbrauch von Fett sind. Auch das Tierexperiment beweist, daß eine fettreiche Kost die Krebsentstehung fördert.
Im übrigen ist grundsätzlich zu bedenken, daß übermäßiges Essen von hochkalorischen Nahrungsmitteln* (Fett, Kohlenhydrate, Zucker und Alkohol) dazu führt, daß andere kalorienärmere, aber vitamin-, spurenelement- und mineralsalzreiche Nahrung zu wenig genossen wird, daß die Verdauungsorgane dadurch übermäßig belastet werden und so unnötigerweise Ablagerungen von Stoffwechselschlacken entstehen, was sich auf die Dauer immer schädlich auswirken muß.
Um unerwünschte Fettleibigkeit zu verhüten, sollen außer den Fetten auch die Kohlenhydrate (Weißmehl, Weißbrot, Kuchen, Nudeln aus Weißmehl, Zucker – ob weiß oder braun –, Traubenzucker) eingeschränkt werden. Sie sind »tote Kalorien«.
Auch nach Statistiken amerikanischer Lebensversicherungsgesellschaften ist die Krebsgefährdung übergewichtiger Menschen generell erhöht und zwar um so mehr, je ausgeprägter das Übergewicht ist.

14

Weshalb erkranken Gastwirte doppelt so häufig an Magenkrebs als Angehörige anderer Berufsgruppen?

Weil sie sich folgenden karzinogenen Faktoren besonders stark aussetzen: Fett, Alkohol, besonders dem hochpro-

* Nährwerte: Kohlenhydrate 1 g = 4,1 kcal/17 KJ; Eiweiß 1 g = 4,1 kcal/17 KJ; Fett 1 g = 9,3 kcal/39 KJ; Alkohol 1 g = 7,0 kcal/29 KJ

zentigen, Tabak (karzinogene Teerstoffe des Tabaks), Weißmehl und weißem Zucker, karzinogenen Begleiterscheinungen beim Kochen, Braten und Backen auf Gas und beim Räuchern.
In Ländern mit vorwiegend pflanzlicher Ernährung ist der Magenkrebs weniger häufig als in Ländern, in denen relativ viel Fleisch verzehrt wird wie in Europa und in den USA (Prof. Dr. med. Ernst Lindner)

15

Werden Vegetarier von Krebs verschont?

Nein, dies lehren uns z. B. die Erfahrungen, die bei den Trappisten, sehr strengen Vegetariern, gemacht worden sind (Taminiau). Immerhin kommt Krebs bei Vegetariern selten vor, wohl deshalb, weil sie sich durch Verwendung von Rohkostprodukten genügend Vitamine in natürlicher Form zuführen und weil die Gefahren der Eiweißüberlastung entfallen.

16

Welche Art von diätetischer Abmagerungskur ist bei fettleibigen Krebsverdächtigen zu empfehlen?

Eine Kur mit Sanoghurt, Kefir oder Bioghurt (ohne Zucker!), dreimal täglich ein Becher (= 150 g) vor der Mahlzeit.
Durch eine solche Kur wird folgendes erreicht:

Regeneration der Darmbakterienflora, gute Wirkung der Milchsäure und der von den Milchsäurebakterien gebildeten Vitamine und anderen Stoffe (Orotsäure und Panthotensäure), Training der milchsäure-abbauenden Fermentsysteme im Körper, wodurch auch die in den Krebszellen gebildete Milchsäure besser abgebaut wird.

Zu Entfettungskuren von Krebspatienten eignet sich auch Sauerkraut gut. Es ist kalorienarm, sättigt stark und enthält neben der Milchsäure eine Fülle von anderen Säuren und Fermenten, sowie Cholin (vgl. Frage 21 und 67) und Acetylcholin, zwei sehr wichtige und wirkungsvolle Stoffe.

17

Weshalb fördert das häufige zu heiße Trinken und Essen die Krebsentstehung?

Weil dadurch Schädigungen der Schleimhäute von Speiseröhre, Magen und Darm bewirkt werden. Wenn sich solche Schädigungen immer von neuem wiederholen, kann dies leicht zur Entstehung eines Krebses im Verdauungstrakt führen.

18

Weshalb kann eine chronische Darmverstopfung die Entstehung eines Krebses nicht nur des Verdauungstraktes begünstigen?

Durch eine chronische Darmverstopfung sind die normalen Darmbakterien geschädigt, d. h. die gesamten normalen Abwehrkräfte beeinträchtigt. Es kommt zur Bildung krankhafter Bakterien im Darm, die karzinogene Fäulnisprodukte erzeugen. Hoher Fettanteil der Nahrung begünstigt den Dickdarmkrebs.
Es sollen also alle Speisen vermieden werden, die stopfend wirken.
Sauerkrautsaft ist sehr bekömmlich und wirkt günstig bei Stuhlverstopfung. Er enthält Acetylcholin, das die Darmperistaltik anregt, und Milchsäure, welche die normale Darmbakterienflora schützt.
Feingeschnittenes Sauerkraut, roh oder aus der Dose (z. B. Mildessa- oder Eden-Sauerkraut) zum 1. Frühstück, bietet eine unschädliche wirksame Hilfe bei Darmträgheit.
Hochwertige, nicht entkeimte und nicht erhitzte Leinsamen (Linusit) regulieren die Darmfunktion durch Schleim- und Ballaststoffe, die im Darm quellen und den Darminhalt gleitfähig machen (wichtig bei Hämorrhoiden).
In besonders hartnäckigen Fällen ist das Magen-Darm-Diätetikum »Biorogg« aus Roggensauer nach Dr. Grandel (Keimdiät) – 3 mal täglich 1 Teelöffel voll vor den Mahlzeiten – zu empfehlen. Hervorragend bewährt hat sich auch nach langjähriger Verstopfung »Lact'Or« (Frema Gesundkost), ein leicht lösliches Granulat aus Molke und Milchzucker, ferner das aus Wegerichsamen hergestellte Metamucil (G. D. Searle).

19

Ist Krebs erblich?

Krebs selbst wird nicht vererbt, bisweilen aber die Disposition dazu. Bekannt ist eine Häufung gewisser Geschwulstarten in manchen Familien, zum Beispiel des Magenkarzinoms in der Familie Napoleon Bonapartes (zit. nach »Der Landarzt« 33/1965).

Innere Organe und Krebs

20

Weshalb ist die normale Funktion der Leber eine wichtige Vorbedingung für die Verhütung des Krebses?

Unser Hauptentgiftungsorgan ist die Leber. Beim Umbau der aus dem Darm aufgenommenen Nahrungsprodukte zu körpereigenen Stoffen entstehen Stoffwechselgifte, die in der Leber durch komplizierte Vorgänge unschädlich gemacht werden müssen. Hierzu ist nur eine gesunde Leber fähig.
Bestehen irgendwelche Leberschäden, müssen alle Fette und Öle stark eingeschränkt werden.* Alle Leberstörungen haben krankhafte Veränderungen der Darmbakterienflora zur Folge.

21

Wodurch entsteht eine Leberverfettung, welche die Krebsbildung begünstigt?

Eine zu fett- und kohlenhydratreiche Kost und eine mangelhafte Versorgung mit Cholin in der Nahrung begünstigen die fettige Entartung der Leberzellen. Durch Cholin kann Krebs im Tierexperiment verhütet, durch Cholin-Entzug hervorgerufen werden (Prof. Dr. K. H. Bauer).
Zur Entfaltung seiner Schutzwirkung braucht Cholin ungesättigte Fettsäuren (Kaltpreßöle), sowie Vitamin B_{12} (Eigelb, Leber, Rindfleisch, Hammel- u. Lammfleisch, Heilbutt, Heringsrogen). Vitamin B_{12} wird auch durch gesunde Darmbakterien gebildet.

Cholinquellen: (Angaben in mg für je 100 g Frischgewicht nach Geigy)

Tierischer Herkunft:	
Eidotter:	1500–1700 mg
Leber:	350–650 mg
Nieren:	100–300 mg
Schellfisch:	200 mg
Hering:	127 mg
Pflanzlicher Herkunft:	
Weizenkeimlinge:	400 mg
Sojamehl:	280–350 mg
Sojabohnen:	237 mg
Haferflocken:	151 mg

Alle Gemüse und Sauergemüse sind reich an Cholin.

Cholinfrei sind Kartoffeln, Tomaten, Zwiebeln, Äpfel, Melonen, Pflaumen, Weintrauben.

* Siehe Lisa Mar/Dr. Hoff »Schmackhafte Diät für Gallen- und Leberkranke«, Walter Hädecke Verlag, Weil der Stadt.

22

Weshalb führen Leberstörungen besonders leicht bei Frauen zur Entstehung eines Krebses?

Normalerweise geht der Abbau des Eierstockhormons in der Leber vor sich. Wenn nun durch eine frühere Gelbsucht oder durch vorausgegangene Schwangerschaftsstörungen ein Leberschaden verblieben ist, der durchaus nicht ohne weiteres als solcher erkennbar zu sein braucht, dann wird der ordnungsgemäße Abbau des Eierstockhormons in der Leber verhindert. Es kommt zu einer Erhöhung der Eierstockhormonmenge, die sich wachstumssteigernd (karzinogen) auswirken kann, vor allem auf solche Gewebe, die auf die hormonalen Einwirkungen des Eierstockhormons besonders ansprechen, d. h. Gebärmutter und Brustdrüsen. Diese hormonalen Einflüsse lassen erst 3–5 Jahre nach Eintritt des Wechsels nach.

23

Weshalb neigen Gallensteinträger zu Gallenblasenkrebs?

Nicht wenige Gallensteinträger bekommen später einen Gallenblasenkrebs. Deshalb sollen möglichst alle Gallensteine rechtzeitig operativ entfernt werden. Gallensteine bestehen meist aus Cholesterin, Kalk und Gallenfarbstoffen. Wenn der Kalkgehalt nur gering ist, sind die Steine übrigens im Röntgenbild nicht sichtbar. Aus dem normalen Cholesterin, das reichlich in der Galle vorkommt, kann bei Stauung Methylcholanthren, eine karzinogene Substanz (Kohlenwasserstoff), entstehen (Dr. Druckrey).
Der Cholesteringehalt der Nahrungsmittel wird in Frage 65 eingehend behandelt. Mangelhafte Gallenabsonderung durch Steinverschluß der Gallenwege führt zu krankhaften Störungen der Darmbakterienflora.

24

Weshalb ist die normale Funktion von Magen-Darm-Trakt, Nieren, Lunge und Haut Vorbedingung für die Verhütung eines Krebses?

Weil Magen, Darm, Nieren, Lungen und Haut Organe sind, die mithelfen, Karzinogene aus dem Körper auszuscheiden. Diese Organe können ihre lebenswichtigen Aufgaben nur erfüllen, wenn sie störungsfrei funktionieren. Eine normale Darmfunktion wird nur durch eine normale Darmbakterienflora garantiert, die auf verschiedene Weise gestört werden kann. Ein Versagen der Nierenfunktion führt zu mangelhafter Ausfuhr der Alkalien (Basen), wodurch eine unerwünschte Alkalose des Blutes eintritt. Störungen in der Funktion von Lunge und Haut können gleichfalls einen Basenüberschuß im Blut bewirken, der die Entstehung eines Krebses begünstigt.

25

Welche Beziehungen bestehen zwischen Kropf und Krebs?

Bei dem mit *Unterfunktion* (Jodmangel) einhergehenden üblichen Bauernkropf kommt öfters Krebs an Magen, Darm oder Gebärmutter vor. Bei Patienten mit Basedow-Kropf (*Überfunktion*) wird dagegen niemals Krebs im Körper beobachtet.

26

Weshalb fördern Schädigungen der Bauchspeicheldrüse das Krebswachstum?

Weil nur die gesunde Bauchspeicheldrüse (Pankreas) wichtige *Fermente* für die Verdauung sowohl der Nahrungseiweiße sowie der bei der ständigen Körpererneuerung anfallenden Eiweißabbauprodukte als auch der Fette und Kohlenhydrate liefert. Bei Einschränkung der Fermentbildung muß es zu Störungen der Verdauung kommen mit Gärungen, Fäulnisvorgängen und Anomalien der normalen Darmbakterienflora. Dies kann die Entstehung eines Darmkrebses vorbereiten.
Außerdem wird das *Insulin* im Pankreas gebildet, ein Hormon, das den normalen Blutzuckergehalt garantiert und die Zuckerkrankheit (Diabetes) verhindert. Niedriger Blutzucker bedeutet geringes Traubenzuckerangebot für die Krebszellen.

27

Weshalb neigen Zuckerkranke zu Krebs?

Bei der Entstehung der Zuckerkrankheit ist auch die übermäßige Bildung eines Hormons des Vorderlappens der Hirnanhangsdrüse (Adenohypophyse) beteiligt. Es handelt sich um den sogenannten diabetogenen Faktor. Dieser Stoffwechselfaktor stimmt überein mit dem Wachstumshormon der Hirnanhangdrüse, deren Überfunktion auch das Wachstum der Krebszelle stark anregt (Dr. Jacobson). Dem Gesagten zufolge sollten Krebsgefährdete und Krebskranke so leben, als ob sie zukkerkrank wären!

Azidose und Krebs

28

Weshalb ist bei vorderasiatischen Nomadenvölkern auffallend selten Krebs anzutreffen?

Weil diese Völker sich vorzugsweise von gesäuerten Milchprodukten ernähren (Joghurt, Kefir, Quark), keine Kohlenhydratüberfütterung kennen und reichlich Muskelarbeit leisten.

29

Sind Völker bekannt, bei denen Krebs selten vorkommt, weil sie ihr Gemüse und Obst grundsätzlich einsäuern?

Ja, die Bulgaren, die Chinesen und einige Negervölker.

30

Wie entsteht bei Krebskranken im Gewebe eine Azidose, d.h. eine Verschiebung zur sauren Richtung, im Blut aber eine Alkalose, d.h. eine Verschiebung zur alkalischen Richtung?

Unter Einwirkung der Karzingene kommt es zu Zellschädigungen, in deren Verlauf die Milchsäure im Gewebe angehäuft wird. In gesunden Zellen wird diese durch den normalen Zellatmungsvorgang beseitigt (verbrannt). Im krebsigen Gewebe bewirkt diese Milchsäureanhäufung jedoch eine Azidose. Die Alkalose des Blutes entsteht als Gegenwirkung gegen die Azidose des Gewebes.

31

Welche Folgerungen sind daraus zu ziehen, daß bei Krebskranken im Gewebe Azidose, im Blut aber Alkalose besteht?

Wir müssen die Quellen der Gewebsmilchsäure einschränken, also die Kohlenhydrate, vor allem die unterwertigen, unvollständigen, d.h. vitalstoffarmen »leeren Kohlenhydrate«. Leere Kohlenhydrate sind in diesem Sinne der weiße und der braune Zucker, der Traubenzucker, das Weißmehl, die Stärkemehle (Pudding), die meisten Nudelarten, der polierte Reis sowie die meisten Konditoreiwaren.
Wir müssen durch reichliche Zufuhr von Milchsäuregärungsprodukten, z.B. Sanoghurt, Kefir, Quark (Topfen), ferner von Sauerkraut, milchsauren Gurken, milchsauren Bohnen, milchsauren Gemüsesäften, Karotten, Rote Bete, Sellerie und Sauerkraut sowie von milchsaurem Gemüse-Allerlei das Training der milchsäure-abbauenden Fer-

mentsysteme im Körper anregen, wodurch auch die in den Krebszellen gebildete Milchsäure besser abgebaut wird (vgl. Frage 16).
Es ist wichtig, daß alle milchsauren Gemüse *roh* verzehrt werden, da nur *lebende* Milchsäurebakterien die heilende Wirkung entfalten können (Eichholtz).

32

Was beweisen die diätetischen Tierexperimente von Professor Dr. H. Hoepke bezüglich der Krebsentstehung?

Obwohl die Ergebnisse von Tierversuchen nicht in jedem Fall auf den Menschen übertragbar sind und diese deshalb auf das allernotwendigste eingeschränkt werden sollten, war hierbei immerhin eindeutig erkennbar, daß natürlich gesäuerte Nahrung – wozu beispielsweise auch das Silofutter zählt – eine Vermehrung der Lymphozyten, also der wichtigsten Abwehrzellen gegen den Krebs, bewirkt. Auch die Fütterungsversuche von Dr. Balint verliefen ähnlich.

33

Was soll mit der Säurebehandlung bei Krebskranken erreicht werden?

Durch Säurezufuhr (Salzsäuretropfen, Milchsäuretropfen, säureüberschüssige Nahrung usw.) will man das erhöhte Blutalkali verringern, d.h. den Mineralhaushalt des Kranken günstig umstimmen.

34

Welche säureüberschüssigen Fleisch-, Geflügel- und Fischsorten sind für den Krebskranken erlaubt?

Sämtliche mageren, frischen oder tiefgekühlten Sorten (ausgenommen Kalb- und Schweinefleisch), falls sie nicht gebraten, geröstet, geräuchert, gepökelt oder gegrillt sind (vgl. Fragen 52–57, 125). Auch Geflügel aus Käfighaltung ist abzulehnen, da diese Tiere naturwidrig leben müssen. Man bevorzuge Geflügel aus Freilandaufzucht.

35

Welche säureüberschüssigen Eierspeisen sind dem Krebskranken (mit Einschränkung) erlaubt?

Weich gekochtes Ei, lockeres Rührei, Schleimsuppen mit Ei, Milchmixgetränke mit Ei. Eier sind am bekömmlichsten, wenn sie in anderen Speisen (Suppen, Mixgetränken) verarbeitet sind.

36

Welche säureüberschüssigen Getreidegerichte sind dem Krebskranken zu empfehlen?

Sämtliche Vollkornschrote, Grützen, Buchweizen, Gerste, Grünkern, Haferflocken, Hirse, Reis, Weizenschrot und -flocken. Die beliebten Knusperflocken wie Cornflakes (Maisflocken) sind keine Vollkornprodukte, sie enthalten Zucker und Salz. Bei Mehl und Grieß ist auf Vollkornqualität zu achten. Als gute milchsäurehaltige Vollkornbrote sind zu empfehlen: Laktosebrot, Buttermilchbrot, Steinmetzbrot, Achimer Rund (mit Zusatz von Sauerkrautsaft und Sonnenblumenöl), Bure-Brot (mit Zusatz von Bioghurtkulturen) Vgl. Fragen 75 und 138.

37

Sind säureüberschüssige bzw. alkaliarme Hülsenfrüchte dem Krebskranken zu empfehlen?

Weiße Bohnen, Sojabohnen (auch gekeimt), Linsen und Erbsen dürfen gelegentlich, wenn keine Leberstörungen vorliegen, in bescheidener Menge verwendet werden. Sie sind reich an Vitamin B_1 und pflanzlichem Eiweiß, doch handelt es sich außer bei der Sojabohne um unvollständiges Eiweiß. In Eintopfgerichten zusammen mit Kartoffeln und Gemüsen bringen sie willkommene Abwechslung. Überdies sind sie gute Magnesiumspender (vgl. Frage 130).

38

Sind die säureüberschüssigen Nüsse dem Krebskranken erlaubt?

Unter den Nüssen sind besonders die Erdnüsse stark säureüberschüssig. Nur unbeschädigte rohe Erdnüsse sind mit Sicherheit frei von Schimmelpilzen, die das leberschädigende Aflatoxin bilden (vgl. Frage 73). Geröstete Erdnüsse sind für die Krebsdiät nicht geeignet. Besser verzichtet man also auf jegliche Art von Erdnüssen.
Auch Paranüsse und Walnüsse sind nur sparsam zu gebrauchen, da sie durchweg geschwefelt in den Handel kommen.
Nußmuse aus dem Reformhaus sind diätgeeignet. Nüsse liefern reichlich vollwertiges Eiweiß und Magnesium (vgl. Frage 130).

39

Welche pflanzlichen Öle soll der Krebskranke verwenden?

Die pflanzlichen Öle sind zwar nicht säureüberschüssig, aber wenigstens neutral. Sie sind frei von Cholesterin und reich an den mehrfach ungesättigten Fettsäuren (Linolsäure und Lino-

lensäure), die für die Zellatmung unentbehrlich sind (vgl. Frage 64, 112–115).
Es kommen in Frage:
Als *Kaltpreßöle* Sonnenblumenöl, Weizenkeimöl, Dr. Grandels Vitaminöl (Maiskeimöl mit Weizenkeimöl), Leinöl, Sojaöl, Mohnöl, Distelöl, Maisöl, Kürbiskernöl, Deli-Reform. Die meisten dieser Öle enthalten das Vitamin E in einem bestimmten Verhältnis zu den ungesättigten Fettsäuren. Dadurch werden die letztgenannten erst voll wirksam.
Aus den genannten Kaltpreßölen werden auch ungehärtete streichfähige Fette hergestellt, die ebenfalls einen hohen Anteil an ungesättigten Fettsäuren haben, z. B. Vitaquell-Vollwertfett, Vitagen-Speisefett, Eden-Spezial.

40

In welcher Form soll der Krebsgefährdete täglich saure (azidotische) Nahrungsmittel zusätzlich zu sich nehmen?

In Form von milchsauren Getränken wie Sanoghurt, Kefir, Karotten- und Rote-Bete-Most oder Sauerkrautsaft. Falls Sanoghurt nicht zu beschaffen ist (nur im Reformhaus erhältlich), kommen Buttermilch, Sauermilch und Bioghurt in Frage, jedoch kein Joghurt. Außer Sanoghurt ist auch Kefir empfohlen. Bei gestörter Darmflora, wie sie bei Krebs häufig vorliegt, könnte Joghurt nicht nützen.
Ferner gehören milchsaure Gemüse zur täglichen Kost. Dazu rechnet man Sauerkraut salzarm, Rez. Nr. 99/101, oder Eden-Sauerkraut salzlos, ferner Eden Sauergemüse nach Keitel, auch milchsaure Gürkchen in Sauerkrautart (vgl. Frage 43).

41

Wie wirken die Milchsäuregärungsprodukte der Milch beim Krebskranken?

Sie stützen die normale Darmbakterienflora.
Sie sind reich an Vitaminen der so wichtigen Vitamin-B-Gruppe.
Sie entgiften den Darm von Fäulnisbakterien.
Nach Druckrey und Brock führt Milchsäure in physiologischer Konzentration zur Hemmung der Glykogenspaltung (Abbau zu Zucker), so daß den Zellen weniger Traubenzucker angeboten wird, ohne den die Krebszelle nicht leben kann. Der von dem Nobelpreisträger A. Szent-Györgyi aus Thymusdrüsen entwickelte krebshemmende Stoff Retin sowie das ebenfalls krebsfeindliche Interferon werden durch Milchsäure in ihrer Wirkung verstärkt (Eichholtz).

42

Welche Säurebehandlung empfiehlt sich bei Darmkrebs?

Je nach Verträglichkeit entweder *Sau-*

ermilcharten (einschließlich Quark und Sauerrahmkäse) oder *pflanzliche Milchsäuregärungsprodukte* wie Sauerkraut, Rote-Rüben-Most, Karotten-Most (Dr. Keitel, Edenwaren), Rote Bete Vollgemüse milchsauer Donath ferner das Magen-Darm-Diätetikum »Biorogg« (Dr. Grandel, Keimdiät) aus Roggensauer, das als Trägersubstanz die Stoffwechselprodukte der Mikroflora des Roggensauers enthält (organische Säuren, u.a. rechtsdrehende Milchsäure – vgl. Frage 98 –, Essigsäure sowie Fermente).

43

Worin besteht der Wert des Einsäuerns für die Konservierung?

Durch das Einlegen von Gemüse mit geringem Kochsalzzusatz, kurz als »Einsäuern« bekannt, bildet sich aus den Zuckerstoffen der Gemüse mit Hilfe der stets vorhandenen Milchsäurebakterien die konservierende Milchsäure. Dabei bleiben die Fermente voll erhalten. Unerhitzte milchsaure Kost ist fermentreicher Rohkost gleichzusetzen (Rez. 96–99).

Durch Gärung haltbar gemachtes Gemüse (Sauerkraut) ist eine gute Vitamin-C-Quelle, da sich das Vitamin im sauren Milieu gut hält. Auch wenn fertig vergorenes Sauerkraut zur Haltbarmachung eingedost wirt, bleibt das Vitamin C erhalten (Dr. P. Gehring).

44

Worin bestehen die Vorzüge des Tiefgefrier-Verfahrens als Konservierungsmethode?

Neben die alte Einsäuerungs-Konservierungsmethode ist das Tiefgefrierverfahren getreten. Durch die Tiefkühlung wird die Verdaulichkeit verbessert und das Vitamin C optimal erhalten. Zum Gefrieren wird nur Qualitätsgemüse erntefrisch verwendet. Schwerverdauliche Gemüse wie Grünkohl, Rotkohl, Pilze usw. verlieren durch die Kühllagerung ihre Blähwirkung.
Das Gefriergut kann in Alufolie (Spezialfolie), in Plastikbeutel, Klarsichtfolie oder in Aluminiumdosen – innen eloxiert – oder in Kunststoffdosen verpackt werden. Der Gefriervorgang bewirkt ferner eine günstige Eiweißveränderung, wodurch hemmende Einflüsse auf bestimmte Fermente beseitigt werden, so daß diese besser zur Wirkung gelangen. Hierdurch wird z.B. auch das Eisen besser ausgewertet. Bei Vitamin B_1 und B_2 ist gelegentlich sogar ein Vitamingewinn durch das Einfrieren zu verzeichnen, da hierbei eine Freisetzung aus gebundenen, unwirksamen Vorstufen erfolgt.
Tiefgekühltes Geflügel wird besonders zart.
Für berufstätige Frauen ist die Tiefkühlkost eine große Hilfe. Niemals sollten aber tiefgekühlte *Fertiggerichte* gekauft werden, weil diese durch das bereits vorgenommene Kochen und Braten mit Fetten unbekannter Zusam-

mensetzung nicht diätgerecht sind. Gefrierkost ist *nicht* der Rohkost gleichzusetzen, denn das Gemüse muß blanchiert, d. h. kurz in kochendes Wasser getaucht werden. Gefrierkost ist jedoch wertvoller für die Krankenkost als Dosenkonserven.

45

Warum muß Tiefkühl-Geflügel besonders gründlich aufgetaut werden?

Geflügel ist zuweilen mit Salmonellen verseucht. Sie rufen ernste Darmstörungen hervor, weil sie ihre Lebensfähigkeit durch das Tiefkühlverfahren nicht verloren haben. Sie widerstehen auch der Erhitzung relativ lange. Erst wenn das Fleisch nach dem Kochvorgang grau geworden ist, sind diese Bakterien völlig abgetötet. Wird das Geflügel nur teilweise aufgetaut gekocht oder gegrillt, so reicht die Dauer der Hitzeeinwirkung nicht zur Vernichtung der Salmonellen aus. Die WHO (Weltgesundheitsorganisation) fordert daher sehr strenge Maßnahmen zur Verhütung der Salmonellen-Infektion durch mangelhaft erhitztes Fleisch und Geflügel.*
Der Auftauvorgang dauert für 1 kg Geflügel durchschnittlich 8 Stunden.
Tiefkühlgeflügel darf nach der Zubereitung innen nicht mehr rosa sein, es soll blaßgrau aussehen; erst dann war der Hitzeeinfluß ausreichend, um etwa vorhandene Salmonellen abzutöten.

*Ernährungs-Umschau 4/1969.

46

Welche chemischen Konservierungsmethoden sind schädlich, welche sind unschädlich?

Zu den chemischen Methoden zählt das Räuchern: Das zum Räuchern verwendete Laubholz erzeugt keimtötende Substanzen (Phenole, Formaldehyd und Essigsäure). Bei der *Schnellräucherung* (Dauer 30 Stunden) werden die Wurstwaren zuvor mit Kreosot bestrichen. Auch Fische werden so geräuchert. Das *Pökeln* geschieht durch Einsalzen des Fleisches, wobei außer Kochsalz Salpeter (Kaliumnitrat) zugesetzt wird. Zur Durchdringung größerer Fleischstücke sind Wochen nötig. Trichinen werden dabei nur an der Fleischoberfläche abgetötet, im Innern bleiben sie wirksam. Meist wird die Pökelware nachträglich noch geräuchert.
Nachteile des Räucherns und Pökelns: Phenol (= Karbolsäure) kann eine äußerliche und innerliche Reizwirkung ausüben und ist in größeren Mengen ein Plasmagift, welches die Fermentwirkung hemmt. Kreosot ist ein schädliches Ätzmittel, das Schleimhäute und Drüsen angreift (Dr. med. C. Dienst). Der Rauch enthält außerdem – genau wie der Tabakrauch – Benzpyren und Teer. *Zu den unschädlichen chemischen Konservierungsarten* gehört das Zukkern (Marmelade, Konfitüre, Sirup)

und das Einlegen in Essig (Essiggurken, Mixed Pickles usw). Jedoch sollen nur solche Essigkonserven verwendet werden, die in kleinen Gläsern von 1/2 l bis 1 l enthalten sind. Bei der Essigkonservierung in großen Behältnissen werden antiseptische Konservierungsmittel zugesetzt, damit die Ware im angebrochenen Gefäß haltbar bleibt.

Geschwefelte Marmeladen: In der fabrikmäßigen Marmeladenherstellung ist heute noch der Gebrauch von Schwefelsäure erlaubt. Die anfallenden Obstmengen können nicht auf einmal verarbeitet werden und werden daher waggonweise geschwefelt. So bleibt die sogenannte Pulpe bis zur Verarbeitung mit Zucker erhalten. Auch die im Haushalt üblichen Gelierflüssigkeiten sind geschwefelt. Jedoch enthält der heute insbesondere für Diätzwecke (Diabetes, Krebs) gebräuchliche und erlaubte »Gelier-Fruchtzucker« (Typ FLAROM) ein ungeschwefeltes, rein pflanzliches Geliermittel.

47

Weshalb ist eine ausreichende Salzsäurebildung im Magen für die Krebsverhütung so wichtig?

Ein Teil der Magensalzsäure gelangt in den Dünndarm und unterstützt die dort ansässige normale Bakterienflora, die den Darminhalt mit Hilfe von Milchsäurebakterien säuert und die Bildung der Vitamin B-Gruppe sowie des Vitamins K im Darm fördert.

Bei Mangel an Magensäure wird der Darminhalt alkalisch und die normale Darmbakterienflora geschädigt. Dauernder Mangel an Magensalzsäure begünstigt die Entstehung von Magenkrebs.

Wichtig ist auch gründliches Kauen und gutes Würzen. Die Duft- und Schmeckstoffe der Gewürze wecken den Appetit, z. B. durch Basilikum, Capsicum (Edel-Paprika, mild, ist erlaubt), Dill, Fenchel, Kümmel, Lorbeer, Melisse, Pomeranzen, Rhabarber, Thymian, Wacholder und Zimt (vgl. Frage 9).

48

Worauf ist die Appetitlosigkeit der Krebskranken zurückzuführen?

Krebskranke leiden an einem Mangel der im Magen normalerweise gebildeten Magensalzsäure. Deshalb sollen diese Kranken zu jeder Mahlzeit 20 Tropfen verdünnte Salzsäure (Acidum hydrochloricum dilutum) oder Milchsäure (Acidum lacticum) in Wasser nehmen.

Die Bildung von Magensalzsäure wird angeregt durch Spinat, Rettich, Brennnesseln, Kalmustee, Wermuttee, Tausendgüldenkraut und andere Bitterstoffe, ferner durch verschiedene Gewürze, z. B. Senf und Chilli. Auch »Biorogg« (vgl. Frage 42), dreimal täglich vor dem Essen 1/2 bis 1 Teelöffel trocken oder in Flüssigkeit eingenommen, regt die Magensaftbildung an.

49

Weshalb soll ein Krebskranker nicht zu viel essen?

Weil eine knappe kalorienarme Kost eine Säuerung des Stoffwechsels hervorruft. Dadurch wird das erhöhte Blutalkali des Krebskranken umgestimmt und eine Säuerung (Azidose) erzeugt, die sich krebsfeindlich auswirkt (vgl. Frage 13).
Gegen das Hungergefühl können täglich als Ballaststoff 2 Teelöffel Leinsamen genommen werden, die kurz eingeweicht wurden. Dies dient gleichzeitig als Gleitmittel für den Darminhalt. Der Krebskranke soll täglich nur eine gekochte Mahlzeit erhalten, weil das Kochen die Vitamine zerstört und weil durch den Kochprozeß das Eiweiß entwertet wird. Je weiter ein Krebs fortgeschritten ist, desto *zahlreicher* und *kleiner* sollen die Einzelmahlzeiten werden, weil nur auf diese Weise dem Kranken die notwendige Verdauungsarbeit ermöglicht werden kann (Salzborndiät). Direktes Fasten ist Krebskranken jedoch nicht erlaubt. Es erzeugt zwar eine starke Säuerung des Stoffwechsels, darf aber nur vorbeugend zur Gewichtsreduktion durchgeführt werden. Bei bestehendem Krebs ist es streng verboten (Buchinger, Zabel), auch in Form der sog. Breuss-Kur.

50

Weshalb soll ein Krebskranker kein Natriumbikarbonat (z. B. gegen Sodbrennen) verwenden?

Weil Natriumbikarbonat die Magensäure neutralisiert und als Alkali das Krebswachstum fördert. Es ist in vielen Präparaten mit Phantasienamen enthalten.

Eiweiße und Krebs

51

Wie setzt sich das Nahrungseiweiß (Protein) zusammen?

Das Nahrungseiweiß – wissenschaftlich als »Protein« bezeichnet – setzt sich aus verschiedenen Aminosäuren zusammen. Man unterscheidet zwischen »essentiellen« und »nichtessentiellen« Aminosäuren. Unter essentiellen Aminosäuren versteht man solche Aminosäuren, die der menschliche Organismus zum Aufbau von Eiweiß unbedingt benötigt, die er jedoch nicht oder nur sehr langsam synthetisieren (aufbauen) kann.

Man spricht überdies von der »biologischen Wertigkeit« der Eiweiße. Es handelt sich dabei um rein experimentell ermittelte Werte. In langfristigen Bilanzversuchen wird unter konstanten und optimalen Bedingungen ermittelt, wieviel Gramm der zu testenden Eiweißart je Kilogramm Körpergewicht und je Tag nötig sind, um eine ausgeglichene Stickstoffbilanz (Eiweißbilanz) zu erhalten. Die folgende Tabelle zeigt die zur Aufrechterhaltung des Stickstoffgleichgewichts erforderlichen Eiweißmengen verschiedener Nahrungsmittel (nach Lang, 1950).

Nahrungsmittel	Benötigte Eiweißmenge je Tag in g
Ei	19,9
Kartoffeln	23,7
Brauereihefe	24,0
Milch	24,4
Sojamehl	28,4
Kohlrüben	29,4
Fleisch	32,6
Weizenbrot	38,4

Die tierischen Eiweiße liegen im allgemeinen in ihrer biologischen Wertigkeit höher als die pflanzlichen, mit Ausnahme der Kartoffel. Verantwortlich dafür ist die Verteilung der Aminosäuren, und zwar enthalten die tierischen Eiweiße meist mehr »essentielle« Aminosäuren als die pflanzlichen. Es hat sich gezeigt, daß die biologische Wertigkeit eines Eiweißes umso höher liegt, je mehr es in seiner Zusammensetzung dem menschlichen Körpereiweiß ähnelt. Durch Mischung niederwertiger Eiweiße mit solchen höherwertiger Zusammensetzung läßt sich eine gute »Ergänzungswertigkeit« erzielen, z.B durch Mischung von Kartoffel-Eiereiweiß im Verhältnis 3 : 2 speziell für eiweißarme Kostformen* (Nierenversagen), weiter durch Milch-Weizen-Eiweiß im Verhältnis 3 : 1 für die Grunddiät.

Für Erkrankungen, die keine oder nur begrenzte Fleischzufuhr bedingen (Leber- und Nieren-, Herz- und Kreislaufstörungen), wie sie ja häufig zusammen mit dem Krebsleiden vorliegen, sollten also besonders die biologisch hochwertigen Eiweißarten bevorzugt werden. Es gibt heute auch ein fettarmes, aber trotzdem lecithinreiches Sojamehl (Hensel Soja-Kost), das hierfür geeignet ist, sowie die wohlschmeckende Sojamilch (Soja-Drink) von Granovita.

52

Wie soll der Eiweißbedarf des Krebskranken gedeckt werden?

Der Eiweißbedarf soll nach dem Gesagten nicht ausschließlich durch Fleisch gedeckt werden, sondern überwiegend durch Milch- und Pflanzeneiweiß. Es sollen nur wenige Fleischgerichte (etwa

* Kofranyi, Max Planck Institut für Ernährung, Dortmund.

wöchentlich an drei Tagen jeweils 100–150 g) verzehrt werden.
Täglich können verwendet werden: Milcherzeugnisse wie Buttermilch, Sanoghurt, Sauermilch, Magerquark, Frischkäse, Sojaprodukte, Vollkornerzeugnisse, grüne Pflanzenteile (Gemüse), Kartoffeln. Übrigens wird das Milcheiweiß verlustlos in Körpereiweiß verwandelt – auch ein wertvoller Umstand.
Der tägliche Eiweißbedarf des körperlich weniger tätigen Krebskranken beträgt je kg Körpergewicht etwa 0,5–1,0 g.

53

Schützt magere Rohleber besonders gegen Krebs?

Rinder- und Geflügelleber beispielsweise ist stark säureüberschüssig und enthält auch wichtige Bestandteile der Vitamin-B-Gruppe.
Aber wie alle Innereien bildet die Leber viel Harnsäure, so daß sie trotz ihres hohen Gehaltes an Vitamin B_{12} nicht für diese Diät geeignet ist.

54

Weshalb ist Wildfleisch biologisch wertvoll?

Weil es wenig Fett enthält und weil es aus natürlichem Futter aufgebaut wird. Da Wildfleisch nicht immer tierärztlich überwacht werden kann, muß es gründlich gekocht oder gedünstet werden; Wildfleisch kann salmonellenverseucht sein.

55

Weshalb sollen Krebskranke keine gepökelten Fleisch- oder Fischwaren genießen?

Weil sich bei den Pökelverfahren (Einsalzen, Einlegen in Salzlake, Räuchern) karzinogene Stoffe bilden (vgl. Frage 46).

56

Weshalb sollen Krebskranke geräucherte Fleisch- und geräucherte Fischwaren meiden?

Weil sich diese Fleisch- und Fischwaren durch denRäucherungsvorgang mit Rauchstoffen durchsetzen, die karzinogene Teerbestandteile enthalten. Diese bleiben nicht an der Oberfläche der Räucherwaren haften, sondern dringen in die Tiefe, können also nicht mit der Entfernung der berußten Außenschicht beseitigt werden.
Reichliche Verwendung geräucherter Nahrungsmittel wird z.B. als Ursache von Magenkrebs angesehen (vgl. Frage 46).

57

Weshalb sollen Krebskranke fettes Fleisch meiden?

Weil fettes Fleisch besonders in scharf gebratenem, stark geröstetem , auf dem Holzkohlenrost oder auf Gas gegrilltem Zustand karzinogene Stoffe bildet. Besonders schädlich ist der Gebrauch des Holzkohlengrills, der zur Verwendung im Freien (Garten, Camping) in Mode gekommen ist. Amerikanische Forscher haben festgestellt, daß sich beim Braten von Fleischstücken, die nur 15 cm oder noch weniger von der Rotglut eines Holzkohlenfeuers entfernt sind, in den äußeren Schichten reichlich karzinogenes Benzpyren bildet, und zwar in einer Menge, die im Rauch von 300 Zigaretten enthalten wäre.

*Bildung von 3,4 Benzpyren in Fleisch beim Holzkohlengrillen und auf Gas**

Produkt	*Gehalt Mikrogr./kg*
Steak, holzkohlengegrillt	*50,0*
Bulette, holzkohlengegrillt	*11,2*
Geräucherte Rippchen, holzkohlengegrillt (Restaurant)	*10,5*
Steak, auf Gasflamme	*4,4*
Hähnchen, holzkohlengegrillt	*3,7*

*Ergebnis der Forschungsstelle für präventive Onkologie am Institut für Hygiene und med. Mikrobiologie der Universität Heidelberg (Klinikum Mannheim). Ernährungsumschau 5/69.

Über den Einfluß des Grillens mit anderen haushaltüblichen Grillgeräten liegen keine Untersuchungen vor. Jedoch ist die dabei erfolgende starke Erhitzung des Fettes für Kranke während einer Kur unerwünscht.

58

Sind Wurstwaren frei von Karzinogenen?

Nein: denn sie enthalten zu viel Kochsalz, Salpeter zum Röten, Rauchstoffe, Chemikalien; dies gilt auch für Speck und Schinken.
Der Zusatz von Nitrit in Form von Pökelsalzen beträgt bei der Wurst 0,5 bis 0,6 Prozent. Im sauren Magensaft können durch Hinzutreten von Aminen (Abkömmlinge des Ammoniaks) als Stoffwechselprodukte von Bakterien und Pilzen oder in Form von Medikamenten Nitrosamine gebildet werden, die eine potentielle Krebsgefahr sein können.

59

Wie lassen sich Eiweißfäulnisprodukte beseitigen, die Blähsucht verursachen und karzinogen wirken?

Durch Zufuhr von Milchsäure in Form von Buttermilch, Sanoghurt oder Magerbioghurt (ungezuckert).

Bestehen chronische Durchfälle mit übermäßiger Darmgasbildung (Meteorismus), so muß die normale Darmbakterienflora mit Hilfe einer bakteriologischen, ärztlich überwachten Behandlung (Symbioselenkung) wieder aufgebaut werden.

60

In welcher Form dürfen Krebskranke Eier zu sich nehmen?

Z. B. als rohes Eigelb. Dieses enthält Lecithin, einen Schutzstoff gegen Krebs. Wegen des gleichzeitigen Cholesteringehalts darf aber täglich nur ein Eigelb verzehrt werden. Es enthält auch Vitamine (A, B,D) und hochwertiges kolloidales Kupfer für die Blutbildung. Ferner kann das Ei weichgekocht oder als Rührei und Omelette in modernen, fettsparenden Pfannen fast ganz ohne Fett oder besser mit einem Hauch von Öl bei geringer Hitze zubereitet werden.
Nur *»tagesfrische«* Eier eignen sich für die Diät. Konservierte Eier und Kühlhauseier sind abzulehnen. Das Einlegen der Eier in Wasserglaslösung (kieselsaures Natron) oder in eines der in Drogerien käuflichen Präparate zum Einlegen ist nicht diätgeeignet. Die Konservierungsstoffe dringen durch die poröse Schale in das Innere des Eies ein. Eierteigwaren und fertig käufliche Mayonnaisen werden häufig nicht aus Frischeiern hergestellt, sondern aus konserviertem Eigelb. Sie dürfen nicht verwendet werden.
Konditoreierzeugnisse sind häufig mit konserviertem Eigelb oder Flüssigei (Gesamtei) hergestellt. Konserviert wird mit Sorbinsäure und Benzoesäure. Bei Verwendung von mindestens 2 g/kg konserviertem »Flüssigei« muß ein Lebensmittel die Kennzeichnung »mit Konservierungsstoff...« tragen. Aber wo findet man dies in Konditoreien?

61

Welche Fische sind Krebskranken erlaubt?

Nur frische oder tiefgekühlte, magere Fische, die gekocht oder im eigenen Saft gedämpft sind, ohne Buttersoße, also keine gebratenen, geräucherten oder chemisch konservierten Fische. Verboten sind Ölsardinen, ebenso alle anderen Ölfische wie Thunfisch, Krabben, Hummer, Langusten, Lachs. Ölfische werden vor dem Einlegen in bis zu 200°C erhitztes Öl zunächst zwölf Stunden in Salzlake gelegt; Krabben, Hummer u. a. enthalten häufig zusätzlich Konservierungsstoffe (Sorbinsäure, Benzoesäure usw.).

62

Wie können Karzinogene in eßbare Muscheln gelangen?

Dr. Zechmeister wies 1952 in eßbaren Muscheln Benzpyren nach, eine karzinogene Kohlenwasserstoffverbindung. Die Gewässer, aus denen diese Muscheln stammen, waren durch Rückstände kohlenwasserstoffhaltiger Mineralöle verunreinigt.

Fette und Krebs

63

Wie setzen sich tierische Fette zusammen?

Aus lebensnotwendigen (= essentiellen) einfach und mehrfach *ungesättigten Fettsäuren* und aus nicht lebensnotwendigen *gesättigten Fettsäuren,* den Bausteinen der festen Fette.
Als gesättigte Fettsäure (GF) wird die mit Wasserstoff abgesättigte *Ölsäure* bezeichnet, als einfach ungesättigte Fettsäure (EUF) die *Linolsäure* und als zweifach (mehrfach) ungesättigte Fettsäure (MUF) die mit einem bzw. zwei Wasserstoffatomen abgesättigte *Linolensäure.* Sie ist für die anstehenden Probleme am wichtigsten.
Aus Lipoiden, zu denen die Sterine gehören, deren wichtigstes das *Cholesterin* ist.
Aus *Lezithin* (auch ein Lipoid), das *Cholin* enthält, welches auf die Leber eine Schutzfunktion ausübt und das Krebswachstum hemmt. Nicht der absolute Cholesteringehalt eines Nahrungsmittels ist entscheidend, sondern das Verhältnis des Cholesterins zum Cholin, das im Lezithin enthalten ist. Z.B. wird der Cholesteringehalt des Eigelbs durch hohe Mengen von Lezithin im Eigelb weitgehend ausgeglichen.

64

Wie unterscheiden sich die pflanzlichen Fette und Öle von den tierischen?

Sie sind cholesterinfrei. Von wenigen Ausnahmen abgesehen (Fischöle, Lebertran, Heringsfett) haben sie einen hohen Anteil an ungesättigten Fettsäuren, vor allem an Linolsäure. Sie sind halbfest (ungehärtete Fette) oder flüssig (Öle).
Die ungesättigten Fettsäuren, als deren wichtigste die Linolsäure gilt, wurden früher als Vitamin »F« bezeichnet. Dieser Begriff ist heute nicht mehr üblich. Sie kommen in pflanzlichen Ölen (Distelöl, Kürbiskernöl, Leinöl, Maiskeimöl, Mohnöl, Sesamöl, Sonnenblumenöl, Weizenkeimöl, Nußöl) und in Fischölen, vor allem im Lebertran und im Heringsfett. Sie senken den Blutchole-

steringehalt und gewähren *Schutz gegen Röntgenstrahlen.** (Vgl. Frage 39, 63 und 112–115)

65

Weshalb sollen Krebskranke den Gebrauch cholesterinreicher Nahrungsmittel einschränken?

Weil bei vielen Geschwulstleiden die Krebszelle einen erhöhten Cholesteringehalt im Vergleich zur Normalzelle gleicher Herkunft hat. Daher kann der Cholesterinspiegel des Blutes überhöht sein, zumal der Organismus ohnehin dauernd Cholesterin aus dem Nahrungsfett bildet. Diese vom Organismus synthetisierte und mit dem Blut ständig durch den Körper transportierte Menge an Cholesterin ist abhängig von der Menge und Art des genossenen Fettes. Gesättigte Fettsäuren (in Olivenöl, Butter, gehärteten pflanzlichen Fetten, sog. Plattenfetten, tierischen Schlachtfetten) erhöhen die Cholesterinbildung in der Leber. Ungesättigte Fettsäuren in Kaltpreßölen und Diätmargarine (vgl. Frage 39, 64 und 112–115) können dagegen Cholesterin abbauen.

* Die Vitamine und ihre klinische Bedeutung, Stepp-Kühnau-Schröder, Ferdinand Enke-Verlag, Stuttgart, 1957.

Cholesteringehalt verschiedener Nahrungsmittel nach Dr. Wirths (»Ernährungsumschau« 1958) in Gramm je 100 g:

Fische	0,05
Kalbfleisch	0,07
Wild	0,08
Geflügel	0,09
Vollmilch	0,11
Rindfleisch	0,13
Fettkäse	0,14
Butter	0,28
Innereien (Leber, Niere)	0,40
Eier	0,46
Schweinefleisch	0,9

Statistische Erhebungen haben den Zusammenhang zwischen Krebshäufigkeit und vermehrtem Genuß von Schweinefleisch erwiesen. Besonders cholesterinreich ist die Wurst, da sie einen Gehalt bis zu 80% an tierischen Schlachtfetten hat (vgl. Frage 125). Da Kalbfleisch zu etwa 70% aus dem Ausland eingeführt wird und dadurch einer strengen Kontrolle entzogen ist, ist es für diese Diät nicht geeignet (Hormongehalt!).

66

Weshalb sollen bei Krebsverdacht oder Krebs keine stark erhitzten und gerösteten pflanzlichen und tierischen Fette verwendet werden?

Wenn Fette (Butter, Margarine, Öl, Speck usw.) länger und übermäßig erhitzt werden (über 250°C), entstehen in erhöhtem Maße Karzinogene (Dr. Chalmers), u. a. Akrolein. Eine leberschädigende Zersetzung der Nahrungsfette findet bereits bei Temperaturen über 170°C statt. Die Temperatur des Backfettes z. B. für Pommes frites liegt jedoch bei 180–200°C (vgl. Frage 115). Bei der Herstellung von Fritüren, d.h. schwimmend im Fett gebackenen Gerichten, und von Backwaren wie »Berliner Pfannkuchen« u.a., steigert sich die leberschädigende Zersetzung bei mehrfacher Backfetterhitzung mit jeder Wiederholung. Das Fett mancher Friteusen wird erst nach Tagen oder Wochen erneuert!

Lezithingehalt lezithinreicher pflanzlicher Nahrungsmittel nach Prof. Heupke, berechnet auf Trockensubstanz:

Sojabohnen	1,64%
Weizenkeime	1,55%
Erbsen	1,05%
Linsen	1,03%
Bohnen	0,90%
Edelkastanien	0,67%
Reiskörner	0,57%
Weizenkleie	0,54%
Buchweizen	0,53%
Gerste	0,47%
Weizen	0,43%
Mais	0,25%

67

Weshalb begünstigt Lezithinmangel die Krebsbildung?

Lezithin hemmt schnellwachsende Zellen, zu denen auch die Krebszellen gehören. Es enthält Cholin. In vielen Tierversuchen wurde die krebsfeindliche Wirkung des Lezithins nachgewiesen (vgl. Frage 63).
Bei Krebsgefahr sind daher lezithinreiche Nahrungsmittel nützlich.
Dabei sollte man die pflanzlichen Produkte bevorzugen, weil sie im Gegensatz zu tierischen Produkten (Hirn, Herz, Nieren, Leber und Eigelb) cholesterinfrei sind und ihr Fettanteil überwiegend ungesättigte Fettsäuren enthält. Lezithin verträgt eine Erwärmung bis auf 60° (Dr. Grandel).

68

Welche Käsearten sind Krebskranken zu empfehlen, welche sollten sie meiden?

Frischkäse:	Fett in der Trockenmasse
Sanoghurt-Speisequark	0–20%
Speisequark (Magerstufe)	0,6%
Sanoghurtquark (Magerstufe)	0,5–2,5%
Gervaisquark (Magerstufe)	0,6%
Hüttenkäse/Jocca	20%
Gervais Carré mit Magerquark gemischt als Paste	30%

Weichkäse:

Camembert, Brie (Heirler)	30%

Schnittkäse:	Fett in der Trockenmasse
Gouda, Edamer, Tilsiter (Heirler)	
als Magerkäse	
als Viertelfettkäse	10%
als Halbfettkäse	20%
als Vollfettkäse	45%
Hartkäse:	
Emmentaler (Heirler)	30%
Schweizer (Heirler)	30%
Rotschimmelkäse:	
Harzer Käse	
Mainzer Käse	
Bauernhandkäse	
Stangenkäse	
Kümmelkäse	
Limburger	
als Halbfettkäse	20%
Sauermilchkäse (Heirler)	0,5%
Edelpilz-Käse:	
Gorgonzola	
Roquefort	
Edelpilzkäse (deutscher Roquefort)	
als Vollfettkäse	45%

Die *fettreichen Käsesorten wie Gervais, Camembert, Gorgonzola usw. sind* nur in kleinen Mengen zu gebrauchen, sie eignen sich z.B. zum Mischen mit Magerquark (vgl. Frage 122).

Schmelzkäse in Fettstufen 25–55% wird aus mißratenen, jedoch keineswegs verdorbenen Hartkäsen hergestellt, mittels Zusatz von Phosphaten, also Fremdstoffen (die erlaubt sind), eingeschmolzen und zu streichfähigen, sogenannten »Käsezubereitungen« verarbeitet. Sie sind, solange sie nicht angebrochen wurden, eine Käsekonserve, weil sie fermentfrei sind und sich also nicht zersetzen können. Schmelzkäse sind für die Krebsdiät nicht geeignet.

69

Welche Streichfette sind Krebskranken zu empfehlen?

Butter hat von allen tierischen Fetten den geringsten Cholesteringehalt, ist vitaminreich und leicht verdaulich. Trotzdem kann der Arzt vorübergehend Butter verbieten, wenn es einen überhöhten Cholesteringehalt des Blutes zu senken gilt. Ist sonst Butter erlaubt, so sollte es Sauerrahmbutter sein.

Am zweckmäßigsten ist es, das Streichfett in Form diätetischer Margarine mit hohem Anteil an Linolsäure zu gebrauchen (Eden Spezial, Deli Reform, Vitaquell extra usw., vgl. Frage 39 und 112). Aus solchen Diätmargarinen hergestellte Streichpasten (Rezept 76) können als Brotaufstrich verwendet werden.

70

Welche Pflanzenöle sind zu empfehlen?

In der Reihenfolge der Qualität und der besonderen Eignung für Diätzwecke sind zu unterscheiden:
a) *Kaltpreßöle,* schon an ihrem kräftigen, typischen Geschmack und ihrer meist deutlichen Färbung (durch wertbestimmende Begleitstoffe!) kenntlich,
b) *Kaltgepreßte Öle, die einer Nachbehandlung unterzogen wurden*, um sie »haltbarer« zu machen, oder die aus den verschiedensten Gründen einer solchen Behandlung unterzogen werden mußten. Sie können in Bezug auf die essentiellen Fettsäuren (Linolsäure, Linolensäure usw.) noch von wünschenswerter Zusammensetzung sein; in dieser Hinsicht gibt es jedoch in dieser Gruppe erhebliche Unterschiede.
c) *Heißgepreßte Öle* sind je nach dem angewandten Verfahren weniger oder mehr in ihrer Qualität beeinträchtigt und im allgemeinen auch einer Raffination unterzogen.
d) *Extrahierte Öle,* die mit Lösungsmitteln (meist benzinähnlicher Art) den Saaten entzogen wurden. Durch Erhitzen werden sie anschließend vom »Extraktionsmittel« befreit. Sie sind reine Öle, ohne wesentliche Begleitstoffe, von neutralem Geschmack und Charakter.
Viele Öle des Handels, die etwas besseres darstellen wollen, dürften Verschnitte aus den 4 vorgegangenen Gruppen sein mit einem jedoch für den Laien nicht mit Sicherheit erkennbaren, über den reinen Fettcharakter hinausgehenden Wert. Solche Öle sind teilweise mit Phantasienamen im Handel. Vor dem Kauf der Öle sollte man also den Text auf dem Etikett sorgfältig studieren (vgl. Frage 39, 64 und 112).

71

Wie sollen die Öle verpackt sein?

Öle sind gegen Licht, Luft und Temperatur empfindlich. Die beste Verpackung für die empfindlichen Begleitstoffe eines hochwertigen Öles ist also eine solche, die bis zum Anbruch sicher dagegen schützt: Luftdicht verschlossene Blechdose oder gefärbte, dicht verschlossene Glasflasche. Die Verpackung muß auch nach dem Anbruch fest zu verschließen sein. Man sollte nur kleine Packungen, die ziemlich rasch verbraucht sind, kaufen. Original verschlossen sind sie beinahe unbegrenzt haltbar. Man kann also auch einen Vorrat halten.
Nicht empfehlenswert sind Plastikflaschen, wie sie vielfach im Handel sind, weil keine Sicherheit gegeben ist, daß der verwendete Kunststoff Weichmacher enthält, die in das Öl übergehen. Diese durchsichtigen Plastikflaschen bieten auch keinen Lichtschutz.
Nach Vorstehendem (vgl. Frage 70) ist es begreiflich, daß bessere Öle auch bessere Verpackung erfordern.

Sauerkrautsalat, vgl. S. 135 und 148 ▷

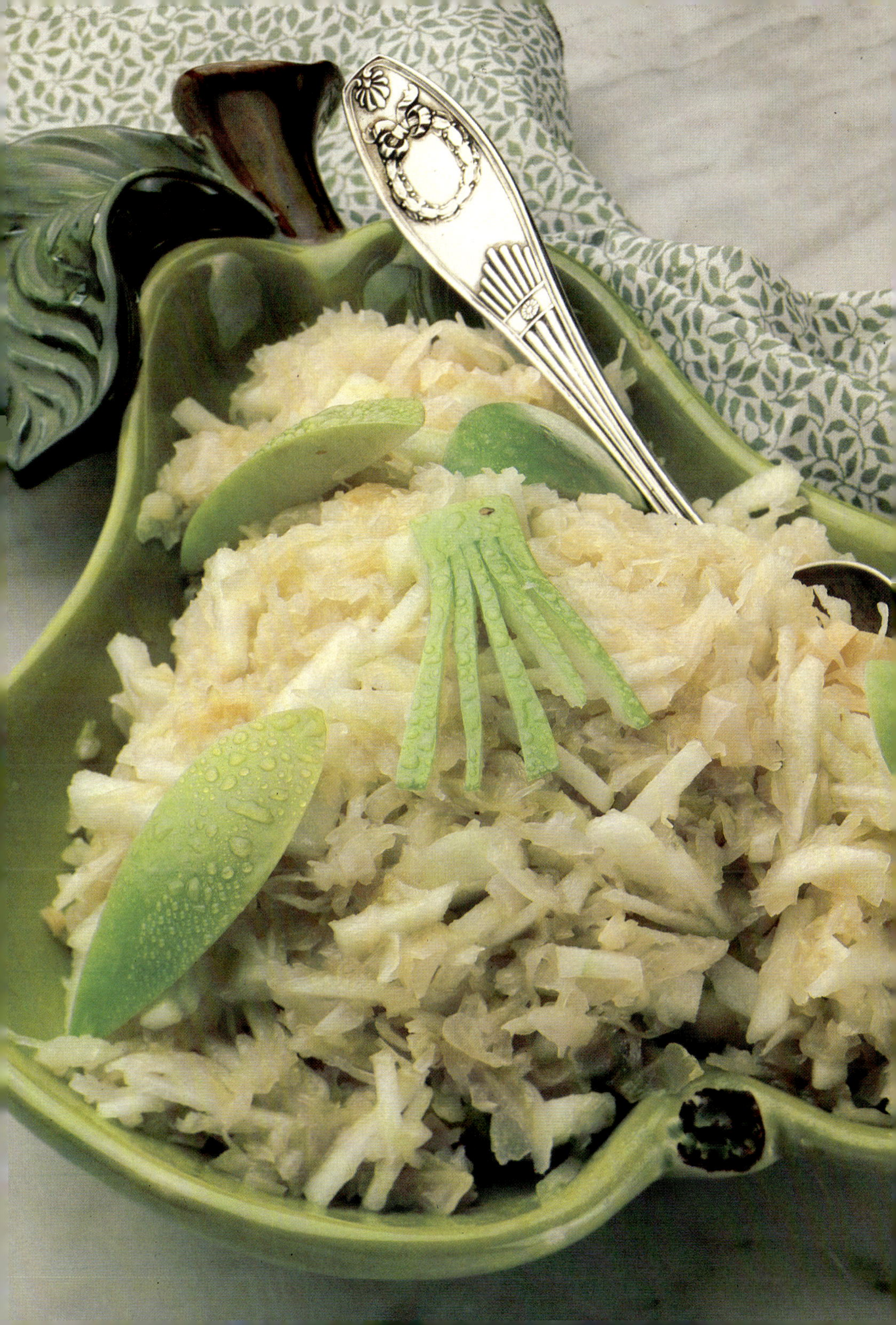

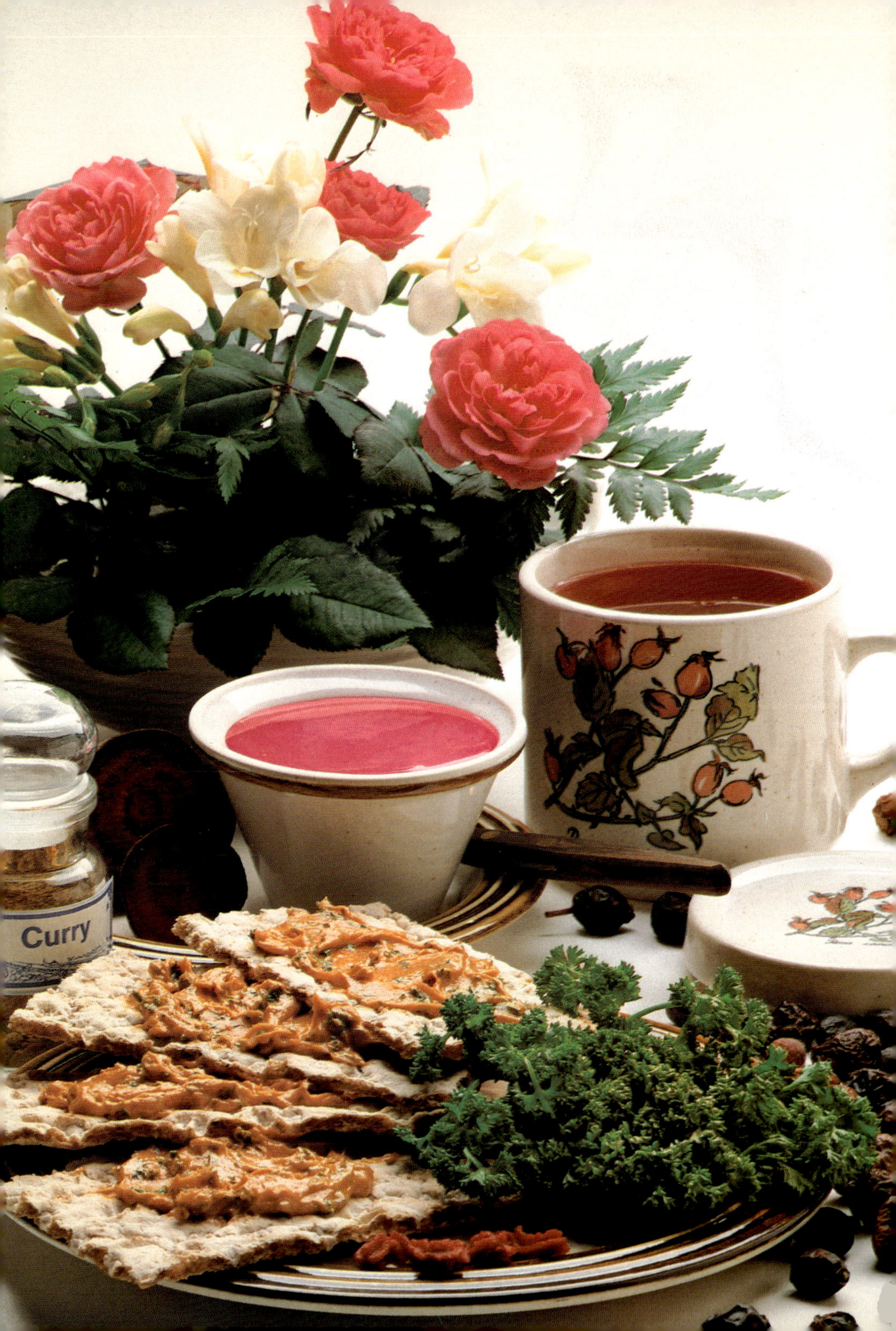
Curry

72

Wieviel Fett sollen Krebskranke täglich erhalten?

Krebskranke sollen grundsätzlich pro Tag nur 50 bis 75 g Fett zu sich nehmen, Magere mehr, Dickere weniger.

73

Weshalb sollen Krebskranke keine Erdnüsse, kein »Schimmel-Müesli«, keine anderen verschimmelten Nahrungsmittel essen?

Es gibt Schimmelarten (Penicillien), die Lebensmittelverderber und Krankheitserreger sind. Es handelt sich hier um die Aspergillus-Arten (Kolbenschimmel, Gießkannenschimmel. Aspergillus glaucus = grünsporiger Kolbenschimmel, Aspergillus niger = schwarzsporiger Kolbenschimmel, Aspergillus flavus = gelbsporiger Kolbenschimmel). Der weltweit vorkommende Aspergillus flavus bildet die gefährlichen »Aflatoxine«. Auf ungenügend durchtrockneten, *feucht gelagerten, beschädigten Erdnüssen und anderen Nüssen* siedelt er sich häufig an. Er erzeugt nicht nur im Tierversuch Leberkrebs, sondern man nimmt an, daß das häufige Vorkommen von Leberkrebs bei den reichlich Erdnüsse verzehrenden Völkern Afrikas, Brasiliens und Asiens ebenfalls dieser Pilzvergiftung zuzuschreiben ist. Die zu uns eingeführten Erdnüsse werden zwar in der Überzahl nicht roh verzehrt, sondern bei 180°C geröstet in den Handel gebracht. Jedoch reicht diese Erhitzung nicht zur Unschädlichmachung des Aflatoxins aus. Da sich der Pilz nur an beschädigten Erdnüssen entwickelt, dürfen nur völlig unbeschädigte Erdnüsse verwendet werden. Seit 1976 ist in der Bundesrepublik Deutschland eine strenge Prüfung von gerösteten Erdnüssen auf Schimmelbefall gesetzlich geregelt.
Gleichwohl dürfen geröstete Erdnüsse in der Krebsdiät nicht gebraucht werden, weil sich beim Rösten kanzerogene Stoffe (aus dem Fett der Erdnüsse) bilden. Nach Angaben der Zeitschrift für Medizin und Ernährung 3/1965 in einem Beitrag aus dem Bundesgesundheitsamt, Max von Pettenkofer-Institut, Berlin-Dahlem, wird beim Waschen des Erdnußöles mit Alkali zur Margarineherstellung der schädliche Giftstoff entfernt, aber vorsichtshalber verzichte man doch auf Erdnußöl und -butter. Diese Warnung gilt auch für das von Dr. Dr. Kuhl in seinen Vorschriften zur Krebsdiät empfohlene *»Schimmel-Müesli« oder »milchsaure Müesli«*, das in einem besonderen Brutapparat mehrere Tage zum Keimen feucht gehalten wird, bis es mit grün-braunem Schimmel überzogen ist. Wie das »neuform-echo«, Bad Homburg v.d.H., im Mai 1969 berichtet, wurde von mehreren Untersuchungsämtern einwandfrei nachgewiesen, daß das nach Dr. Dr. Kuhl hergestellte milchsaure Müesli große Mengen Aflatoxin enthält.

◁ *Abendmahlzeit, 5. Tag, Menüvorschlag auf Seite 181*

Auch auf verschimmeltem *Brot, Obst und Gemüse* wird nach Untersuchungen aus der Universität Münster (H. Bösenberg und E. Eberhardt), mitgeteilt in »Medizin und Ernährung« 1/1969, der gefährliche Schimmelpilz Aspergillus-flavus gefunden, speziell in der Zeit von Anfang Juli bis Anfang September. Solche Nahrungsmittel werden bisweilen verbilligt verkauft. Von ihrem Verzehr ist dringend abzuraten.
Die Aflatoxine sind schon in den Sporen – also ehe man den Schimmel sieht! – vorhanden, vermehren sich beim Wachstum schnell und dringen selbst bei Brot mehrere Zentimeter tief in das scheinbar gesunde Material ein. Also besser wegwerfen als ausschneiden.
Es sei noch bemerkt, daß Untersuchungen von Camembertkäse keinen Befund an Aflatoxinen ergeben haben (vgl. Frage 122). Vielmehr verhindert der Kulturschimmel des Camembert (Penicillium candidum) das Wachstum aflatoxinbildender Keime (Landwirtschaftliche Hochschule Weihenstephan).
Die Bestimmung über Höchstmengen an Aflatoxinen in Lebensmitteln (Aflatoxin-VO vom 30. November 1976) gilt für Erdnüsse und daraus hergestellte Erzeugnisse, für Hasel-, Wal- und Paranüsse, Mandeln, Pistazien-, Aprikosen- und Pfirsichkerne, Kokosraspel, Mohn, Sesam, Getreide sowie die ausschließlich daraus hergestellten Erzeugnisse.
Sie schreibt vor, welche Rohstoffe *nicht* in den Verkehr gebracht oder zur Herstellung von Lebensmitteln verwendet werden dürfen, sofern nicht anhand ausreichender Stichproben geprüft wurde, ob die in § 1 genannten Aflatoxinmengen unterschritten sind.

Kohlenhydrate und Krebs

74

Weshalb sollen Krebskranke das übliche Weißmehl und den üblichen Weißzucker meiden?

Krebskranke neigen zu einer Erhöhung ihres Blutzuckers. Dies ist auf die bei ihnen bestehenden enzymatischen Störungen zurückzuführen (Dr. H. Jung). Folglich muß ein Krebskranker möglichst kohlenhydratarm ernährt werden, um den Blutzucker so niedrig wie möglich zu halten. Vor allem muß die Zufuhr von üblichem *Küchenzucker* oder *Weißzucker* (chemisch als Rüben- und Rohrzucker = Saccharose, Dextrose, Glukose oder Traubenzucker) bezeichnet, und Fruchtzucker (chemisch Fruktose oder Lävulose) vermieden werden. Der braune Zucker hat die gleiche Zusammensetzung, er ist nur weniger gereinigt (raffiniert) als der weiße Zucker. Experimentell läßt sich nachweisen, daß das Krebswachstum durch Saccharose bzw. Traubenzucker gesteigert wird (Dr. Crabtree). *Krebskranke sollen also so leben, als ob sie zuckerkrank wären,* d.h. sie sollen die Zufuhr aller Kohlenhydrate einschränken, vor allem das feine Weißmehl (vgl. Frage 139) und daraus bereitete Gebäcke, den Industriezucker sowie Zuckerwaren und Schokolade meiden, um keine Kohlenhydrate (Saccharose) für das Wachstum der Krebsgeschwulst zu liefern. Krebszellen benötigen nach Prof. Warburg Zucker für ihre Gärung. Nur Fruchtzucker macht hierbei eine Ausnahme. Er wirkt weder blutzuckersteigernd noch gärungsfördernd. Auch er ist aber im Interesse der Darmflora einzuschränken (vgl. Frage 76).

Der ständige Verzehr von Traubenzukker und Traubenzuckerpräparaten zum Aufputschen ist unbedingt abzulehnen. Völker, die zwangsläufig kohlenhydratarm leben müssen, wie z.B. die Eskimos, leiden bezeichnenderweise nur selten an Krebs. Vor Einführung des Zuckers gab es bei den Eskimos gar keinen Krebs. Auch der Fettverzehr spielt dort eine gewisse Rolle (vgl. Frage 64).

Die Kohlenhydrat-Tagesdosis des Krebsgefährdeten soll 200–250 g täglich nicht übersteigen. Das entspricht rund:

180 g Kartoffeln
150 g Brot
40 g Hafer
200 g Äpfel
1/2 l Sanoghurt oder Bioghurt

75

Weshalb ist das gewöhnliche Brot (Hausbrot, Graubrot, Mischbrot) im Gegensatz zu den Vollkornbroten für den Krebsgefährdeten ungeeignet?

Für das gewöhnliche Brot wird Mehl aus einem Korn verwendet, dessen Hülle und Keim entfernt worden sind. Hierdurch gehen viele Vitalstoffe verloren, die zur Abwehr des Krebswachstums unentbehrlich sind.

Krebskranken und Krebsverdächtigen ist als Brot zu empfehlen: Vollkornbrot, Bioghurt-Roggen hell, Simonsbrot, Kuhl Urbrot, Knäckebrot, Graham-Brot, Weizenkeimbrot, Leinsamenbrot, Demeter-Brote, Lieken-Urkorn-Brote (Simons-Lieken-, Kasseler, Batscheider-Brote) und Steinmetzbrot. Der Begriff des Vollkornbrotes findet sich übrigens in der deutschen Gesetzgebung erst seit 1940 (vgl. Frage 36, 138, 139).

76

Weshalb soll Pumpernickel von Krebskranken gemieden werden?

Pumpernickel ist nicht immer ein Vollkornbrot und wird meist mit Zucker oder braunem Sirup hergestellt.

77

Welche Getreidearten und Nährmittel auf Getreide-Grundlage eignen sich für Krebskranke?

Hafer: Als Schrot, Flocken, Mehl, als Hafertrockenschleim und als Sprießkornhafer der Donathmühle.
Gerste: Sprießkorngerste.
Roggen: Sprießkornroggen.
Weizen: Sprießkornweizen, Vollkornflocken und -schrot, Weizenkeime.
Reis: ungeschält.
Vollkorn-Teigwaren, Buchweizen, Grünkern, Hirse, Mais.
(Vgl. Frage 36).

78

Welche Art von Zucker sollen Krebskranke verwenden?

Nicht den üblichen weißen Küchenzukker, chemisch gebleichten Rüben- oder Rohrzucker = Saccharose (vgl. Frage 74), der die Darmbakterien ungünstig beeinflußt, sondern *Aletobiose,* eine besondere Milchzuckersorte, ferner *Milchzucker*, zwei schwachsüßende Zuckerarten, welche die Darmbakterienflora günstig beeinflussen, in bescheidener Menge bei intakter Darmflora auch *Fruchtzucker* (Lävulose oder Fruktose), die für die Leber am besten verträgliche Zuckerart.
Die Krebszelle verbraucht vorzugsweise die Saccharose (Traubenzucker) zur Gewinnung ihrer Energie. Diese ist daher abzulehnen.
Melasse, der Rückstand bei der Zuckerfabrikation mit einem Zuckergehalt von ca. 50%, ist für die Krebsdiät gleichfalls ungeeignet.
Honig besteht aus *Invertzucker* (Traubenzucker + Fruchtzucker) und ist daher nicht erlaubt.
Malzzucker (chemisch »Maltose«) wird durch das Ferment Maltase in Glukose (Traubenzucker) zerlegt und ist darum ebenfalls verboten.
Auch *Rübenkraut (Rübensirup)*, eingedickter Preßsaft aus gekochten Zuckerrüben, ist wegen seines hohen Zuckeranteils ungeeignet.
Auch *Ahornzucker* ist ungeeignet.
Lävulose-Infusionen sind bei starker Entkräftung erlaubt. Unbedingt vermieden werden sollten jedoch die in Kliniken üblichen Glukose-(Dextrose-) Infusionen.
Auch die künstlichen Süßstoffe (auf Saccharin- und Zyklamat-Basis entwickelte Stoffe wie Assugrin, Ilgonetten, Süsetten, Natreen-Diätsüße) eignen sich nicht für die Krebsdiät, obgleich sie kalorienfrei sind. Sie dürfen nur mit ausdrücklicher Erlaubnis des behandelnden Arztes verwendet werden.

79

Wann können die in unserer Kost zugeführten Kohlenhydrate in besonderem Maße zur Krebsentstehung innerhalb des Verdauungstraktes beitragen?

Wenn durch technische und chemische Maßnahmen Vitamine und Mineralstof-

fe verloren gehen, wie das bei Weißmehl, Weißzucker, Grieß, Graupen und beim polierten Reis der Fall ist.
Wenn durch zu starkes Rösten von Mehl, Brot, Kartoffeln und Zwiebeln karzinogene Kohlenwasserstoffe entstehen.
Wenn übermäßiger Kohlenhydratverbrauch zu Fettleibigkeit führt: Übergewicht begünstigt die Krebsentstehung.

Vitalstoffe und Krebs

80

Was versteht man unter Vitalstoffen?

Als »Vitalstoffe« werden von Prof. Schweigart folgende lebensnotwendigen Stoffe zusammengefaßt:
Vitamine, Fermente, Spurenelemente, Hormone, essentielle Aminosäuren, essentielle ungesättigte Fettsäuren, Wasser (Trinkwasser, vgl. Frage 100), Sauerstoff (der Luft).
Was sind Vitamine? Lebensnotwendige Wirkstoffe, die mit der Nahrung aufgenommen werden müssen. Sie können im Körper nur teilweise aus Vitaminvorstufen gebildet werden. Einige Vitamine sind Bestandteile von Fermenten.
Was sind Fermente? Organische Substanzen, die höhere organische Verbindungen aufbauen und zerlegen. Sie werden von Bakterien, Gärungspilzen (z. B. Hefe) und Milchsäurebakterien oder von Zellen des Körpers (z. B. der Bauchspeicheldrüse, der Magenschleimhaut u. a.) gebildet. Blähsucht spricht stets für Fermentmangel.
Was sind Spurenelemente? Anorganische chemische Grundstoffe, z. B. Eisen, Kupfer und Jod, die nur in Spuren in der Nahrung und im Körper vorkommen, jedoch lebenswichtige Aufgaben zu erfüllen haben.
Was sind Hormone? Lebenswichtige körpereigene Wirkstoffe, die von den Hormondrüsen (z. B. Keimdrüsen, Schilddrüse, Bauchspeicheldrüse) gebildet werden.
Was sind essentielle Aminosäuren? Bestimmte lebensnotwendige Bausteine der Eiweißkörper, die mit der Nahrung zugeführt werden müssen, da sie der Körper selbst nicht herzustellen vermag (vgl. Frage 51).
Was sind essentielle ungesättigte Fettsäuren? Bestimmte lebensnotwendige, in Fetten, besonders in Distelöl, Keimölen und Leinöl, vorkommende Säuren, die mit der Nahrung zugeführt werden müssen, da sie der Körper selbst nicht herstellen kann (vgl. Frage 39, 64, 112–115).

81

Wodurch werden die Vitalstoffe zerstört und welche Nahrungsmittel enthalten zahlreiche Vitalstoffe?

Vitalstoffe können durch alle Maßnahmen zerstört werden, die den natürlichen Zustand unserer Nahrung verändern, z. B. durch Braten, Räuchern, Färben, Zusatz von Chemikalien, Glasieren, Polieren (z. B. Weißbürsten von Reiskörnern), Raffinieren usw.
Folgende Nahrungsprodukte enthalten viele Vitalstoffe:
Vollkorn, rohe Sauergemüse, verschiedene Arten von Sauermilch, rohes Gemüse (als Salat), rohes Obst, rohe Obstsäfte, Keimkornmüesli, Schrotmüesli, manche Käse (Gervais, Brie, Camembert, Roquefort), die nicht nachbehandelten Kaltpreßöle, Leinsamen, Soja.

82

Weshalb ist eine ausreichende Vitaminversorgung für Krebskranke besonders wichtig?

Die Funktion der Leber als Entgiftungsorgan des Körpers ist nur gesichert, wenn eine ausreichende Versorgung mit allen Vitaminen gewährleistet ist, also mit den wasserlöslichen Vitaminen B und C sowie den fettlöslichen A, D und E.
Die fettlöslichen Vitamine sind für die Funktion der Hormondrüsen besonders wichtig. Die Vitamin-B-Gruppe enthält Bestandteile lebenswichtiger Fermente. Vitamin C reguliert die Funktion der Nebennierenrinde und der Keimdrüsen.
Vitamin P (Permeabilitäts-Vitamin) tritt stets in der Nachbarschaft von Vitamin C auf, nach amerikanischen Forschungen steigert es die Wirksamkeit von Vitamin C. Es verhindert die Kapillarbrüchigkeit, die durch ionisierende Strahlen wie Röntgen- oder Radiumstrahlen einschließlich denen der Atomenergie hervorgerufen wird (Dr. Daßler, Bremen). Offenbar steht das P-Vitamin auch mit Pflanzenfarbstoffen (vgl. Frage 97) in Zusammenhang. Es findet sich als solches in Roter Bete sowie in Früchten wie Heidelbeeren, Brombeeren, schwarzen Kirschen und schwarzen Johannisbeeren. Man muß also gerade bei Krebskranken auf eine ausreichende Vitaminversorgung bedacht sein.
Wichtige Vitaminträger sind folgende Nahrungsmittel:
Für Vitamin A: als Vorstufe (Karotin), die in der Leber zu Vitamin A umgewandelt wird, in grünen Pflanzen, Karotten, Spinat, Tomaten, Sanddornbeeren. Als fertiges Vitamin A in Butter, Eigelb, Milch.
Vitamin B: Vollkornbrot, Hefe, Frischleber, Milch.
Vitamin C: frisches Obst, grünes Gemüse, grüne Salate, Petersilie, Hagebutten, Zitrusfrüchte, schwarze Johannisbeeren, Sanddorn, Paprikaschoten.
Der ungewöhnlich hohe Bedarf Geschwulstkranker an Vitamin C macht

die tägliche Gabe eines Vitamin-C-Präparates notwendig, weil die benötigte Menge dieses Vitamins bei der häufig verringerten Nahrungsaufnahme des Kranken nicht mehr zugeführt wird.
Für Vitamin D: Leber, Lebertran, rohes Eigelb, Milch, Butter, Pilze (Pfifferling, Steinpilz).
Für Vitamin E: Eidotter, Weizenkeime, Getreidekeimöl, Sonnenblumenöl.
Für Vitamin P (Permeabilitätsvitamin): Roter Gewürzpaprika, Tomatenpaprika, Zitronen, schwarze Johannisbeeren (Süßmost), Apfelsinen (Saft und Fleisch), Hagebutten, Petersilie, Rote Bete. Den höchsten Gehalt hat der Gewürzpaprika.

83

Wie kann Vitamin C in natürlicher Form zugeführt werden?

Sämtliche grünen Gemüsesorten und frischen Früchte, vor allem Apfelsinen, Zitronen, Hagebutten, Sanddornbeeren und schwarze Johannisbeeren, enthalten Vitamin C. Dieses wird jedoch zerstört, wenn es bei der Zerkleinerung der Früchte mit Eisen und längere Zeit mit dem Luftsauerstoff in Berührung kommt. Deshalb wird bei der neuzeitlichen Küchentechnik nur nichtrostender Stahl verwendet und auf rasche Verarbeitung Wert gelegt.
Als Vitamin-C-reiche Gemüse sind zu empfehlen: Endivien, Kresse, Meerrettich, Paprikaschoten, Porree, Lauch, Radieschen, Rettich, Sellerie, Zwiebeln.

84

Aus welchem Material sollen unsere Kochtöpfe bestehen?

Aus Steingut, Porzellan, feuerfestem Glas (Jenaer Glas, Pyroflam), Ton (Römertopf), aus Stahl mit Emailleüberzug, der unbeschädigt sein muß, aus nichtrostendem Stahl, Chromargan, Chromnickelstahl, Reinaluminium.
Schon Spuren von Schwermetallen (Kupfer, Zink, Zinn, Silber, Eisen) bei Verwendung metallener Gefäße, Platten, Bestecke und Küchengeschirre können durch Katalyse-Effekt die Oxidation der Askorbinsäure (Vitamin C) erheblich beschleunigen und so zu bedeutenden Verlusten führen. Diese Tatsache ist um so wichtiger, als der Vitamin-C-Bedarf des Tumorkranken weit über der Norm liegt (vgl. Fragen 82 und 83).
Säurehaltige Nahrungsmittel (Sauerkraut, Quark, saure Salatsoße) sollen nicht in *Aluminiumgefäßen* längere Zeit aufbewahrt werden, weil die Säure das Aluminium angreift und löst; beim Kochen wird Aluminium besonders stark von der Säure angegriffen. Wenn Aluminium auch kein Gift ist, so ist dieser Vorgang doch unerwünscht.
Bei Nahrungsmittelzubereitung in *Kupfergefäßen*, deren Verzinnung auch nur geringfügig beschädigt ist, bilden sich lösliche Kupfersalze, die zu einer le-

bensgefährlichen Kupfervergiftung führen können. Ähnlich wie Kupfer ist *Messing,* eine Legierung von Kupfer und Zinn, zu beurteilen.
Die Aluminiumfolie kann unbesorgt zum Einhüllen von Lebensmitteln und auch zur schonenden Zubereitung unter Hitzeeinfluß verwendet werden. Für Tiefgefrierware gibt es eine besonders starke, reißfeste Alufolie.
Kunststoffschüsseln, die Weichmacher enthalten, dürfen nicht für fetthaltige Nahrungsmittel verwendet werden, weil das Fett die Weichmacher löst. Salat soll man also in Schüsseln aus Stahl, Glas, Porzellan, Steingut oder Holz anmachen.

85

Sind kunststoffbeschichtete Pfannen und Töpfe erlaubt?

Solche Pfannen und Töpfe zum Braten ohne Fett sind erlaubt, wenn sie genau nach Vorschrift behandelt werden. Die Beschichtung mit der Bezeichnung »Teflon« oder »Hostaflon« besteht aus »Polytetrafluoräthylen«, einem Kunststoff, der eine Dauerwärmefestigkeit von 260°C besitzt. Dieser Hitzegrad wird normalerweise in der Küche nicht erreicht. Wird das Gefäß versehentlich ohne Inhalt, also leer, auf der Heizplatte stehen gelassen, wobei es sich über 260°C erhitzen kann, so verdampft der Kunststoffbelag unter Erzeugung giftiger Gase. Ein kurzzeitiges Anheizen von Grillgeräten, sorgfältig überwacht, greift den Belag nicht an. Das Bundesgesundheitsamt warnt vor der Verwendung beschädigter Geräte. Seit einiger Zeit gibt es kratzfeste Beläge aus Kunststoff, die sehr widerstandsfähig sind. Vorsichtshalber sollte man allerdings auch solche Töpfe und Pfannen nicht bei stärkster Heizstufe aufsetzen.

86

Was ist grundsätzlich zur Rohkost zu sagen?

Alles was roh genossen werden kann, soll nicht gekocht werden, damit unnötige Vitamin- und Fermentverluste vermieden werden. Viele Gemüse können ungekocht in Salatform zubereitet werden. Rohkostgerichte sollen stets zu Anfang der Mahlzeiten genossen werden. Täglich mindestens eine Rohkostmahlzeit ist empfehlenswert!

87

Welche Vitamine werden mit Hilfe unserer normalen Darmbakterienflora gebildet?

Es handelt sich um die Vitamine der B-Gruppe, besonders B_{12} und K. Eine normale Darmbakterienflora gedeiht jedoch nur bei normaler Ernährung und ausreichender Salzsäurebildung des Magens, welche die erforderliche saure

Reaktion des Darminhaltes und eine normale Darmfunktion garantiert (vgl. Frage 18).

88

Wie können Vitamin B_1 und der Vitamin-B-Komplex in natürlicher Form zugeführt werden?

In Vollkornbrot, Schrot- und Vollkornflocken-Gerichten (Donath-Sechskorn, vgl. Frage 139), Keimkornmuesli, Weizenkeimen, Nüssen, Leinsamen (Linusit), Vollsojamehl und fettarmem Sojamehl, in Hefe, Rinder- und Geflügelleber, in Eiern und Milch.

89

Worauf beruht der Wert der Hefe bei Krebsverdacht oder Krebs?

Hefe enthält den gesamten Vitamin-B-Komplex. Sie schützt unsere Darmbakterienflora, deren normale Zusammensetzung für die Krebsabwehr unerläßlich ist. Aber trotz ihres hohen Vitamin-B-Gehaltes sind frische Hefe (Brauerei- und Bäckerhefe) und Trockenhefe (Bäckerhefe, die durch Anfeuchten aktiv wird und zum Treiben des Teiges dient) für die Ernährung zwecklos, weil das Vitamin B nur aus der *toten* Hefezelle entnommen werden kann. Lebende Zellmembranen sind für das Vitamin B nicht durchlässig. Wir müssen also dem Körper tote Hefezellen in Form von Trockenhefe oder Hefeextrakten aus abgetöteter Bierhefe, Brennereihefe oder Preßhefe zuführen. Solche Hefe-Erzeugnisse gibt es in Form von Hefeflocken, Hefeextrakt, Hefepulver und anderen Präparaten, die alle noch dazu einen fleischartigen Würzcharakter haben.

90

Welche Vitamine wirken besonders gegen das Krebswachstum

Die Vitamine A und C (Prof. Wendt), und D_2 (Dr. Klemt). Vitamin A spielt bei allen Abwehrvorgängen eine Rolle. Ferner die Vitamine der B-Gruppe (Kartoffeln, Vollkorn, Weizenkeime, Soja, Hefe, Leber), die an der Zellatmung beteiligt sind (Prof. Warburg) (vgl. Frage 128).
Natürliches Vitamin E (200 I.E) verbunden mit 500 mg Vitamin C vermag die Bildung von krebserregenden Nitrosaminen im Körper zu verhindern (vgl. Seite 198).

91

Welche Vitaminverluste entstehen durch Kochen?

Verlust von Vitamin A durch Kochen im offenen Topf infolge von Luftzutritt, besonders bei langem, wiederholtem Umrühren.

Vitamin B_1 erleidet selbst im Dampfkochtopf (Sicomatic, Vitavit) bei steigendem Druck keine wesentlich höheren Verluste als beim Kochen im offenen Topf. Wird das Dämpfwasser mitverwendet, so ist der Verlust ausgeglichen.
Das Vitamin C wird beim Kochen im offenen Topf stärker geschädigt als bei der Zubereitung im Dampfdrucktopf. Eine Ausnahme bilden geschälte Kartoffeln, hier ist der Verlust beim Druckkochen etwa 10% größer als beim gewöhnlichen Dämpfen mit 100°C (Bundesforschungsanstalt für Hauswirtschaft, Stuttgart-Hohenheim). Dagegen widerstehen Blumenkohl und Rosenkohl dem Druckanstieg ohne besonderen Vitamin-C-Verlust.

Im Brot entsteht beim Backen im Teiginneren nur eine Temperatur von ca. 80°C, lediglich die Kruste ist Hitzegraden bis über 200°C ausgesetzt. Durch Verwendung von Backpulver wird das Vitamin B_1 restlos zerstört.
Verlust von Vitamin B und C erfolgt durch Wässern, Abbrühen, langes Kochen, langes Warmhalten und Aufwärmen. Daher wirken sich Garkochen in der aus Energiegründen wieder aktuellen Kochkiste und Warmhalten im Wasserbad besonders nachteilig aus, ebenso das Vorkochen von Speisen am Abend oder am Tag zuvor, was bei berufstätigen Frauen häufig vorkommt. Berührung mit Luftsauerstoff und mit Kupfer, Silber oder Eisen zerstört Vitamin C (vgl. Frage 84).

Verluste an Vitamin C beim Kochen, Dämpfen und Dünsten

	Kochen	Dämpfen	Dünsten
Blumenkohl	25%	18%	–
Buschbohnen	44%	30%	36%
Stangenbohnen	37%	42%	34%
Gemüseerbsen	41%	–	25%
Spinat	–	50%	29%
Kartoffeln, geschält	32%	33%	–
Kartoffeln mit Schale	15%	17%	–

(Nach Dr. Ernst Kofrányi, Max-Planck-Institut für Ernährungsphysiologie, Dortmund)

92

Weshalb soll das Gemüsewasser nicht ungenutzt weggegossen werden?

Weil dadurch zugleich wasserlösliche Vitamine und Mineralstoffe (einschließlich der Spurenelemente) verloren gehen. Auch das Wasser sterilisierter Gemüsekonserven enthält Vitamine, Mineralstoffe und Spurenelemente und soll deshalb mitverwendet werden.

93

Weshalb sollen Krebskranke die Verwendung von Kochsalz einschränken?

Weil einseitige, größere Kochsalzzufuhr eine Störung des Mineralstoffgleichgewichts hervorruft, was sich krebsbegünstigend auswirken kann. *Zum Würzen sind zu empfehlen (vgl. Frage 126–127): Zitronensaft, Kümmel, Majoran, Paprika, Knoblauch, Petersilie, Salbei, Rosmarin, Thymian, Zwiebeln, alle Lauchgewächse, ferner Wein-, Apfel- und Kräuteressig und Hefepräparate.*

94

Weshalb dürfen keine Rückstände von sogenannten »Netzmitteln« an Kochtöpfen und Eßgeschirr verbleiben?

Die dem Spülwasser zugesetzten »Netzmittel« sollen die Oberflächenspannung des Wassers herabsetzen. Sie dienen der Schaumbildung und erleichtern die Säuberung. Sie haften aber sehr fest an Töpfen und Geschirr. Wenn hieraus dann flüssige oder feste Nahrung verzehrt wird, ohne daß das Geschirr vorher gründlich abgespült wurde, gelangen Spuren dieser »Netzmittel« in den Körper, was sich schädlich auswirken kann. Fische und Pflanzen gehen in Wasser, das derartige Chemikalien enthält, zugrunde.

Getränke und Krebs

95

Welche Getränke sind dem Krebskranken verboten?

Weine, die Arsen enthalten, *Süßweine*. *Sekt*, der gezuckert ist.
Liköre, auch sogenannte »Kräuterliköre«.
Schnäpse und andere hochprozentige Alkohole, weil sie die Leber, unser Hauptentgiftungsorgan, zu stark belasten.
Nährbiere wegen des Zuckerzusatzes.
Fruchtsäfte, die Zucker oder chemische Konservierungs- und Färbemittel enthalten.
Fruchtsaftgetränke wegen des Zuckerzusatzes, insbesondere dann, wenn der Fruchtanteil wie Zitrone, Orange usw. chemisch konserviert ist, was auf dem Etikett vermerkt sein muß.
Fruchtsirup wegen des Zuckers, außer wenn er ausdrücklich »für Zuckerkranke« deklariert ist.
Brauselimonade mit Chinin, Coffein und chemischen Konservierungsstoffen, z. B. Colagetränke, Tonic-Water etc.
Traubensäfte, da sie zuviel Traubenzukker enthalten (betr. rote Trauben vgl. Frage 97).
Eiscremezubereitungen (Frucht- oder Vanille-Eis mit Alkohol, Fruchtsäften und Milch), da zuckerhaltig.
Instantgetränke auf Kakaogrundlage mit Zucker und Aromastoffen, die sich in kalter oder warmer Milch sofort auflösen (Zuckergehalt mancher Instantgetränke bis zu 78%, davon teilweise 20% Traubenzucker). Auf der Packung muß das genau angeführt werden (vgl. Frage 78).
Bohnenkaffee, Tee und Kakao sind Aufputschmittel, die bei dauernder Anwendung die natürliche Entspannung und Erholung der Gewebe verhindern und so zu Schädigungen des Zelleiweißes führen, was sich als Vorbedingung für die Krebsentstehung auswirken kann. Auch coffeinfreie und säurearme Kaffeesorten sind bei dauerndem Gebrauch nicht harmlos, weil die Röstprodukte die Magenschleimhaut, die Galle und die Leber reizen. Kakao enthält wie Tee und Bohnenkaffee einen erregenden Stoff, das Theobromin. »Das Coffein und das Theobromin sind Alkaloide. Je größer die Alkalität des Blutes – beim Krebskranken ist sie am stärksten – desto stärker ist die Giftwirkung der Alkaloide.« (Curt Lenzner). Der Arzt kann aus psychologischen Erwägungen das Kaffeeverbot gelegentlich lockern.
Hartes Leitungswasser, alle Mineralwässer: Nach neueren Untersuchungen ist das Blut Krebskranker und Krebsgefährdeter in einem hohen Prozentsatz überlastet mit Calcium (Vincent, Morell, Rilling, Aschoff, Windstosser

u.a.). Daher sind hartes, kalkreiches Leitungswasser und alle Mineralwässer für den laufenden Gebrauch, also auch zur Herstellung von Tee, Suppen usw., ungeeignet. Denn auch durch den Kochprozeß wird nur ein Teil des Kalkgehaltes (als Kesselstein) abgeschieden.

96

Welche Getränke sind dem Krebskranken erlaubt?

Der Krebskranke und Krebsgefährdete sollte viel trinken, weil er laufend viele Krankheitsgifte ausscheiden muß. Schon der gesunde Erwachsene benötigt täglich 1 bis 1,5 l Wasser. Bei ständig zu knapper Flüssigkeitszufuhr besteht die Gefahr der Bluteindickung und Schlackenanhäufung, der Blutgerinnung (Thrombose), der Übersäuerung und Harnsäureablagerung bis zur Grieß- und Steinbildung. Ein Blutfarbstoffgehalt von über 18 g% oder ein spezifisches Gewicht des Harns von laufend über 1020 kann diese Gefahr ankündigen. Leider ist die Versorgung mit einwandfreiem Trinkwasser in vielen dichtbesiedelten Gebieten zu einem Problem geworden. Je höher der Reinheitsgrad des Trinkwassers an organischer und anorganischer Substanz, desto besser ist auch seine gesundheitliche Qualität. Ein mineralreiches, hartes Wasser kann seine Aufgaben der Gewebsquellung, der Zirkulation und der Ausscheidung nur ungenügend erfüllen. Auch im technischen Bereich der Industrie und des Haushaltes ist hartes Wasser wegen seiner Kalkablagerung unerwünscht. Viele Häuser und Betriebe besitzen deshalb heute Enthärtungsanlagen, die allerdings nur bei entsprechender Wartung und Erneuerung funktionieren. Wo ein derart enthärtetes Wasser nicht zur Verfügung steht, sollte demineralisiertes oder destilliertes Wasser zu Genußzwecken verwendet werden. Es ist in Apotheken, Drogerien und Tankstellen erhältlich und kann in größeren Plastikflaschen wochenlang vorrätig gehalten werden. Sein Geschmack ist neutral. Man bereitet damit Tee und Suppen und verdünnt damit die meist ziemlich konzentrierten, verdünnt besser bekömmlichen Obstsäfte. Es gibt auch extrem mineralarme Quellwässer in Flaschen zu kaufen, z.B. die Haderheck-Quelle aus Königstein und das aus Frankreich importierte Eau de Volvic.
Der gesundheitliche Vorteil solcher weichen Wässer ist zunächst daran zu erkennen, daß ein vorher zu hohes spezifisches Gewicht des Harns absinkt und sich fortan etwa zwischen 1005 und 1015 hält.

Warnungen vor angeblichen Gesundheitsschäden durch weiches oder mineralfreies Wasser sind völlig absurd. Selbst bei jahrelangem Gebrauch konnten derartige Befürchtungen in keiner Weise bestätigt werden. In den tibetanischen Hochgebirgstälern leben kerngesunde Volksstämme, die lebenslänglich praktisch mineralfreies Schnee- und Gletscher-Schmelzwasser trinken. In

Gibraltar und auf den Halligen, Inseln und Marschen der Nordsee gibt es vielfach nur Regenwasser in Zisternen gesammelt. Ähnliches ist von den in den Grenzbereichen der Vegetation lebenden Eskimostämmen, mindestens während der langen Winterperioden, zu berichten. Dadurch verursachte Krankheiten sind unbekannt.
Empfehlenswerte Getränke sind ferner:
Naturreine Fruchtsäfte, die keine chemischen Konservierungsmittel und keinen Zuckerzusatz enthalten (vgl. Frage 97).
Naturreine Gemüsesäfte.
Leinsamenschleim.
Naturreine, trockene Weine, aber nur bis zu 1/4 l täglich und nur bei intakter Leber.
Apfelwein (»Äppelwoi« oder Cidre), der besonders milchsäurereich und alkoholarm ist.
Bier, aber höchstens 1/4–1/2 l täglich, am besten Diätpils (Diabetikerbier) oder obergäriges Bier (Altbier, Weißbier).
Sauermilch und Buttermilch (vgl. Frage 98).

97

Was sind krebshemmende Pflanzensäfte?

Der Saft der Roten Rübe (Rote Bete), der schwarzen Johannisbeeren, der Heidelbeeren, der Holunderbeeren.
Roter Traubensaft ist trotz seines krebshemmenden Farbstoffgehaltes nicht für den Krebskranken geeignet, weil er zu viel Traubenzucker (Glukose) enthält, der das Tumorwachstum fördert (vgl. Frage 131).

98

Was ist Milchsäure?

Bei allen Gärungsvorgängen entsteht durch die Einwirkung von Bakterien und Fermenten aus kohlenhydrathaltigen Stoffen (wie Rohrzucker, Milchzucker, Fruchtzucker, Traubenzucker oder Stärke) Milchsäure. Je nach Bakterienart werden verschiedene Formen von Milchsäure gebildet. Man unterscheidet die L (+) rechtsdrehende und die D (-) linksdrehende Milchsäure. Kommen beide Arten der Milchsäure in einem Produkt vor, so bezeichnet der Chemiker das als Razemat.
Dieses Razemat – also beiderlei Milchsäure – kommt z. B. in den überall erhältlichen Sauermilcherzeugnissen Joghurt, Bioghurt, Kefir, Quark und im Frischrahmkäse Typ Gervais vor. Untersuchungen der Universität Gießen haben erwiesen, daß der menschliche Organismus vorwiegend die rechtsdrehende Milchsäure aus dem Razemat zu verwerten vermag, die linksdrehende jedoch ungenützt ausscheidet.

In Sanoghurt ist überwiegend die L (+) rechtsdrehende Milchsäure enthalten. Das geschieht durch Beimpfung mit bestimmten Milchsäurebakterien. Nach dem Biochemiker und Arzt Dr. Seeger (Ostberlin) soll die rechtsdrehende Milchsäure besonders stark krebshemmend wirken. Aber auch die schon genannten Milchsäureerzeugnisse haben eine krebsfeindliche Wirkung. Darüber hinaus wirkt Milchsäure – ganz gleich, welcher Bakterienart zu verdanken – desinfizierend auf im Darm vorhandene schädliche Bakterien, also reinigend, »symbiosefördernd«.
Ferner regen alle Milchsäurebakterien im Darm die Bildung von Vitamin B_2 an, das ein Bestandteil des sog. »gelben Atmungsfermentes« ist und die für die Krebsverhütung unentbehrliche Verwertung von Sauerstoff (Prof. Warburg) in den Zellen sichert. Milchsäurebakterien werden dem Körper auch zugeführt in Form des rohen Sauerkrautes, des Sauerkrautsaftes, überhaupt gesäuerter (nach Art des Sauerkrautes) Gemüse und als »saure Gurken« Berliner Art, d.h. nicht als Essiggurken, sondern in Salzlake eingelegte Gürkchen (z.B. Eden-Sauergürkchen, Hengstenberg Saure Gurken Berliner Art).
Woher kommen die Milchsäurebakterien? Einige Arten kommen in der Luft vor, sie bewirken das Sauerwerden roher Milch, die man bei Zimmertemperatur stehen läßt. Um Joghurt oder Kefir zu erzeugen, müssen bestimmte Milchsäurebakterien in genau abgemessener Menge in die zuvor durch Abkochen oder Pasteurisieren keimfrei gemachte Milch bei bestimmten Temperaturen eingebracht werden. Man nennt diesen Vorgang das »Beimpfen« der Milch. Im Joghurt sind beispielsweise 4 verschiedene Milchsäurebakterien vorhanden, die zum Teil aus dem Schafsmagen stammen. Dort herrscht eine Temperatur von 42°C, weshalb diese Bakterien im menschlichen Organismus nicht lebensfähig sind, da hier nur eine Temperatur von 37°C vorherrscht.
Man zählt einige dieser Milchsäurebakterien zu den »wärmeliebenden«. Erst nach Abkühlung der beimpften Joghurtmilch unter 40°C bilden sich die Aromastoffe durch die sog. aromabildenden kälteliebenden Milchsäurebakterien. Nach dem Erstarren der beimpften Milch zu Marmorglätte ist sie noch völlig geschmacklos, erst nach etwa weiteren 10–12 Stunden im Kühlschrank hat sie ihr erfrischendes Aroma. Joghurtherstellung gelingt vollwertig auf die Dauer nur in den Molkereien, wo ein Joghurtmeister an Hand elektrostatischer Geräte die Säuerungsvorgänge überwacht und wissenschaftlich im Labor überprüft. Bei der Selbstherstellung von Joghurt sterben einige der 4 Bakterienarten nach kurzer Zeit. Man hat dann nur noch gewöhnliche Sauermilch und es muß eine neue Bakterienkultur angesetzt werden.
Die Herstellung von Bioghurt geht in ähnlicher Weise vor sich. Die Bakterienzusammensetzung ist eine andere als im Joghurt. Bioghurt gilt als besonders wirksam gegen entartete Darmbakterien, bzw. zur Wiederherstellung der durch Antibiotika zerstörten Darmbakterienbesiedlung. Alle Sauermilchgetränke sind nützlich zur Bekämpfung

der chronischen Darmträgheit.
Das Kefirgetränk entsteht durch Milchsäurebakterien, die eine alkoholische Vergärung erzeugen, d. h. Kefir enthält geringe Mengen von Alkohol. Bekannt sind die wie Blumenkohlröschen aussehenden Kefirpilzkulturen. Für Selbsthersteller sei hier bemerkt, daß stets nur die etwa erbsengroßen – also die kleinsten – Kefirknöllchen zum Wiederansetzen verwendet werden dürfen. Die großen Knollen enthalten im Innern häufig Fäulnispilze, die dann zu gesundheitlichen Mißempfindungen besonders im Darm führen können. Die Kefirherstellung geht bei Zimmertemperatur vor sich.
Zu der rechtsdrehenden Milchsäure bleibt noch zu erwähnen, daß sie auch als Fleischmilchsäure bezeichnet wird. Wir begegnen ihr im Fleisch und Fisch. Nach Muskelarbeit nimmt der Milchsäuregehalt im Muskel enorm zu. Der Schweiß kann eine 10- bis 20fach höhere Konzentration aufweisen, als sie im Blut herrscht. (Der »Praxiskurier« vom 2. 1. 1969 berichtet dazu, daß nur die rechtsdrehende Milchsäure des Hautschweißes das Lockmittel für Stechmücken ist.)
Der Herzmuskel ist auf genügende Anwesenheit rechtsdrehender Milchsäure im Blut angewiesen. Die Herzleistung wird dadurch gesteigert, die Herzkranzgefäße erweitern sich.
Die Langlebigkeit der Balkanvölker, die seit Jahrhunderten, klimatisch bedingt, überwiegend Sauermilchgetränke genießen, ist ohne Zweifel mindestens teilweise auf diesen Brauch zurückzuführen.

99

In welcher Form sind Milch und ihre Produkte dem Krebskranken erlaubt?

Erlaubt sind (vgl. Frage 98):
Sanoghurt (Reformhaus) oder, wenn nicht erhältlich, Bioghurt oder Joghurt.
Kefir (durch Kefirpilze in alkoholische Gärung versetzte Milch).
Buttermilch.
Dickmilch (Sauermilch).
Quark (Topfen).
Magerkäse (vgl. Frage 68).
Molke.
Magermilch (z. B. Fink Instant-Trokkenmagermilch, mit Quark oder Vollsojamehl gemischt) oder Soja-Drink Granovita ist cholesterinfrei, enthält Eiweiß, Milchzucker, Mineralstoffe, keine Zusätze und ist sofort löslich. Trockenmilch bildet infolge der veränderten Kaseinlöslichkeit im Magen unter der Einwirkung des Labfermentes kein festes Gerinnsel wie die frische Kuhmilch, sondern ein leicht sich zerteilendes, flockiges Gerinnsel, das den Verdauungssäften eine größere Oberfläche bietet (Prof. W. Spöttel).
Verboten sind:
Ungesäuerte süße Vollmilch.
Kondensmilch außer Sorte Heirler.
Sterilmilch (durch lange und hohe Erhitzung denaturiert).
Sahne (Kaffeerahm und Schlagrahm), da cholesterinreich.

Butter, da cholesterinhaltig (vgl. Frage 69).
Fettkäse (vgl. Frage 68).

100

Ist die Chlorierung des Trinkwassers zur Desinfektion unschädlich?

Nein! Das geht schon daraus hervor, daß Fische in chlorierten Teichen zugrunde gehen können (Waerland). Es ist auf den Vorschlag von Prof. Dr. Eichholtz hinzuweisen, nur noch einwandfreie Wasserleitungen anzulegen, die ausschließlich Wasser zu Trink- und Kochzwecken liefern, weil sonst keine der über tausend zum Teil karzinogenen Substanzen, die man bisher im Leitungswasser festgestellt hat, von uns ferngehalten werden können.

101

Welche Suppen sind Krebskranken erlaubt?

Suppen aus handgemachten Vollkornteigwaren (vgl. Rezept 63 und 64), Kräuter- und Gemüsesuppen (vgl. Rezept 65). Fettfreie Fleischsuppen sind nur bedingt empfehlenswert, da stark harnsäurehaltig.

Chemische Stoffe in der Landwirtschaft und Krebs

102

Welche chemischen Stoffe werden in der Landwirtschaft verwendet, die Karzinogene enthalten und auf unsere Nahrungsmittel übergehen können?

Schädlingsbekämpfungsmittel, chemische Konservierungsmittel, Färbungsmittel, Mästungsmittel, Desinfektionsmittel für den Stall. In der deutschen Bundesrepublik kommen zur Zeit ungefähr 80 derartige Substanzen zur Anwendung. Man erarbeitet jetzt eine Empfehlung der maximal duldbaren Toleranzwerte aus.

103

Ist ein Beweis dafür erbracht worden, daß zwischen Krebsentstehung und künstlicher Düngung ein Zusammenhang besteht?

Nein (Dr. S. Gericke). Selbstverständlich ist der natürliche Dünger (organischer Dünger, Kompost) dem künstlichen Dünger (Mineraldünger) überlegen, allein schon durch seine Humusbildung und die in ihm enthaltenen Bodenbakterien.

104

In welchem Umfang werden Pflanzenschutzmittel bei uns eingesetzt?

Im Jahre 1961 wurden bei uns 94 000 t Spritz- und Stäubmittel zur Insektenbekämpfung hergestellt bei einer Weltproduktion von ungefähr 500 000 t. Die wichtigsten Insektizide sind (nach Hagen) Chlorkohlenwasserstoffverbindungen (z. B. DDT), organische Phosphorsäureverbindungen (z. B. E 605) und Chlornaphtalinabkömmlinge (z. B. Aldrin und Dieldrin), die auch als Textilimprägnierungsmittel verwendet werden und durch die Haut in den Körper eindringen können (Eulan).
Zwar sind in der deutschen Bundesrepublik seit 1968 selbst Spuren von diesen Mitteln (Aldrin und Dieldrin) lebensmittelrechtlich unzulässig. Da aber ihre Aktivität in dem einmal damit behandelten Boden bis zu neun Jahren erhalten bleibt, ist die Gefahr noch nicht gebannt.
Hoffentlich beseitigen nicht die in Vorbereitung befindlichen EWG-Richtlinien über die höchstzulässigen Rückstände in Lebens- und Futtermitteln diese fortschrittlichen deutschen Bestimmungen zum Schutze des Verbrauchers (Prof. Schuphan). Karzinogen

wirken vor allem die DDT-Chlorkohlenwasserstoffverbindungen, z. B. Paral.
1977 wurden in der Bundesrepublik Deutschland 25 000 t Wirkstoffe für Pflanzenschutz- und Schädlingsbekämpfungsmittel abgesetzt. Die Importe von Pflanzenschutz- und Schädlingsbekämpfungsmitteln haben 1977 massiv zugenommen. Nach Angaben des Statistischen Bundesamtes um 15% (Fertigwaren), nach industrieeigenen Erhebungen sogar um 90%. Das bedeutet, daß 1977 eine Menge von 23 995 t Wirkstoffen (1976: 12 641 t) eingeführt wurde. Den größten Anteil haben daran – bei einer 89%igen Zunahme – die Herbizide (gegen Unkräuter). Diese Werte entstammen den »Informationen« des Industrieverbandes Pflanzenschutz- und Schädlingsbekämpfungsmittel e.V.

105

Wieviel DDT enthält vergleichsweise heute durchschnittlich die tägliche Kost des Amerikaners?

184 mg DDT (Paral), d.h. 1/3 der tödlichen Dosis (Dr. S. Schmidt). Dieses Gift wird im Fettgewebe gespeichert, insgesamt bis zur mehrfachen tödlichen Dosis. Bei Abmagerungskuren kann es, wie Prof. Dr. Eichholtz festgestellt hat, wieder frei werden und seine gefährliche Wirkung verstärkt entfalten.

106

Welche künstlichen Farbstoffe wirken karzinogen?

In der Verwendung von Farbstoffen zur Färbung unserer Nahrungsmittel ist größte Zurückhaltung erforderlich. Es sei daran erinnert, daß der Anilinfarbstoff »Buttergelb« (Dimethylaminoazobenzol) ein Karzinogen ist, das Leberkrebs erzeugt. Deshalb ist heute seine Verwendung zur Färbung von Nahrungsmitteln verboten, während man ihn früher für »völlig unschädlich« gehalten hat. Anilin (Amidobenzol), Ausgangssubstanz vieler Farbstoffe, gehört zu den Karzinogenen. Es wird aus Steinkohlenteer gewonnen.
Anilinfarben können beim Menschen Blasenkrebs hervorrufen. Mit Recht sagt Prof. Dr. Eichholtz, daß der gesunde Menschenverstand aus dieser Tatsache nur eine einzige Folgerung ziehen kann, nämlich das *Verbot jedes Zusatzes von Anilinfarben zu Lebensmitteln* (natürliche Pflanzenfarbstoffe vgl. Frage 131).

Karzinogene in der Luft

107

Können die in der Luft vorkommenden Karzinogene auch in Nahrungsmittel gelangen und dadurch in unserem Verdauungstrakt Krebs erzeugen?

Ja. Die in der Luft enthaltenen Karzinogene stammen aus dem Ruß, dem Rauch unvollständig verbrannter Mineralöle, den Auspuffgasen der Benzin- und Dieselmotoren, dem Asphaltstaub, aus dem Reifenabrieb und dem Tabakrauch. Überall findet sich Teer als Karzinogen (Kohlenwasserstoffe, Benzpyren).
Immer gefährlicher wirkt sich auch die zunehmende Anwendung der Atomenergie und die daraus folgende radioaktive Verseuchung der Luft aus.

108

Wodurch kann bei Rauchern Krebs nicht nur in den Atem-, sondern auch in den Verdauungswegen entstehen?

Dadurch, daß der tabakhaltige Speichel geschluckt wird, der karzinogene Teerstoffe enthält. Neuere statistische Krebsforschungen in den USA zeigen, daß bei Rauchern nicht nur der Lungenkrebs und der Kehlkopfkrebs eindeutig häufiger geworden sind, sondern auch die Krebserkrankungen der Mundhöhle, der Speiseröhre und der Harnwege (vgl. Seite 15 und 16).

Grundsätze der krebsfeindlichen Vollwertkost

109

Welches sind, kurz zusammengefaßt, die Grundsätze einer krebsfeindlichen Ernährung?

Ausreichende Zufuhr von biologisch hochwertigem Eiweiß (je kg Körpergewicht täglich etwa 1 g Eiweiß): Quark, Sauermilch, Kartoffel, Sojaerzeugnisse, Vollweizen, Hefe, Ei, mageres Fleisch, magerer Fisch, mageres Geflügel (vgl. Fragen 51–62).
Deckung des Fettbedarfs überwiegend aus Fetten mit hohem Anteil an ungesättigten Fettsäuren (Linolsäure), als pflanzliche Kaltpreßöle und in Form von Streichfetten aus solchen Ölen (Diätmargarine), ferner durch täglichen Leinsamenverzehr. Der Fettverzehr soll 50–75 g Fett täglich nicht übersteigen, einschließlich des versteckten Fettes in Milch, Ei und Fleisch. Starke Erhitzung der Fette ist zu vermeiden (vgl. Fragen 63–66, 69–72).
Der *Kohlenhydratbedarf* soll so knapp wie möglich gehalten werden, ähnlich wie bei der Diabetes-Kost soll er 250 g täglich nicht übersteigen. Nur vollwertige Kohlenhydrate sind erlaubt (Vollkornerzeugnisse). Weißmehl, Zucker jeder Art, – ausgenommen Fruchtzucker (Lävulose) und Milchzucker – sind verboten. (vgl. Fragen 74–79).
Der Vitaminbedarf muß reichlich gedeckt werden. Wegen des hohen Verschleißes an Vitamin C beim Krebsleiden muß Vitamin C außer in frischen Nahrungsmitteln noch zusätzlich als Präparat gegeben werden (vgl. Fragen 80–91).

Der Bedarf an Mineralien und Spurenelementen wird gedeckt durch tägliche Rohkostzufuhr, schonend zubereitete Kochkost, ferner durch Frucht- und Gemüsesäfte.
Milchsaure Nahrungsmittel in Form von Sauermilch, Bioghurt, Buttermilch, Quark, eingesäuerten Gemüsen (Sauerkraut), milchsauren Gemüsesäften (Karotten-Most, Rote-Bete-Most, Sauerkrautsaft) sollen täglich zugeführt werden. (vgl. Frage 98).
Säureüberschüssige Nahrungsmittel in Form von tierischem Eiweiß (Quark, Ei, Fleisch, Fisch, Geflügel) dienen der Abschwächung der Alkalose des Blutes zur Acidose, wobei vermehrt Lymphozyten (besondere Sorte der weißen Blutkörperchen) gebildet werden, die das Krebswachstum hemmen.
Reichliche Flüssigkeitszufuhr, soweit keine Gegenanzeige durch Kreislaufstörungen besteht, erleichtert beson-

ders in Form des Leinsamenschleimes die oft darniederliegende Speichelbildung (Linusit-Kurgetränk). Dadurch wird auch die Stuhltätigkeit günstig beeinflußt und zugleich führt der Leinsamen in hohem Maße ungesättigte Fettsäuren zur Unterstützung der Zellatmung zu.

Geschicktes Würzen fördert die Magensaftbildung, lockt den Appetit, erleichtert die Herztätigkeit.

Schonende, werterhaltende Küchentechnik und diätgeeignetes Küchengeschirr sind wichtig.

Besser mehrere kleine Mahlzeiten als wenige große Mahlzeiten! In schweren Fällen gibt man stündlich löffelweise Nahrung (vgl. Frage 49).

Lisa Mar

Krebsabwehr durch Vollwertkost

»Die ärztliche Kunst wäre von vornherein weder entdeckt noch wäre nach ihr geforscht worden, wenn den Kranken dieselbe Lebensweise, welche die Gesunden führen, und dieselben Lebensmittel, welche diese essen und trinken, zuträglich wären und es nichts anderes gäbe, das besser wäre als dies. So hat aber die Notwendigkeit selbst die Menschen gezwungen, nach der ärztlichen Kunst zu forschen, sie zu entdecken, weil dem Kranken dieselbe Kost, welche die Gesunden genießen, nicht zuträglich ist«.

Hippokrates.

Mit diesem Ausspruch des griechischen Arztes Hippokrates (460–377 vor Chr.), des Begründers der griechischen Heilkunde, wird festgestellt, daß sich die Ernährung der Kranken oft von derjenigen der Gesunden unterscheidet. Vieles, was dem Kranken schadet, vermag der Gesunde ohne weiteres zu ertragen, aber dauernd angewandte Schädlichkeiten in der Kost der Gesunden führen – wenn auch oft erst nach langer Zeit – zuletzt doch zur Krankheit. Selbst Lebensmittel, welche die Abwehrkräfte des Gesunden stärken können, muß der Arzt oft für den Kranken verbieten. So mag es für den ersten Augenblick verwirrend erscheinen, daß an sich harmlose Nahrungsmittel des täglichen Gebrauchs, die aufgrund ihrer Zusammensetzung die Abwehrkräfte gegen die Krebsgefahr sogar zu steigern vermögen, im Krankheitsfalle trotzdem gemieden werden müssen.
Darum werden im Rezeptteil Angaben für die strenge Kostform ebenso gemacht wie für eine Ernährung derjenigen, die noch gesund sein mögen, aber viele der als krebsfördernd erkannten Schädlichkeiten ausschalten möchten.
Daß Krebs nicht erblich ist, scheint festzustehen. Daß trotzdem häufig in der gleichen Familie mehrere Mitglieder an Krebs erkranken, dürfte zweifellos auf die familiären Lebens- und Ernährungsgewohnheiten zurückzuführen sein, die sich oft von Generation zu Generation vererben. Dazu kommen die kleinen und größeren Verirrungen und Schädigungen, denen der mit der Zivilisation schicksalhaft Verbundene ausgesetzt ist und denen er sich nicht völlig entziehen kann. Sie erkennen zu lernen, ist eine

weitere Aufgabe dieser Schrift. Man braucht nicht mit der Briefwaage zu essen. Man sollte aber mindestens anfangs, weil hier besonders leicht »gesündigt« werden kann, wenigstens die Frühstückszutaten abwiegen.
Für Vegetarier sind jeweils Ausweichvorschläge angegeben, wenn die Speisezettel Fleisch enthalten. Zwar läßt sich rein kalorienmäßig ohne weiteres die gleiche bzw. annährend gleiche Eiweißmenge erreichen, jedoch bleibt der fleischlose Vorschlag fast immer im Eiweißgehalt hinter demjenigen der gemischten Kost zurück, wenn man nicht größere Mengen an Milch, Quark und Eiern sowie Nüssen vorschlagen will. Darum werden Seefischgerichte auch für Vegetarier empfohlen werden, weil sie die vegetarische, meist eiweißarme Kost nicht nur mit hochwertigem Eiweiß ohne nennenswerte gleichzeitige Fettzugabe bereichern, sondern auch besonders wertvoll durch ihren Gehalt an Spurenelementen sowie an Jod sind, was für die hier empfohlene Kost wichtig ist.
Der Rezeptteil ist im Sinne einer milden »Schonkost« aufgebaut, die aber gleichzeitig durch Ballaststoffe (z. B. in Vollkornerzeugnissen und Rohkost) ein Training, eine Übung der am Verdauungsvorgang beteiligten Organe und Drüsen bedeutet. Es handelt sich um das gleiche Prinzip von Übung und Schonung, wie es in der Heilgymnastik angewendet wird. »Wer rastet, rostet« gilt auch für den Ernährungsvorgang. Läßt sich auch nicht in allen Fällen das gesamte hier aufgezeigte Programm durchführen, so wird doch bei ernsthaftem Wollen manche Verbesserung der Ernährung möglich sein. Den Weg zur Gesundheit muß man selbst gehen. Es ist gut, sich ein Wort aus chinesischer Weisheit vor Augen zu halten:

Wer in der Medizin die Diät verachtet, vergeudet das Geschick des Arztes.

Schutzstoffe in der Vollwertkost

110

Gibt es krebsfeindliche Schutzstoffe in der Nahrung?

Ziel einer krebsverhütenden Diät muß eine höchstmögliche Steigerung der Abwehrkraft gegen krankhafte Veränderungen der Körperzellen, des Blutes und der Gewebsflüssigkeit sein sowie eine Erhöhung der Widerstandsfähigkeit gegen Zellgewebsentartung. Je früher mit einer solchen an Schutzstoffen reichen Kost begonnen wird, um so größer ist die Aussicht auf Erfolg. Genau genommen muß eine derartige Ernährung bereits im Mutterleib beginnen und darf auch im Baby- und Kleinkindalter nicht außer acht gelassen werden. Glücklicherweise besitzt der Körper eine große Regenerationsfähigkeit, so daß auch dann noch der Weg zur Gesundheit eingeschlagen werden kann, wenn man aus Unkenntnis oder Gleichgültigkeit schon sehr vieles versäumt hat.

111

Welche Bedeutung haben die essentiellen ungesättigten Fettsäuren?

Die Fettsäuren bestehen aus einer Kette von Kohlenstoff(C)-Atomen. Jedes dieser Atome hat sozusagen 4 Arme, die gebunden (abgesättigt) werden können. Entweder mit anderen Kohlenstoffatomen oder mit Wasserstoffatomen. Nach dem Grad der Absättigung unterscheiden wir gesättigte, einfach ungesättigte (EUG) und mehrfach ungesättigte (MUG) Fettsäuren. Die in den tierischen und pflanzlichen Ölen stets enthaltene Fettsäure ist die Ölsäure, eine gesättigte Fettsäure (GS). In unterschiedlicher Menge kommt die einfach gesättigte Linolsäure und die mehrfach gesättigte Linolensäure vor. Diese beiden Fettsäuren haben eine ausschlaggebende Bedeutung in der Krebsvorbeugung. Diese früher als Vitamin F bezeichnete Stoffgruppe wird heute nicht mehr zu den Vitaminen gerechnet. Die Fettsäuren – die wichtigsten sind die Linolsäure, die Linolensäure und die Arachidonsäure – können in unserem Körper nicht selbst erzeugt werden. Als Baustein für vielerlei Körperstoffe sind sie aber unentbehrlich. Daher werden sie als »essentielle Fettsäuren« bezeichnet, d. h. lebensnotwendige Fettsäuren. Zu ihrer vollen Wirksamkeit benötigen sie in einem bestimmten Verhältnis Vitamin E, wie es in den in Frage 112 angeführten Pflanzenölen zu finden ist. Vgl. im übrigen die Fragen 63–72 und 109.

112

Was sind die Hauptquellen für essentielle ungesättige Fettsäuren?

Nüsse, außerdem gute Eiweißspender und Träger von Vitamin B. Besonders leicht verdaulich sind die fein pürierten Nuß- und Mandelmuse ohne jeden Zusatz.
Kürbiskerne, schalenlose Spezialzucht (Fink), reich an Vitamin B und E. In der Steiermark, Kärnten und Jugoslawien wird das auch hier erhältliche dunkelbraungrüne aromatische Kürbiskernöl zu Speisezwecken gebraucht.
Leinsamen (»Linusit«), Spezialzucht für Speisezwecke, mit den Vitaminen A, B_1, B_2, C, D und E und vielen Mineralsalzen und Spurenelementen.
Gewöhnlicher Leinsamen (gemahlen)
Pflanzliche Speiseöle (vgl. Fragen 39, 63–72, 109–111).
Pflanzliche Kaltpreßöle (nicht raffiniert, nicht chemisch nachbehandelt).

Gehalt an essentiellen Fettsäuren	(MUF)
Safloröl (Distelöl) Vitaquell*	75%
Leinöl Fink	70%
Traubenkernöl*	70%
Eden-Vollwert-Sonnenblumenöl	65%
Vitaquell Sonnenblumenöl	65%
Deli-Reformöl	65%

Dr. Grandels Vitamin-Öl (aus Mais- und Weizenkeimen)	60%
Kürbiskernöl Fink	55–58%

Pflanzliche Speise- und Kochfette (streichfähig, nicht gehärtet, nicht künstlich aromatisiert, frei von Kochsalz, Farbstoff, Konservierungsmitteln, mit wertvollen, natürlichen Begleitstoffen):

Gehalt an essentiellen Fettsäuren	MUF
Vitazell-Diät-Margarinne	60%
Vitaquell extra	50–55%
Eden Vollwert Pflanzen-Margarine	50–55%
Deli Reformmargarine (mit Zusatz von Joghurt-Kulturen aromatisiert)	40–45%

Der Gehalt der meisten handelsüblichen Margarinesorten liegt bei rund 25% MUF.

Alle Streichfette müssen in der warmen Jahreszeit kühl gehalten werden, da sie bei 23°C flüssig werden.

Alle pflanzlichen Fette und Öle (ausgenommen Olivenöl) sind frei von Cholesterin. Von den tierischen Fetten hat die Butter den geringsten Cholesteringehalt. *Butter* enthält alle Vitamine, außer Vitamin C (MUF 2,7%, Butterschmalz 4%).

Wirkungen der ungesättigten Fettsäuren:
Sicherung der Zellatmung (Sauerstoffaustausch in den Zellen),
Förderung des Zwischenstoffwechsels,
vermehrte Bildung von Freßzellen (Phagozyten), die Gewebstrümmer, Fremdkörper, Mikroben aufnehmen und verdauen, dadurch erhöhter Infektionsschutz,
Anreicherung von Fermenten (Enzymen),
Beschleunigung der Fettverbrennung,
Senkung des erhöhten Cholesteringehaltes im Blut (wichtig bei Arteriosklerose und Herzleiden),
Sicherung der Cholinwirkung,
Schutz gegen Strahlenschäden (vgl. Fragen 63–72).

113

Welche Wechselwirkungen bestehen zwischen essentiellen Fettsäuren und Vitaminen?

Die Ausnutzung von Karotin (Vorstufe von Vitamin A) und von Vitamin A im Darm wird verbessert. Zwischen Vitamin E und den ungesättigten Fettsäuren besteht ein biologisches Gleichgewicht: Nur in Verbindung mit Vitamin E werden diese Fettsäuren voll wirksam, Vitamin E schützt sie vor Oxidation, d. h. vor Zersetzung und Ranzigwerden. Raffinierte Öle können zwar ungesättigte Fettsäuren enthalten, aber keine Vitamine, sind also nicht für die Krebskost geeignet.

114

Wie werden lebensnotwendige Fettsäuren durch industrielle Eingriffe blockiert?

Vielfach werden hochwertige Pflanzenöle raffiniert und gehärtet. Durch das

Raffinieren werden den natürlichen Fetten gewisse Begleitstoffe entzogen, die sich auf Geschmack und Haltbarkeit ungünstig auswirken. Oft werden die Öle überdies gebleicht. Diese Vorgänge zerstören die fettlöslichen Vitamine. Die sogenannten geruch- und geschmacklosen »feinen Speiseöle« sind nur noch Kalorienspender ohne lebendige Wirkstoffe. Auch die ungesättigten Fettsäuren werden durch das Raffinieren vermindert. Völlig zerstört werden sie beim sogenannten »Härten« der Öle: hier werden die ungesättigten Fettsäuren durch Anlagerung von Wasserstoff (Hydrierung) in gesättigte Fettsäuren überführt, die Öle werden fest, streichfähig, ihr Schmelzpunkt steigt. Dadurch wird gleichzeitig die Verdaulichkeit der Fette erschwert. Margarine und Plattenfette, die überwiegend oder ganz aus gehärteten Fetten bestehen, sind daher für die Krebskost ungeeignet (vgl. Fragen 63–72).

115

Was ist bei der Verwendung von Fett in der Küche zu beachten?

Ungesättigte Fettsäuren werden durch starkes Erhitzen (Braten, Schmoren, Rösten) geschädigt! Dabei bildet sich das krebserzeugende Akrolein, was am stechenden Fettgeruch erkennbar ist (vgl. Frage 66).
Durch Luftsauerstoff und Lichteinwirkung zersetzen sich die ungesättigten Fettsäuren. Die in Frage 112 genannten Fette sollten daher in möglichst kleinen, lichtundurchlässigen, gut verschließbaren Behältern kühl aufbewahrt werden (vgl. Frage 71).

Wenn die Zersetzung zum Ranzigwerden geführt hat, sind die betreffenden Fette wertlos und schädlich.

Margarine und wasserfreie Fett-Emulsionen wie Vitaquell, Vitagen, Eden, Deli Reform, die aus ungehärteten Fetten und ohne chemische Konservierungsmittel hergestellt sind, eignen sich nicht als Dauerware. Für die Vorratshaltung ist also darauf zu achten, daß immer wieder frische Ware nachzuschieben ist.
Dagegen sind reine Nußmuse über ein Jahr lang haltbar, oft noch länger.

Die schonendste Zubereitung von Speisen mit hochwertigen Fetten und Ölen besteht darin, sie den Speisen, soweit sie erhitzt werden müssen, erst *nach dem Garvorgang* zuzusetzen.

Wird *Fett zugleich mit Flüssigkeit* erhitzt, wie beim Dünsten von Gemüse, so können keine schädlichen Zersetzungsprodukte entstehen, weil die Flüssigkeit aus dem Gemüse und das zugesetzte Wasser die Temperatur nicht über 100°C ansteigen lassen.

Beim *Andünsten von Zwiebeln in Öl* muß man am Herd bleiben, um die Temperatur regeln zu können und um den sehr schnell verlaufenden Vorgang des Anröstens zu beobachten. In wenigen Sekunden kann eine Verbrennung eintreten, sobald die Flüssigkeit aus den Zwiebeln verdunstet ist.

Die sparsamste und gesündeste Form, Fett zum Kochen zu gebrauchen, ist die *Ölküche*, d.h. mit Öl zu kochen.

116

Schutzwirkung der Fermente?

Fermente, auch Enzyme genannt, sind das Kennzeichnen des Lebendigen. Sie finden sich nur in belebter Materie, selbst in den kleinsten Einzellern. Für alle Stoffwechselvorgänge ist die Anwesenheit und Mitwirkung spezifischer Fermente, wenngleich oft in minimaler Menge, eine unbedingte Voraussetzung. Da jeder biologische Prozeß eigene, nur für diesen Vorgang bestimmte Fermente erforderlich macht, werden diese vom Organismus in einer unvorstellbaren Vielzahl gebildet. Deshalb können wir die Fermente auch als »Zündstoffe« bezeichnen oder sie mit der Funktion unzähliger »Schlüssel« vergleichen, ohne welche die »Schlösser« weder geöffnet noch geschlossen werden können. Tatsächlich hat das Wort Ferment eine Verwandtschaft zum französischen fermer = schließen, sperren. Der Organismus bedient sich aufbauender und abbauender Fermente, je nachdem er eine Synthese – etwa bei der Zellerneuerung – oder eine Spaltung – etwa bei der Verdauung – beabsichtigt.

Die Fermente haben ihre Namen nach ihrer Funktion im Stoffwechsel: Amylase vermag Stärke aufzuschließen, Pepsin und Protease das Eiweiß, Lipase das Fett, Zellulase die Zellulose usw. Bei den Atmungsvorgängen spielen die Oxidasen, Katalasen und Reduktasen eine wichtige Rolle. Eine Schädigung der Atmungsfermente im Zellbereich stellt nach den Forschungen von Seeger, Jung und Warburg die Hauptursache der Krebsentstehung dar (vgl. Frage 2 und 3). Solche den Sauerstoff übertragenden Fermente sind in sämtlichen Pflanzenteilen enthalten, besonders reichlich in roter Bete und in anderen natürlichen Farbstoffen (Flavone, Flavonoide, Karotin etc.). Sie können eine darniederliegende Zellatmung um ein Vielfaches aktivieren.

Die zum regelrechten Ablauf biologischer Vorgänge unentbehrlichen Mengen an Fermenten sind z.T. sehr gering. So spaltet etwa das Enzym Katalase mit einem einzigen Molekül pro Sekunde 100000 Moleküle Wasserstoffsuperoxyd in Wasser und Sauerstoff.

Die Fermente sind äußerst hitzeempfindlich und werden bereits bei 45° geschädigt, bei 55° zerstört. Auch viele Umweltgifte, Strahlen usw. haben verhängsnisvolle Auswirkungen auf die Fermente (vgl. Frage 107). Deshalb bedürfen wir nicht nur der Pflege und Erhaltung unserer körpereigenen, ebenso komplizierten wie wunderbaren fermentativen Stoffwechselabläufe, sondern auch der lebenserhaltenden Kraft des nicht erhitzten Nahrungsanteils in Form der Rohkost, die nach der Empfehlung Bircher-Benners beim Gesunden 1/3 – 1/2, beim Kranken 1/2 – 3/4 der Nahrungsmenge ausmachen sollte,

in besonderen Fällen aber auch längere Zeit ausschließlich gegeben werden muß. Bis zur Eingewöhnung kann freilich mit kleineren Mengen, evtl. löffelweise, begonnen werden. Die mit der Rohkost zugeführten Fermente können in spezifischer Weise zur Aufschließung der darin enthaltenen Kohlenhydrate und Faserstoffe beitragen und so die körpereigenen Verdauungsvorgänge unterstützen. Deshalb wird von vielen Menschen, auch magenschwachen, Rohkost besser vertragen als die gleichen Vegetabilien in gekochtem Zustand. Selbst für einen kranken Magen, eine schon geschädigte Leber ist Rohkost, fein gerieben und gut gekaut, mindestens jedoch in Form frisch zubereiteter Preßsäfte aus Knollen, Wurzeln, Blättern und Früchten, meist gut bekömmlich. Ausführlicheres hierüber folgt auf Seite 121–123.
Zu den Fermenten oder Enzymen zählen die Oxidasen und Zytochromoxidasen, ohne die es keine Zellatmung gibt. Beispielsweise ist die Rote-Bete-Behandlung des Krebses eine Oxidationsenzym-Substitutions-Therapie. Der Krebsforscher Dr. P. G. Seeger, Berlin, hat in Tumorkulturen nachgewiesen, daß der krebswidrige Wirkstoff der Roten Bete – enthalten im Farbstoff – das durch Karzinogene vernichtete Ferment Zytochromoxidase ersetzt. Die beim Krebs verringerte Zelloxidation (Zellatmung) wird durch den Rote-Bete-Saft um das Fünf- bis Zehnfache erhöht. Diese oxidationsfördernde Behandlung ist biologisch und unschädlich. Als Substitutionstherapie muß sie bis zum Lebensende fortgesetzt werden, sonst tritt ein Rückfall ein. (Dr. Ferenczi, Selecta 48/77.)

117

Fördern Milchsäurebakterien die Zellatmung?

Die mit den verschiedenen Sauermilcharten, dem Quark und den Sauergemüsen zugeführten Stoffwechselkomplexe aus der Tätigkeit der Milchsäurebakterien regen im Darm die Bildung von Vitamin B_2 an, das ein Bestandteil des sogenannten »gelben Atmungsfermentes« ist und das daher den für die Krebsverhütung unentbehrlichen Sauerstoffaustausch (Zellatmung) in den Zellen sichert. Milchsäurebakterien werden dem Körper auch mit rohem Sauerkraut und mit Sauerkrautsaft zugeführt, ebenso mit den nach Sauerkrautart hergestellten »sauren Gurken« (nicht Essiggurken!). Auch andere Gemüsesorten lassen sich auf milchsaure Art einlegen.
Die ebenfalls durch die Stoffwechselprodukte der Milchsäure-Bakterien zustande kommende Pantothensäure – auch zur Gruppe der B-Vitamine zählend – wirkt zudem heilend auf die Zellen der kranken Schleimhäute der Verdauungsorgane. Darum sind die Sauermilcharten, der Quark, rohes Sauerkraut und Sauerkrautsaft in der Diät der Magen-Darmkrankheiten so wirkungsvoll. Die Milchsäure wirkt im Darm desinfizierend, sie vernichtet Fäulnisbakterien (vgl. Frage 98).

118

Sichert der Milchzucker die Existenz der Darmbakterien?

Der in einer Menge von 4,7% in der Milch enthaltene Milchzucker – eine nur *schwach* süßende Zuckerart – hat die besondere Aufgabe, die Existenz der nützlichen Darmbakterien zu erhalten. Das ist nicht nur wichtig für die Sicherstellung der Vitamin K-Wirkung (Vitamin K sichert die Blutgerinnung und dichtet die Kapillaren ab), sondern auch für die Verwertung der Zellulose. In hartnäckigen Fällen von Verstopfung erweist sich der tägliche Gebrauch von 1–3 Teelöffel Milchzucker als hilfreich. Diese Wirkung kann noch verstärkt werden durch gleichzeitigen Verzehr von 2–3 Teelöffel Heil- und Speiseleinsaat Linusit, ganz besonders aber durch gleichzeitigen Verzehr von Sauermilch, Buttermilch, Bioghurt oder Sanoghurt – wegen der entgiftenden Wirkung der Milchsäure.

119

Milcheiweiß vor Fleischeiweiß?

Um die Nahrung eiweißvollwertig zu machen, ist Fleischgenuß nicht erforderlich. Das Milcheiweiß – in Milch, Quark und Käse – ist dem Fleischeiweiß insofern noch überlegen, als es keine Fäulnisvorgänge im Darm bewirkt, wie das bei Fleischgenuß unvermeidlich ist. Auch rein wirtschaftlich gesehen empfiehlt sich die Bevorzugung von Milcheiweiß: in 100 g Magerquark sind ca. 17 g Eiweiß enthalten, in 108 g magerem Fleisch zwischen 17 und 20 g. Jedoch kostet dieses mindestens das Fünffache.

120

Enthält die Magermilch vollwertiges Eiweiß?

Der gesamte Eiweißgehalt der Vollmilch findet sich auch in entrahmter Trockenmilch. Mit entrahmter Trockenmilch, die praktisch kein Milchfett mehr enthält, kann daher für bestimmte Diätzwecke eine Eiweißanreicherung erfolgen, ohne daß cholesterinhaltiges Fett zugeführt wird. Für die Schlankheitskost ist also Trockenmagermilch zu empfehlen, für eine im Fett cholesterinfreie Kost empfiehlt es sich, dieses in Form von pflanzlichen Fetten (Nüsse und Öle) dazuzugeben. In Trockenmagermilch (Fink Instant), einem granulierten Milchpulver, steht ein sofort lösliches Milchpulver der Hausfrau jederzeit zur Verfügung. Da sich das Pulver in Sekunden auflöst, kann die jeweils benötigte Menge immer frisch zubereitet werden, es gibt keine Reste. Man kann aber auch den Tagesbedarf im Kühlschrank angerichtet aufbewahren.

121

Wieviel Eiweiß enthält die Sojabohne?

Zwar enthalten Gemüse und Getreide teilweise vollständiges Eiweiß, aber in so geringen Mengen, daß sie nicht zur Deckung des Bedarfs ausreichen. Eine Ausnahme bildet das Eiweiß der Sojabohne. Es zeichnet sich durch seine vollwertige Zusammensetzung aus und ist überdies reichlich vorhanden, bis zu 40%, während Milch nur 3,4%, Eier 13%, Quark 17%, Fleisch 17 bis 20% aufweisen. Das Vollsoja Hensel (Reformhaus) kann Fleischeiweiß und auch die Zugabe von Eiern weitgehend entbehrlich machen. Vollsojamehl enthält auch reichlich ungesättigte Fettsäuren und Vitamine (A, B_1, B_2) und hat einen ungewöhnlich hohen Gehalt an Cholin. In entfettetem Sojamehl ist der Vitamin- und Cholingehalt geringer. Vollsojamehl verbessert die Backfähigkeit von Hefeteig und hält das Gebäck lange frisch. Da es kaum Kohlenhydrate enthält, eignet es sich vorzüglich für die kohlenhydratarme Krebsdiät und ebenso kann der Zuckerkranke davon viel mehr verzehren als von Getreidemehlen. Vollsojaflocken lassen sich leicht anwenden zum Überstreuen von Salaten, Getreidespeisen und Müesli.

122

Welche Käse spenden Schutzstoffe für die Darmfunktion?

Außer Milch und Quark liefern uns verschiedene Käsearten neben höchstwertigem Eiweiß reichlich gut verwertbaren Kalk für die Knochen- und Zahnbildung, vitaminreiches Fett und – als Besonderheit – die für die gesunde Darmfunktion wichtigen Milchsäurebakterien. Einige Käsesorten enthalten noch gewisse nützliche Schimmelbakterien, z. B. Camembert (vgl. Frage 68, 73).

»Gervais Carré«, ein Doppelrahm-Frischkäse, hergestellt mittels Reinzuchten aromabildender Mikroorganismen, enthält feinst verteilte Sahne und ist daher selbst empfindlichen Verdauungsorganen bekömmlich.

»Gervais Carré ungesalzen« eignet sich für die kochsalzarme Diät bei Herz-, Kreislauf- und Nierenleiden, sowie zur Herstellung von Süßspeisen.

1 Carré (62,5 g) enthält 8,9 g Eiweiß, 17,8 g Fett, 1,1 g Kohlenhydrate. Gervais kann nur kurze Zeit im Kühlschrank oder im Keller gelagert werden und ist nur vermischt mit Magerquark erlaubt.

Körniger Frischkäse (Hüttenkäse, Jocca) ist ein Frischkäse in Form lockerer Flöckchen aus hochwertigem Milcheiweiß, arm an Fett und Kohlenhydraten. Ein Becher = 225 g enthält nur 243 Kalorien = 0,4 Broteinheiten (BE), ferner die Vitamine A, D, E und K. Kühl aufbewahren!

Camembert ist ein Weichkäse, der unter Verwendung von Reinzuchten verschiedener Bakterien und Schimmelpilze (Blauschimmelkulturen) hergestellt wird. Bei der Reifung bildet sich ein feiner mehlartiger Schimmelbelag, der sich bei fortschreitender Reifung am Rande rötlich färbt. Camembert wird in drei Fettstufen hergestellt:

»Rahm-Camembert« 50% Fett i. T. (nicht erlaubt)

»Vollfett-Camembert« 45% Fett i. T. (sparsam zu gebrauchen)

»Dreiviertelfett-Camembert« 30% Fett i. T. (erlaubt).

Camembert und Brie sollen im Kühlschrank (Käsefach) oder im Keller gelagert werden.

»*Gorgonzola*«, ein halbfester Schnittkäse mit weißlichgelber, bisweilen rötlicher, rissefreier Rinde, dessen weißlichgelbes Inneres von unregelmäßigen, bläulichgrünen Schimmeladern durchzogen ist, die von grünem Kulturschimmel herrühren, wirkt durch diese Schimmelpilze fördernd auf die Darmbakterienflora. Sein Fettgehalt beträgt 45%, also ein Vollfettkäse. Der Geschmack ist pikant, rassig. Er wurde ursprünglich in Italien hergestellt, in einem Dorf Gorgonzola bei Mailand.

»*Roquefortkäse*, ein aus Schafsmilch hergestellter Käse, dessen gelblich-weißes Inneres von bröckeliger Beschaffenheit ist und der wie der Gorgonzola mit grünblauen Adern von grünem Kulturschimmel so durchzogen ist, daß er ein marmoriertes Aussehen hat. In der deutschen Bundesrepublik wird er aus Kuhmilch hergestellt und als »Edelpilzkäse« verkauft. Fettgehalt 45% i. T.

Diese fettreichen Käsearten sollen dem Magerquark nur in kleinen Mengen als Würze zugemischt werden.

Die Schimmelpilzbakterien, welche diese Käsearten durchziehen, gehören nicht zu den gefährlichen Aspergillus flavus-Arten, deren giftiges Stoffwechselprodukt Aflatoxin als stärkste krebserzeugende Substanz bekannt ist. Arbeitsgruppen des Deutschen Krebsforschungszentrums Heidelberg und der Bundesforschungsanstalt für Ernährung, Karlsruhe, haben in einer dreijährigen Versuchsreihe geprüft, ob auch *Penicillium caseicolum*, ein Pilz der Schimmelkäsesorten, gefährlich ist. Dabei wurde eindeutig festgestellt, daß die dem Käse unter Kontrolle zugesetzten Kulturpilze unschädlich sind. Sie können das gefährliche Aflatoxin nicht bilden (vergl. Frage 73).

Die genannten Käsesorten und die folgenden werden auch von der Firma Heirler (Reformhaus) unter Mitverarbeitung von rechtsdrehender Milchsäure und in den erlaubten Fettstufen bis zu 30% Fett i. Tr. hergestellt.

Sauermilchkäse, gereifte *Magerkäse* wie *»Harzerkäse«, »Handkäse«, Mainzerkäse«,* die durch Reifung aus Sauermilchquark entstehen, enthalten ebenfalls nützliche Schimmelkulturen (Rotschmiere, Blauschimmel). Fettgehalt weniger als 10% i. T.

Die vorstehend aufgeführten Käse zählen alle zu den sogenannten »Naturkäsen«. Außer ihrem Gehalt an Milchsäurebakterien und Schimmelkulturen, die samt und sonders der Gesunderhaltung

des Darmes dienen, produzieren sie viele Fermente. Ihre Haltbarkeit ist beschränkt, da sie wie alle fermentreichen Lebensmittel lebendig sind.
»Schmelzkäse« und die sogenannten *»Käsezubereitungen«* sind im Gegensatz dazu keine Naturkäse, sondern Käsekonserven. Sie enthalten zwar Eiweiß, Kalk und andere Mineralstoffe, aber keine Fermente und Schimmelpilze. Es handelt sich um Käsezubereitungen, die im Vakuum unter Zusatz von Phosphaten auf 80–108°C während 10–20 Minuten erhitzt worden sind, was wohl die Haltbarkeit erhöht, aber die biologische Wirksankeit herabsetzt.
Heirler Schmelzkäse werden ohne Phosphatzusatz und mit Gehalt an rechtsdrehender Milchsäure zubereitet.

123

*Welche Rolle als Diätfaktor spielt das Ei?**

Die volle Ausnützung der im Hühnerei enthaltenen Nährwerte und Vitalstoffe setzt eine sachkundige Zubereitung voraus.
Rohes Eigelb enthält alle fettlöslichen Vitamine (A, E, D), außerdem die wasserlöslichen Vitamine (B_1, B_2, B_6), um nur die wichtigsten zu nennen, darunter auch das hautwirksame Biotin. Dieses Vitamin ist im Eigelb voll wirksam im Gegensatz zu dem im Eiweiß enthaltenen Biotin. Das im Eigelb vorkommende Lezithin, das auch vitaminähnlich wirkt, hebt zu einem Teil die unerwünschte Wirkung des Cholesterins im Eigelb auf.
Richtig: Eigelb roh, verquirlt für Cocktails auf Grundlage von Fruchtsäften, Tee, Rotwein, zum Binden von weißen Soßen, Schleimabkochungen (Hafer, Reis, Weizen, Leinsamen), von Suppen und Gemüsebrühe, von fettarmen Getreidebreien (beispielsweise aus Hafer, Weizen, Reis).
Falsch: Verwendung des ganzen rohen Eies. Es enthält einen im Eiweiß vorkommenden Stoff, das Avidin, das die Wirksamkeit des sowohl im Eiklar wie im Eigelb vorhandenen Biotins aufhebt. Bei häufigem Genuß von rohem Vollei oder von rohem Eiklar können Hautkrankheiten und andere Störungen ausgelöst werden.
Richtig: Ganzes Ei gekocht, Eiklar erhitzt – durch Kochen wird das Avidin zerstört und das Biotin kommt zur Entfaltung. Es genügt, das *Ei weich* zu kochen, so daß also nur das Weiße leicht geronnen ist, so ist es auch am bekömmlichsten.
Richtig: Vollei und Eischnee in Aufläufen, *Hartei, lockeres Rührei* (vgl. Rezepte Nr. 152ff.).

124

Nußnahrung als pflanzliches Eiweiß?

Zu den eiweißreichen Nahrungsmitteln zählen auch Nüsse und Mandeln. Ihr Eiweiß ist dem tierischen Eiweiß ebenbürtig. Der Fettgehalt beträgt teilweise

* Vgl. Frage 60.

bis zu 60%. Davon besteht ein gewisser Prozentsatz aus essentiellen, mehrfach ungesättigten Fettsäuren. In Haselnüssen finden sich neben 17,4% Eiweiß rund 62% Fett, davon 5% essentielle Fettsäuren und 0,6% Lezithin. Diese Werte sind errechnet aufgrund von Nußnahrung, sehr fein pürierten Haselnüssen ohne jeglichen Zusatz.
Die Nußpürees sind nahezu unbegrenzt haltbar im Gegensatz zu der Aufbewahrung ganzer Nüsse. In Püreeform sind sie auch leichter verdaulich, insbesondere wenn Kauschwierigkeiten bestehen. Hervorzuheben ist der hohe Eisengchalt dcr Hasclnüssc für cinc blutbildende Wirkung und der Magnesiumreichtum der verschiedenen Nußarten. Die genannten Vorzüge sind allerdings nur dann voll wirksam, wenn man über ungeschwefelte Nüsse verfügt, mit Sicherheit wohl nur, wenn man einen eigenen Nußbaum hat.

125

Warum kein Schweinefleisch?

Prof. Dr. med. Eichholtz (Universität Heidelberg), einer der großen Vorkämpfer für naturreine Nahrungsmittel, berichtet von Statistiken aus 29 Ländern, die übereinstimmend einen Zusammenhang der Krebssterblichkeit mit überhöhtem Genuß von Schweinefleisch, Speck und Schinken nachweisen. Bei Untersuchungen in der Bundesrepublik Deutschland wurden im Schweinefleisch ungewöhnlich große Mengen von DDT gefunden. DDT wird zwar in der Leber zurückgehalten, doch findet kein Abbau statt, so daß sich dieser Stoff, der nicht nur für die Insekten ein schweres Gift ist, im Körper allmählich ansammelt.
Auch vor dem Genuß von Wildschweinfleisch muß gewarnt werden: Nach einer Mitteilung des Niedersächsischen Ministers für Ernährung, Landwirtschaft und Forsten ist der Trichinenbefall bei Wildschweinen unverhältnismäßig viel größer als bei Hausschweinen; der Verzehr trichinösen Fleisches führt in der Regel zu schweren Erkrankungen (Ernährungs-Umschau 1/69).
Das strenge Verbot des Schweinefleischgenusses in den religiösen Vorschriften südlicher Völker (Israel, Algerien, Türkei) ist in diesem Zusammenhang betrachtet eine begrüßenswerte gesundheitliche Vorschrift.
Auch Kalbfleisch ist wegen der zahlreichen, kaum kontrollierbaren Importe an hormonbehandeltem Fleisch nicht zu empfehlen (vgl. Frage 65).

126

Welche Gewürze lassen sich diätgerecht einsetzen?*

In kleinen Mengen angewandt, vermögen die Gewürze die Verrichtungen des

* Ausführlicher ist die Wirkung der Gewürze beschrieben in »Die Gewürze – Ihre Wirkungen auf den gesunden und kranken Menschen«, Prof. Dr. Hans Glatzel , Nicolaische Verlagsbuchhandlung Herford, 1968. Ferner in »Gesund durch Gewürze« von Michael Waldegg, Pinguin-Verlag und Umschau-Verlag 1968.

Organismus wohltätig anzufachen: sie wecken den Appetit und den Hunger, daher ihre Bezeichnung als »Stomachica« (Magenmittel) in der Arzneimittellehre. Doch nicht nur der Magen wird in seiner Funktion angeregt, sondern auch die Tätigkeit des Darmes, der Galle und der Leber und nicht zuletzt der Nieren.
Darüber hinaus entfalten einige Küchenkräuter, Gewürzpflanzen und Gemüse eine antibakterielle, teilweise sogar virushemmende Wirkung (Viren = kleinste Krankheitserreger) durch Gehalt an ätherischen Ölen, z. B. Lauch- und Retticharten, Meerrettich, Kresse, Möhren und der Kohl. Die neuzeitliche Pflanzenheilkunde bestätigt uns solche in der Volksheilkunde schon in alten Zeiten bekannten Schutzwirkungen vieler Pflanzen.
Vielfältig ist die Wirkung der Gewürze auf die Durchblutung, die Herztätigkeit, den Blutdruck. Nachstehend eine Übersicht über die gebräuchlichsten Gewürze und ihren Einfluß auf die Verdauung.
Die Schwierigkeiten des Krebskranken beginnen oft schon mit der mangelhaften Speichelbildung, die das Schlucken erschwert; mangelhafte Magensaftbildung löscht das Verlangen nach Speise aus, verjagt den Appetit, träge Gallenproduktion ruft Völlegefühl und Darmträgheit hervor.

Steigerung der Speichelmenge:
Essig (Gärungsessig)
Paprika (Edelsüßpaprika)
Senf
Zitrone

Steigerung der Magensaftbildung:
Curry (Mischgewürz aus 8–10 Gewürzen, Grundlage Curcuma/Gelbwurzel)
Essig
Ingwer
Paprika (Edelsüßpaprika)
Senf
Zitrone

Steigerung der Gallenproduktion:
Anis
Curcuma
Kümmel
Pfefferminze
Rettich

Anregung der Gallenblasenmotorik:
Rettich
Senf

Steigerung der Darmmotorik:
Senf
Zwiebel

Nieren (Steigerung der Harnmenge):
Liebstöckel
Majoran
Petersilie
Sellerie
Wacholderbeeren, zerkleinert in Sauerkraut-Salat

Appetitanregung durch Bitterstoffe:
Bitterstoffträger unter den Gewürzpflanzen können den Appetit locken. Für sich allein wirkt Bitteres unangenehm, als parfümartiger Hauch dagegen unterstreicht es andere Geschmacksrichtungen wohltuend. Dieser »Duft«, in der amerikanischen Ausdrucksweise als »Flavor« bezeichnet,

findet sich in vielen Gewürz- und Salatpflanzen:

Chicoree	Lorbeerblatt
Dillkraut	Salbei
Hopfen	Bitter-Orange
Kerbelblatt	(Pomeranze)
	Wermut

127

Was sind die wichtigsten abwehrstärkenden Würzpflanzen?

Hopfen

Enthält Bitterstoffe, pflanzliche Hormone. Dient als unersetzliche Bierwürze.
Wirkt beruhigend, magenstärkend, krampfstillend, stuhlfördernd.

Knoblauch

Enthält antibiotische und hormonartige Wirkstoffe (»Phytonzide« nach A. von Haller).
Hemmt nach wissenschaftlichen Untersuchungen das Wachstum gut- und bösartiger Tumoren, erleichtert die Fettverdauung, hemmt Gärungsvorgänge im Darm, verbessert durch Fermentwirkung die Sauerstoffaufnahme im Darm.

Kresse (Brunnenkresse, Gartenkresse)

Hoher Vitamin A-Gehalt, Senföl.
Wirkt darmreinigend, harntreibend.
Bei Neigung zu Nierenreizungen und in der Schwangerschaft zu meiden. Virostatisch (Hemmstoff gegen Viren) lt. Prof. Dr. Winter.

Lauch

Reich an Eisen, Magnesium, Kieselsäure, Schwefel und Salpeter.
Wirkt entzündungshemmend für Luftwege und Darm, stuhlfördernd, harntreibend. Wertvoll bei Herz- und Nierenleiden.

Löwenzahn

Enthält den Bitterstoff Taraxin.
Wirkt Galle- und harntreibend, gegen Hämorrhoiden, schon in alter Zeit gegen Krebsbildung empfohlen.

Meerrettich

Reich an antibiotischem Wirkstoff und an Vitamin C (nur roh!). Konserviert übt er keine Schutzwirkung aus.
In kleinen Mengen roh als Würze, besonders in der kochsalzarmen Kost zu empfehlen. Wirkt entzündungshemmend.

Petersilie (Blätter und Wurzel)

Hoher Vitamin C-Gehalt der Blätter, ungewöhnlich reich an hormonartigen Wirkstoffen. Ätherisches Öl (Apiol), hauptsächlich in der Wurzel!
Anregung der Geschlechtsdrüsen, harntreibend. Bei frischen Nierenentzündungen wegen des Apiolgehaltes verboten, bei chronischen Nierenleiden begrenzt erlaubt. Petersilie wegen anhaftender Erdbakterien gut waschen, am besten in Essigwasser.

Rettich (weißer, roter, schwarzer, Radieschen)

Enthält antibiotische Stoffe, Senföl. Der schwarze Winterrettich ist am wirksamsten.
Wirkt vorbeugend gegen Gallensteine, der Preßsaft bei Entzündungen der Gallenwege (nicht während einer Kolik), hilfreich bei Nieren- und Blasenleiden. Saft mit Linusitschleim mischen!

Schnittlauch

Enthält antibiotische Wirkstoffe.
Wirkt appetitanregend, Steigerung der Absonderung von Verdauungssäften, gegen Fremdlebewesen im Darm (Erreger und Würmer). Gut waschen wegen anhaftender Erdbakterien.

Sellerieknolle

Reich an pflanzlichen Hormonen und an vielfältigen Zuckerstoffen (5er-Zukker = Pentosen, also nicht an verbotenen Saccharose-Glucose-Zuckern, wie Küchenzucker). Reich an Fermentträgern des Würzaromas »Apiin«, eines ätherischen Öles.
Wirkt harntreibend. Bei frischen Nierenerkrankungen zu meiden, bei chronischen Nierenleiden begrenzt erlaubt. Roh oder nach französischer Art halbroh als Salat.

Senf (Samen, Senfmehl, milder Speisesenf)

Enthält antibiotische Stoffe, Senföl. Erleichtert die Verdauung fetter Speisen, die Körner wirken darmanregend.

Das recht häufige allgemeine Verbot senfölhaltiger »scharfer« Gewürze für die Diät – so Prof.Dr. Glatzel – ist nur in solchen Fällen begründet, wo nach dem Genuß derartiger Gewürze Brennen und Schmerzen beim Wasserlassen eintreten.

Zwiebel

Enthält bakterienfeindliche Stoffe, ferner Schwefel, Kieselsäure, Jod und Eisen; der tränenreizende Stoff rührt von einem schwefelhaltigen Öl her.
Hemmt roh noch in einer Verdünnung von 1 : 16000 schädliche Darmbakterien, ähnlich der Garten- und Kapuzinerkresse, sowie entzündungserregende Bakterien, harntreibend, Grippeschutz. Gehackte Zwiebeln sofort in Soße einlegen oder mit Säure (Zitrone, Essig) übergießen, da sich sonst leicht Bakterien entwickeln.

Tomate

Reich an Vitaminen, Mineralstoffen, Spurenelementen, in kleinen Tomaten mehr Vitamine als in großen!
Wirkt blutbildend, fördernd auf Absonderung des Magen- und Bauchspeicheldrüsensaftes, darmfunktionsanregend, in Spanien zusammen mit Knoblauch gegen Hämorrhoiden verordnet.

Besonders im Winter und frühen Frühjahr sind Tomaten nicht ohne Bedenken verwendbar, da sie meist mit Konservierungs- bzw. Frischhaltemitteln besprüht oder bestäubt sind, die sich häufig nicht mehr abwaschen lassen.

Die Tomaten weisen oft sogar einen Fremdgeschmack auf, sind manchmal nur außen rot, innen aber grün und völlig wertlos. Gutes Tomatenmark ohne Brauntönung (z.B. Eden in Dosen, Oro di Parma in Tuben) ist in solchen Fällen vorzuziehen. Auch vollreife Tomaten sollten während der Kur nur ohne Schale gedämpft oder in wenig Öl gedünstet genossen werden.

128

Was bietet der Gemüsegarten?

Krebsschutz durch *gelb-grüne Gemüse* wurde 1968 durch eine japanische Kommission an über 265000 Männern und Frauen über 40 Jahren geprüft. Teilnehmer, die viel gelb-grünes Gemüse verzehrten, insbesondere Karotten, Spinat, Kürbis, grünen Spargel, hatten um 10–20% niedrigere Sterblichkeitsraten als die übrigen, berichtet Dr. *Takeshi Hiramaya*, National Center, Tokio (Ärztejournal »Selecta« 46, 16. 11. 81). Am eindrucksvollsten war die Wirkung auf Magenkrebs; aber auch beim Lungenkrebs und für Raucher erniedrigte sich das Risiko. Nachstehend die wichtigsten gelb-grünen Gemüse in fallender Reihenfolge des Karotingehaltes: Karotten, Grünkohl, Spinat, Fenchelkraut, Feldsalat, Kresse, Lauch, Broccoli, Endivien, Kopfsalat, Paprikafrüchte. Wertvoll sind die Gemüse nicht allein durch ihren Gehalt an Vitaminen, Mineralsalzen und Spurenelementen, manche enthalten auch andere Wirkstoffe wie das Acetylcholin, das noch tausendmal wirksamer ist als das Cholin, ein Bestandteil des Lezithin. Acetylcholin fördert die Darmbewegungen, setzt den Blutdruck herab, weil es gefäßerweitend wirkt. Es regt die Eßlust an. Acetylcholin ist nachgewiesen in Sauerkraut, Salzgurken, Kartoffeln, Mohrrüben und Steckrüben. Beim Kochen wird es zerstört.

Artischocke

Durch Gehalt an Inulin, einem Kohlenhydrat, das den Blutzuckerspiegel nicht erhöht (nicht zu verwechseln mit Insulin), auch den Zuckerkranken bekömmlich. Roh nicht genießbar, verzehrt werden die Ansätze der stachelartigen Blätter und der zarte Blütenboden.

Die Donath-Forschung hat ein fein homogenisiertes, markartiges *Püree* aus wohlschmeckenden Artischockenböden und den wirkstoffhaltigen Blättern entwickelt, das mit Zitronensaft geschmacklich abgestimmt ist. Es eignet sich zur Herstellung von Salat-Soßen und zur Zubereitung von Gemüsesaft-Getränken in Verbindung mit Sanoghurt oder Bioghurt (Reformhaus). Ein kurmäßig zu gebrauchender *Artischokkensaft* aus den Knospen und Blättern wird von dem Pflanzensaftwerk Schoenenberger hergestellt. Wirksam bei Leberleiden, durch Gerbsäuregehalt durchfallhemmend. Nach dem Öffnen nicht länger aufbewahren, da leicht zersetzbar.

Aubergine (Eierfrucht)

Zartes, gurkenartiges Gemüse, darf nicht roh gegessen werden. Leicht verdaulich, zur Leberdiät, Magen-Darm-schonkost, Herzdiät, bei Nierenleiden, für Zuckerkranke.

Gemüsebohne (Grüne Bohnen)

Wir kennen die grüne Busch- und Stangenbohne und die gelbe Wachs- oder Butterbohne. Es sind unreife Hülsenfrüchte. Für den Rohgenuß verboten, weil manche Sorten (z.B. die ausländische Mondbohne) Gifte und Hemmstoffe enthalten, die aber durch normales Kochen ganz unwirksam werden, während die wertbestimmenden Stoffe dadurch nicht geschädigt, ja aufgeschlossen werden. Wenig Wasser verwenden, Kochwasser mit verwerten. Auch grüne Bohnen sind roh giftig wegen des Alkaloids Phasin, das Blausäure enthält. Beim Kochen wird es nach 4 Minuten zerstört. Wegen ihrer stark entwässernden Wirkung empfohlen für die Diät bei Fettleibigkeit, Herz-, Kreislauf- und Nierendiät, bei mangelhafter Harnausscheidung der Diabetiker, besonders wirksam in Form der Bohnensuppe, am besten ohne Kochsalz, gewürzt mit Bohnenkraut. Kartoffelwürfel mitkochen. Bohnengerichte sollen auch im Kühlschrank nicht lange aufbewahrt werden, da sie sich leicht zersetzen.

Gemüsefenchel (Römischer Fenchel)

Gelbgrüne Knollen, aus zwiebelartig gedrängten dicken Blattscheiden an markartigem Stiel, der viel grünes feines Kraut trägt. Anisartiger Geschmack. Roh als Salat, ferner gekocht, gedünstet, überbacken. In Italien auch wie Obst als Nachspeise verwendet. Verhütet Blähungsbeschwerden, eignet sich zum Mischen mit Tomaten. Für alle Schonkostformen geeignet.

Gurke

Sie besitzt harnlösende Eigenschaften, wirkt wasserausschwemmend, stuhlfördernd. Roh und gekocht verwertbar, als Essig- und als Salzgurke. Der biologische Wert der Gurke sitzt in der Schale. Daher gut waschen und ungeschält verwenden.
Gegen chronische Verstopfung, für Zuckerkranke, zur Schlankheitskost, Herzdiät, bei Nierenleiden (hier nicht als Salzgurke), Vorsicht bei Leber- und Magenleiden. Gut kauen!
Im Winter sind Gurken, besonders holländische, ungeeignet, weil mit Pestiziden verseucht.

Kartoffel

Gute Quelle für die Vitamine B_1 und C, enthält hochwertiges Eiweiß, reichlich Kohlenhydrate, Mineralstoffe, besonders Kalium, das harntreibend wirkt, Acethylcholin. Nur der Preßsaft eignet sich zum Rohgenuß. Am wertvollsten als Schälkartoffel. Bratkartoffeln und Pommes frites sind diätungeeignet. Empfehlenswert bei Herz-, Nieren- und

Blasenleiden, als Kartoffelbrei in der Magen-Darm- und Leber-Schonkost. Der frische Preßsaft vor den Mahlzeiten hilft gegen Sodbrennen, darf aber nicht dauernd gebraucht werden, besser abwechselnd mit Karottensaft!
Bei Magengeschwüren wirkt der frische Preßsaft günstig (je 1 Likörglas vor den Hauptmahlzeiten, nicht mehr!), sollte jedoch nur bei gesicherter Diagnose gebraucht werden, weil er bei Karzinomen ohne Wirkung ist, letztere könnten zu spät zur Operation kommen. Vergrünte, unreife, schlecht gelagerte (z. B. in Plastikbeuteln dem Tageslicht ausgesetzte) Kartoffeln haben einen erhöhten Solaningehalt, ebenso keimende Kartoffeln. Im Zweifelsfalle besser Kartoffel-Flocken-Püree ohne Kochsalzzusatz verwenden. Das Vitamin C ist hier gut erhalten.

Kohlarten

Mineralsalz- und Vitaminspender, die vor allem eingesäuert besonders wertvoll sind (Sauerkraut, eingesäuertes Rotkraut).
Darmöffnend, bei Neigung zu Blähsucht mit Fermentdiät bestreuen. Roh und eingesäuert wirken sie nicht blähend. Den Zuckerkranken empfohlen, da sie den Blutzuckerspiegel nicht erhöhen.
Blumenkohl, zarte Kohlart reich an Vitamin C. Für die Magenschonkost und Leber-Gallendiät, Herz- und Kreislaufdiät, bei Diabetes.
Grünkohl (Braunkohl), Spitzenträger für Karotin (Vorstufe von Vitamin A). Günstig für die Blutbildung. Eingesäuert besonders bekömmlich und wohlschmeckend!
Rosenkohl wird nach dem ersten Frost geerntet. Sehr hoher Vitamin C-Gehalt, bleibt beim Kochen weitgehend erhalten! Bei Neigung zu Blähsucht mit Dr. Grandels Fermentdiät bestreuen.
Rotkohl roh als Salat und gedünstet als Gemüse, ferner als Saft und delikat milchsauer vergoren. Der frische Preßsaft hilft gegen Spulwürmer bei Kindern, täglich 20–30 g (1 Likörglas voll).
Weißkohl, gute Vitamin C-Quelle, wird zu Sauerkraut verarbeitet. Weißkohl hat als Kreuzblütler virostatische Eigenschaften wie die Kreuzblütler unter den Würzpflanzen (Senf, Rettich usw.). Der Preßsaft ist in Amerika beliebt bei Magenleiden, vor allem beim Magen- und Zwölffingerdarmgeschwür, beseitigt Sodbrennen, aber nicht Krebs (vgl. Kartoffel).
Wirsingkohl, bester Kalkspender unter den Gemüsearten. Gegen Blähung mit Dr. Grandels Fermentdiät bestreuen.

Möhre

Möhren und Karotten sind besonders reich an Karotin (Vorstufe von Vitamin A). Sie enthalten ferner Acetylcholin und ätherisches Öl mit antibakterieller Wirkung. Dieses Öl, das bis ins Innere der Möhre verteilt ist, nimmt DDT-haltige Pflanzenschutzmittel, mit denen die Möhre gegen die Möhrenfliege besprüht wird, auf, so daß diese giftigen Rückstände nicht entfernt werden können. Darum dürfen nur Möhren ver-

wendet werden, die garantiert nicht mit solchen Pflanzenschutzmitteln behandelt worden sind. Vorsicht bei Importmöhren, da die Vorschriften im Ausland nicht so streng sind wie bei uns. Dann lieber Babykost-Möhrenbrei verwenden.
Roh, fein gerieben und als Saft, in der Säuglings- und Kinderkost, als gekochte Karottensuppe bei Durchfallstörungen der Säuglinge, roh auch gegen Würmer. Der frische Preßsaft hilft gegen Sodbrennen. Empfohlen für die Magen-Darm- und Leber-Galle-Schonkost und für die Nierendiät, sowie Herz- und Kreislaufdiät. Ist der Saft nicht aus biologisch einwandfreien Wurzeln herzustellen, sollte man fertigen Möhrensaft verwenden (Eden, Schoenenberger).

Paprikaschote (Gemüsepaprika)

Sie enthält 4–6 mal mehr Vitamin C als die Zitrone, ferner Karotin und in erheblicher Menge das Vitamin P (Permeabilitäts- oder Paprika-Vitamin). Es festigt die Wandungen geschädigter Blutgefäße (Kapillaren) und normalisiert die Durchlässigkeit (Permeabilität) selbst der feinsten Arterien. Amerikanische Forschungen rechtfertigen die Vermutung, *daß das Vitamin P nachhaltig gegen Strahlungsschäden* (Röntgen- und Radiumstrahlen einschließlich den durch Atomkernenergie hervorgerufenen) schützt.
Diese Schutzwirkung erstreckt sich nur auf die reine Kapillarwandschädigung, nicht aber auf etwa erfolgte Überdosierung von Röntgenstrahlen. (Stepp-Kühnau-Schröder, »Die Vitamine u. ihre klin. Anwendung«).
Der scharfe Geschmack rührt von dem Alkaloid Capsicin her, das nierenreizend wirkt. Es gibt grüne, gelbe und rote Schoten. Am mildesten ist der rote Tomaten-Paprika, der fast kein Capsicin enthält. Beim Einkauf darauf achten, daß die Früchte nicht runzelig sind, sondern prall. Sie können roh, gekocht, in Essig eingelegt und eingesäuert genossen werden. In Paprika-Salat, eingelegt in Essig, bleibt das Vitamin P erhalten.
Bei Blasen- und Nierenreizung ist Paprika zu meiden. Roh und gekocht wirkt sie appetitanregend, in der Herz- und Kreislaufdiät, Diabetes-Diät, Schlankheitskost, in kleinen Mengen auch in der Leberschonkost. Bei Frauen, die an Paprikagenuß nicht gewöhnt sind, kann die Regel verfrüht eintreten.

Pilze

Eßbare Speisepilze sind verhältnismäßig eiweißreich, enthalten Vitamin B_1 und Mineralsalze. Das in Gemüsen seltene Vitamin D findet sich in Champignon, Pfifferling und Steinpilz in etwa der gleichen Menge wie im Hühnerei. Die Zellwände der Pilze bestehen aus Chitin, das den Verdauungssäften widersteht. Zur Erhöhung der Verdaulichkeit müssen Pilze bei der Zubereitung gut zerkleinert werden.
Ihrer Duft- und Aromastoffe wegen sind sie beliebt für die kochsalzarme Diät der Herz-, Kreislauf-, Nieren-, Rheuma- und Zuckerkranken, wegen

der Kalorienarmut für Fettleibige, wegen der darmanregenden Wirkung bei Verstopfung. In größeren Mengen sind sie ungeeignet bei entzündlichen Magen-Darm- und Leber-Gallestörungen, jedoch als kleine Würzzutat unbedenklich, am besten dann als Pilzpulver.

Rhabarber

Seine großen Blätter sind so stark oxalsäurehaltig, daß ihr Verzehr Vergiftungserscheinungen hervorrufen würde. Gebraucht werden die roten oder grünen fleischigen Stengel, aber nicht roh, sondern gekocht und mit Fruchtzucker wie Kompott gesüßt.
Am besten wird Rhabarber mit einer geschälten, roh geriebenen Kartoffel zum Kochen angesetzt, um die Säure zu binden.
Falsch ist es, die Säure mit Natron binden zu wollen, das bewirkt das Gegenteil.
Rhabarber regt die Darmtätigkeit an.

Rote Rübe (Rote Bete)

Kohlenhydratreich, cholinhaltig, Vitamine A, B_1, B_6 und Nikotinsäure. Im Reformhaus ist sie in Form von Rote Bete naturell und milchsauer vergoren, als Konzentrat und als Pulver erhältlich. Der ungarische Arzt Ferenczi berichtet über den günstigen Einfluß des Rote-Rüben-Saftes bei Geschwulstkrankheiten. Zur Krebsvorbeugung täglich 1/10–2/10 l Rote-Bete-Saft (vgl. S. 97 und 123). Gut auch gegen Grippe (antikatarrhalische Wirksamkeit) und für die Blutbildung. Für Diabetiker muß der Rote-Bete-Saft berechnet werden (100 ml = ½ BE).

Sauerkraut

Es entsteht durch milchsaure Gärung von Weißkohl. Der Kochsalzzusatz soll 1,5% nicht übersteigen, liegt aber oft bei 3–4%. Es ist eine gute Quelle für Vitamin C, wenn es roh verzehrt wird (auch aus Dosen), und enthält außer Milchsäure das gefäßerweiternde, darmanregende Azetylcholin, das beim Kochen zerstört wird. Sauerkrautsaft aus frisch vergorenem Weißkohl kann auch statt Zitrone an die Salatsoße genommen werden. Salzloses Sauerkraut gibt es von Eden.
Roh vor dem Frühstück hilft es gegen chronische Verstopfung, bläht roh nie, ist auch in der Magen-Darm- und Leber-Gallenschonkost bekömmlich, wertvoll für Zuckerkranke und krebsfeindlich durch die Milchsäure. Das Kraut darf nicht gewaschen werden, weil dadurch Vitamine, Mineralstoffe und die durch die Gärung gebildeten biologischen Stoffe verloren gehen. Mit wenig Wasser nur kurz kochen!

Schwarzwurzel

Enthält einen milchigen Saft, schmeckt leicht süß durch den Gehalt an Inulin, einer Vorstufe des Fruchtzuckers.
Als püriertes Gemüse ist sie auch für die Magenschonkost und für Kleinkinder nach der Säuglingsperiode geeignet. Bei Neigung zu Blähungsbeschwerden Dr. Grandels Fermentdiät darüber streuen, erlaubt für Diabetiker. Wegen des Wohlgeschmacks empfiehlt sie sich für die salzarme Kost.

Spargel

Er enthält Vitamin C, ferner Asparagin, Vanillin und ätherisches Öl, Stoffe, die der Anregung der Nieren dienen. Grünspargel (aus Frankreich und Italien) mit grünen und violetten Köpfchen ist würziger im Geschmack und vitaminreicher, obschon er bei uns nur des Aussehens wegen als geringere Qualität angeboten wird. Die Köpfchen sind säureüberschüssig.
Spargel wirkt stark wasserausscheidend, günstig für die Schlankheitskost, die Herz- und Nierendiät, die Leber-Gallen und Magen-Darmschonkost. Dosenspargel enthält noch 15 mg% Vitamin C, Frischspargel dagegen ca. 35 mg%. Mit reichlich Fett angerichtet (Mayonnaise), ist er auch in der Aufbaudiät verwendbar.

Spinat

Er ist reich an Karotin (Vorstufe von Vitamin A) sowie an Vitamin B und C. Hoher Gehalt der für die Blutbildung nötigen metallischen und metalloiden Elementen wie Arsen (0,009 mg%), Kupfer, Jod und Eisen sowie an Chlorophyll, das dem Blutfarbstoff nahe verwandt ist. Sekretin im Spinat fördert die Magensaftausscheidung und die Tätigkeit der Bauchspeicheldrüse. Spinatähnlich wirken der Neuseeländische Buschspinat (im Gegensatz zum echten Spinat oxalsäurefrei) und die jungen Blätter der Brennessel.
Qualitätskonserven und Tiefkühlspinat können in der Jahreszeit, während der frischer Spinat nicht zu haben ist, auch für die Diät gebraucht werden. Das küchenübliche Auspressen des gedünsteten Spinats bringt große Verluste: bis zu 50% an organischen Stoffen, bis zu 37% an Mineralsalzen.
Vorsicht! Irgendwelche Reste, die bei der Zubereitung oder nach dem Essen entstanden sind, dürfen nie aufbewahrt werden, auch nicht im Kühlschrank. Spinat speichert in hohem Maße Nitritsalze (= Salze der Salpetersäure). Diese sind im natürlichen wie im künstlichen Dünger enthalten. Beim Aufbewahren von gekochtem Spinat – und sei es nur ganz kurze Zeit – entsteht durch Hinzutreten von Bakterien das giftige Nitrit (NO_2). Die Bakterien haben als Dauerformen (Sporen) das erste Kochen überstanden – beim Stehen, auch kühl, kommen sie aber zur Entwicklung, dazu braucht es oft nur Stunden! Nitrit schädigt die roten Blutkörperchen, ist also für den Krebskranken sehr nachteilig.

Auch in der Säuglingspflege ist mit der Verwendung von Spinat größte Vorsicht nötig. Die Spezial-Kindernahrung in kleinen Gläsern (Babyfood) führender Firmen auf dem Gebiet der Säuglingsernährung ist hinsichtlich Anbau und Haltbarmachung einwandrei, doch darf gerade hier nie ein Rest aufbewahrt und aufgewärmt werden.
Die Zubereitung muß peinlich sauber durchgeführt werden, um eine Infektion zu verhüten. Falsch behandelter Spinat kann beim Säugling und auch beim größeren Kind durch Ersticken tödlich wirken. Prof. Dr. Werner Kübler von der Kinderklinik der Universität Kiel spricht diese Warnung nicht nur

für Spinat, sondern für alle Blattgemüse aus (Ernährungsumschau 8/69). Dieser Hinweis ist notwendig, weil leider auch Säuglinge und Kinder nicht vom Krebs verschont bleiben.

129

Dienen magnesiumreiche Nahrungsmittel der Krebsvorbeugung?

In geographisch umgrenzten Gebieten mit erhöhter Krebsanfälligkeit ist Magnesiummangel im Boden nachgewiesen, der zwangsläufig zu einem solchen Mangel in der Nahrung führt. Magnesium ist als Bestandteil des Chlorophylls (Blattgrün) eines der für die Existenz des Lebens auf der Erde* unentbehrlichen Elemente. Im Versuch mit Ratten führt Magnesiummangel schnell zum völligen Verfall.

130

Was sind die ergiebigsten Quellen für Magnesium?

In jeweils 100 g sind enthalten:

Getreide	
Gerste, geschält	117 mg
Grünkern	140 mg
Hafer, geschält	145 mg
Hirse, geschält	170 mg
Reis, ungeschält	250 mg
Roggen, geschält	155 mg
Weizen, geschält	120 mg
Gemüse	
Brennessel	128 mg
Dillkraut	120 mg
Rettich, schwarz	100 mg
Meerrettich	190 mg
Nüsse und Ölsamen	
Haselnüsse	140 mg
Kokosnuß	77 mg
Paranüsse	225 mg
Walnüsse	134 mg
Linusit, Heil- und Speise-Leinsaat	350 mg
Sesam-Samen	338 mg
Hülsenfrüchte	
Bohnen, weiße	159 mg
Erbsen, getrocknet	140 mg
Soja, vollfett	223 mg

*Siehe Ehrenfried Pfeiffer »Die Fruchtbarkeit der Erde«, Rudolf Geering Verlag, Dornach/Schweiz.

131

Gibt es abwehrsteigernde Pflanzenfarbstoffe?

Es handelt sich um den Farbstoff der Roten Rübe (Rote Bete), Betanidin, der in Essiglösung rot umschlägt, und um Farbstoffe, wie sie in Brombeeren, Heidelbeeren, Holunderbeeren, in schwarzen Johannisbeeren, in roten Äpfeln, Aprikosen, blauen Weintrauben und in Hagebutten vorkommen. Auffallend ist, daß die genannten Früchte alle das kapillarabdichtende

Vitamin P enthalten (vgl. Frage 133). Auch im Rotwein begegnen wir einem solchen Farbstoff, dem Onidin, in Gesellschaft mit Vitamin P. Französische Wissenschaftler waren es, die die außergewöhnlich starke Vitamin P-Wirkung von Extrakten solcher Früchte nachgewiesen haben (Stepp, Kühnau & Schroeder, »Die Vitamine«).
Das »Betanidin« der Roten Rübe soll in der Wirkung den Atmungsfermenten ähnlich sein und ihre gestörte Funktion wieder herstellen.
Durch Mischung mit Sauerkrautsaft oder etwas Zitrone läßt sich der delikate Saft im Geschmack variieren.
Der blaue Farbstoff der Heidelbeere, der ja sehr fest in den Schleimhäuten haften bleibt und der tief in etwa vorhandene Bakterienleiber eindringt, hat sich als wertvoll erwiesen bei Durchfallerkrankungen. Mittels »Heidelbeer-Vollfrucht«, einem markartigen Püree aus ganzen frischen Heidelbeeren (mit Fruchtzucker schwach gesüßt), wird eine günstige Wirkung auf die Darmträgheit erzielt, insbesondere des Enddarmes, und zwar im Sinne einer Desinfektion (antibiotische Wirkung). Durch Mischung mit Quark oder Reis kann die durchfallhemmende Wirkung gesteigert werden.
Achtung: Untersuchungen ergaben, daß die Rote Bete einen sehr hohen Nitratgehalt aufweist. Die Bedeutung der schon erwähnten Schutzstoffe ist jedoch nach Ansicht von Krebsärzten höher einzustufen als die der Schadstoffe. Bei mäßigem Genuß ist Rote-Bete-Saft daher nach wie vor wertvoll. Empfehlung: 3mal täglich 1/2 Tasse (Dr. Warning). Wie bei vielen sonst durchaus hilfreichen Nahrungs- und Diätmitteln gilt auch hier die Regel, daß jedes Übermaß schädlich ist, eine normale Dosierung aber nützt!

132

Welche Obstsorten verdienen bevorzugte Verwendung?

Die nachstehend aufgeführten Obstsorten sind reich an organischen Fruchtsäuren (hauptsächlich Apfel- und Zitronensäure), die anregend auf den Darm wirken. Ihr Zuckergehalt besteht überwiegend aus Fruchtzucker. Zum Teil enthalten sie reichlich die für die Früchte charakteristischen Vitamine A (als Karotin) und C sowie das vor Gefäßblutungen schützende Vitamin P (Permeabilitäts-Vitamin).
Überdies zeichnen sich vor allem die an Vitamin P (vgl. Tabelle in Frage 133) besonders reichen Früchte durch heilkräftige Pflanzenfarbstoffe aus, z.B die zur Gruppe der Flavonolfarbstoffe zählenden, als Quercetin, Rutin und Quercitrin bezeichnet, die besonders reich in der Sanddornbeere enthalten sind. Sie sind dadurch auch von Bedeutung für die Kreislaufdiät. Ganz besonders ist für die Krebsdiät wesentlich der Gehalt an jener Gruppe von Pflanzenfarbstoffen, die als Flavonole der roten und blauen Blütenfarbstoffe das Prinzip der roten Rose und der blauen Kornblume darstellen. Sie finden sich in roten Äpfeln, Aprikosen, Brombeeren, Hagebutten, Heidelbeeren, Holunderbee-

ren, schwarzen Johannisbeeren und Kirschen. Übrigens enthalten auch die roten Rosenblätter das Vitamin P. Eine blutbildende Wirkung wird besonders der Aprikose und der Sanddornbeere zugeschrieben.
Die neuerdings vielfach auf den Markt gebrachte Avocado-Frucht (Advokatbirne, Alligatorbirne) die entweder wie Salat mit Zitrone und Gewürzen oder leicht gesüßt mit Fruchtzucker verzehrt werden kann, ist mit ihrer durstlöschenden Wirkung ebenfalls für diese Diät geeignet. Das weiche fast butterartige Fruchtfleisch kann auch bei Kau- und Schluckbeschwerden noch gebraucht werden. Diese Frucht enthält wie die Sanddornbeere ein fettes, vitaminreiches Öl.
Zitrusfrüchte sind häufig stark mit Diphenyl behandelt, einem chemischen Konservierungsmittel, das der Schale aufgespritzt wird. Oft werden die Früchte davon im Innern strohig und geben dann keine befriedigende Saftausbeute. Solche Früchte, die auch meistens einen Fremdstoffgeruch und -Geschmack aufweisen, sind zu meiden.
Die Orangen und Zitronen werden aber in den Wintermonaten ab November bis in den April naturrein aus Spanien und Italien geliefert. Diese Früchte kann man daher am besten für Diätzwecke verwenden. Dagegen sind die aus Übersee gelieferten wegen der weiten Schiffsreisen immer mit Diphenyl behandelt und daher trotz ihres schönen Aussehens nicht geeignet, in die Diät eingebaut zu werden.
Wenig diätgeeignet sind die Grapefruits, da diese immer in ein tiefes Diphenylbad eingetaucht werden müssen, um die Reise nach Europa zu überstehen.

133

Wie hoch ist der Vitamin-Gehalt verschiedener Früchte?

100 g eßbarer Substanz erhalten	*Vitamine* A IE*	C mg*	P E*	1 BE* entsprechen g
Kernobst				
Äpfel	90	3–30	60	100
Birnen	20	4	0	90

* IE = Internationale Einheit, * mg = Milligramm, * E = Einheit, * BE = Broteinheit = 12 g Kh

	Vitamine			
100 g eßbarer Substanz enthalten	A IE	C mg	P E	1 BE entsprechen g
Steinobst				
Sauerkirschen	1000	8	12	100 mit Stein
Acerola-Kirsche*		2500	0	–
Aprikosen	2790	8	40	100 ohne Stein
Beerenobst				
Brombeeren	200	21	60–180	130
Erdbeeren	60	60	0	150
Hagebutten	8000	800	258–680	–
Heidelbeeren	280	16	100	100
Himbeeren	150	25	0	150
Holunderbeeren	200	45	100	–
Rote Johannisbeeren	120	35	0	150
Schwarze Johannisbeeren	120	300	300–700	120
Preiselbeeren	500	5	0	100
Sanddornbeeren (als Saftkonzentrat, ungezuckert)	130000	300		300
Südfrüchte				
Avocado	290	5–30	0	200 mit Schale
Bananen	430	10	0	60 ohne Schale
Mandarinen	400	10–40	0	170 mit Schale
Zucker-Melonen	3000	15	0	200 mit Schale

* Acerola-Kirsche wächst auf den karibischen Inseln, hier nur in Saftform, gemischt mit anderen Fruchtsäften als »Cerola-Vitamin-Fruchtgetränk« ohne Zuckerzusatz erhältlich.

100 g eßbarer Substanz enthalten	*Vitamine* A IE	C mg	P E	1 BE entsprechen g
Wasser-Melonen	500	5–8	0	200 mit Schale
Orangen	150–500	40–80	300–600	130 ohne Schale
Zitronen	50	40–60	450–700	200 ohne Schale
Zitronensaft	24	55	450–700	

134

Ist Honig in der Krebsdiät erlaubt?

Honig ist eine übersättigte Lösung des Blütenzuckers (Fruchtzucker und Traubenzucker). Der Gesamtzuckergehalt beträgt ca. 70%, der zu etwa gleichen Teilen aus Frucht- und Rohrzucker besteht. Wegen seines hohen Anteils an Traubenzucker, der die Geschwulstbildung begünstigt, ist Honig trotz seiner vielen Vorzüge durch die in ihm enthaltenen wertvollen Begleitstoffe für die Krebsdiät ungeeignet, wie er ja auch in der Diabetes-Diät nicht erlaubt ist.

135

Gibt es erlaubte Süßmoste?

Ja, die Donath-Kelterei stellt solche unter Zusatz des erlaubten Fruchtzuckers anstelle des sonst gebräuchlichen weißen Kristallzuckers her. Apfelsaft wird immer ohne jeglichen Zuckerzusatz hergestellt. Folgende *Fruchtsaft-Konzentrate* aus ganzen Früchten samt Schalen und Kernen mit einem Zusatz von Fruchtzucker werden angeboten: Apfeldicksaft Friate, Heidelbeer-Vollfrucht, Sanddorn-Vollfrucht.
Ferner gibt es Dicksäfte ohne Zuckerzusatz: Mango-Vollfrucht (19% natürlicher Fruchtzuckergehalt) und Sand-

dorn-Vollfrucht (sehr sauer). In kleinen Mengen dürfen diese Konzentrate zum Aromatisieren und Vitamisieren von Milchmischgetränken, Quarkspreisen und Getreidezubereitungen gebraucht werden.

136

Wie hoch ist der Fruchtzuckeranteil in erlaubten Süßmosten und Säften?

100 g enthalten	Fruchtzucker g	Traubenzucker g	Gesamtzucker g	1 BE/12 gKh entsprechen ml
Schwarze Johannisbeere	11,0	3,0	14,0	462
Sauerkirsche	6,6	5,9	12,5	192
Heidelbeere	7,4	4,1	11,5	278
Apfel-Auslese	6,75	3,0	9,75	90

Die ermittelten analytischen Werte entstammen einer Durchschnitts-Typ-Analyse aus Donath-Säften, die Endwerte sind etwas abgerundet.

137

Ist das Vollkorn ein Stützpfeiler der Abwehrkräfte?

Das ganze Getreidekorn zeigt eine wundervolle Nahrungsharmonie; es enthält alle Nährstoffe, die wir brauchen. Durch Jahrtausende bildete es die Grundlage der Ernährung. Heute wird es bedauerlicherweise nicht mehr in seiner natürlichen Zusammensetzung verzehrt, sondern überwiegend in Form des Weißmehls und der daraus hergestellten Gebäcke. Durch die modernen Müllereiverfahren wird der vitaminreiche Getreidekeim mitsamt der an Aromastoffen und Nährsalzen reichen Schale entfernt. Der Getreidekeim ist der Hauptsitz der Vitamine, von denen insbesondere das Fehlen des Vitamin B_1 verhängnisvoll wirkt. Es werden weitere wichtige Vitamine (B_2 in einigen Getreidearten auch die Vitamine A und E) mit dem Keim der menschlichen Ernährung entzogen, ebenso Spurenelemente und Fermente. Das feine Öl des Getreidekeimes ist reich an hochungesättigten Fettsäuren. Übrig bleibt der kohlenhydratreiche Mehlkern, der durch zahlreiche Mahl- und Siebvorgänge in staubfeines Weißmehl verwandelt wird. Kohlenhydrate können aber nur in Gegenwart von ausreichenden Mengen an Vitamin B_1 in körpereigene Substanz umgewandelt werden. Je mehr Weißmehlerzeugnisse verzehrt werden, um so größer wird daher der Bedarf an Vitamin B_1. Da es im Feinmehl nicht ausreichend vorhanden ist, muß also ein Mangel entstehen. Diese Vitamin B_1-Mangelsituation wird noch verschärft durch übermäßigen Genuß von Zucker. Als reines Kohlenhydrat enthält der weiße Fabrikzucker überhaupt keine Vitamine, so daß dem Körper weitere Vorräte an Vitamin B_1 entzogen werden. Das Feinmehl ist zudem arm an Ballaststoffen, dadurch ist es auch ein Schrittmacher der Stuhlverstopfung. Die aus Weißmehl hergestellten Gebäcke vom duftigen Frühstücksbrötchen bis zur überladenen Geburtstagstorte sind eine echte Mangelkost.

138

Warum sind Gerichte aus vollem Schrot und Korn so wertvoll?

Alle Werte des Kornes bleiben weitgehend erhalten, wenn das volle Korn geschrotet, unerhitzt, in wenig kaltem Wasser gequollen, gebraucht wird. Dazu können Milch, frisches Obst und Leinsamen gemischt werden. Ein so zubereitetes »Schrot-Muesli« kann als Frühstück, als Zwischenmahlzeit, als Vorspeise oder als Einleitung der Abendmahlzeit gegeben werden. Das von Prof. Kollath empfohlene »Kollath-Frühstück« schreibt 30–50 g frisch geschroteten Weizen vor, kann aber auch mit Weizenflocken zubereitet werden. Schrot muß vorgeweicht werden, während Flocken ohne Vorweichen mit Milch oder Fruchtsaft vermischt werden können. Am wirksamsten im Sinne der Vollwertkost ist das von Dr. Windstosser empfohlene »Keimkornmüesli« (Rez. Nr. 177) aus dem angekeimten, vollen und vermahlenen Korn.

Vollkornbrot können auch Magenkranke vertragen.
Es ist ein Vorurteil, daß Vollkornbrot schwer verdaulich sei. Unter den zahlreichen Vollkornbroten gibt es hinreichend Auswahl auch für einen empfindlichen Magen: locker gebackene, abgelagerte Grahambrote, Weizenkeimbrote oder ein im Dampf gebackenes krustenloses Brot, das »ABK-Gold«, ein würziges Vollkornbrot, das auch bei Kauschwäche anstandslos vertragen wird. Die knusprigen Knäckebrote (Delikateß-Knäcke, Knäcke ungesalzen, Weizenkeim-Knäcke, Diabetiker-Knäcke, Weizen-Knäcke) helfen nicht nur dem Diätbedürftigen, sondern dienen auch dem Gesunden zur Erhaltung seines Wohlbefindens. Für die Liebhaber würziger dunkler Brote gibt es wiederum eine große Auswahl, z. B. das »Buttermilchbrot nach Prof. Kollath«, dann das pikante »Achimer Rund« mit einem Zusatz von Sauerkrautsaft und Sonnenblumenöl, oder das »Bure-Brot«, ein echtes Roggenbrot mit Bioghurtkulturen, bzw. die Sorte »Achi-

mer Roggen hell«. Für besondere Diätzwecke gibt es im Bundesgebiet noch das »Weizen hell«, speziell für Magenempfindliche entwickelt nach Prof. W. Goulenko, das sich auch zum Toasten eignet. Wer ein Brot mit guter Kruste schätzt, versuche einmal das »Achimer-Simons-Flockenbrot«. Eine weitere Spezialität ist das bekömmliche Leinsamenbrot, doch achte man hier auf Vollkornqualität. Appetitanregend ist das herzhaft schmeckende finnische Fladenbrot aus Roggen, Wasser und Salz, »Rogga«, sowie das feine Vollkorn-Weizengebäck »Orvita«, beide von Bahlsen (vgl. Fragen 36, 75, 139).

139

Was lehrt uns ein kleiner Rundgang durchs Ährenfeld?

Man unterscheidet zwischen Breigetreide und Brotgetreide. Die kleberarmen Breigetreide (Buchweizen, Gerste, Hafer, Hirse, Mais, Reis) lassen sich nicht zu Laibbroten verbacken, höchstens zu Fladen, im Gegensatz zu den kleberreichen Roggen- und Weizenarten.

Buchweizen

Er wird zu Breien und Grützen verarbeitet, oft mit Buttermilch gekocht. Auch Bratlinge werden daraus bereitet. I BE* = 16 g.

* 1 BE = 1 Brot-Einheit = 25 g Vollkornbrot = 12 g Kohlenhydrate.

Gerste

Sie wird meistens nur in Form der Gersten-Graupen – das sind Bruchstücke des geschälten und polierten Gerstenkornes, also kein Vollkornerzeugnis – zu Suppeneinlagen verwendet. Dagegen kann die Sprießkorn-Gerste, eine spelzenlose Spezialzucht der Donath-Mühle, als Müsli angesetzt werden. Gerstengrütze wird zur Bereitung von Gerstenschleim verwendet. 1 BE = 16 g.

Grünkern

Die unreifen Körner des Dinkels ergeben den Grünkern. Er wird als Grünkernmehl und Grünkerngrütze zu Suppen von besonderem Wohlgeschmack, auch zu Aufläufen, verwendet. 1 BE = 17 g.

Hafer

Hafergerichte werden besonders in der Diabetiker-Diät sowie in der Säuglings- und Kleinkinderkost geschätzt. Eine Besonderheit ist der spelzenfrei gezüchtete »Sprießkornhafer«, ein Nacktkernhafer, der ungeschält verwendet werden kann. 1 BE = 18 g.

Hirse

Ein Breigetreide von besonders großer Quellfähigkeit, auf eine Tasse Hirse werden 5 Tassen Flüssigkeit benötigt. Wegen ihres Reichtums an Kieselsäure (Silicium) ist sie bei Tuberkulose geschätzt. Sie wird zu Breien und Aufläufen verwendet. 1 BE = 17 g.

Roggen

Der Roggen bildet die Grundlage für die »Schwarzbrote«, er wird aber auch mit Weizen gemischt in Graubroten verbacken. Im Roggen sind wertvolle Stoffe zum Schutz gegen Zahnfäulnis enthalten. Für »Sprießkorn-Roggen« gilt das oben Gesagte. Nachstehende Brotsorten werden aus Roggenschrot und Roggenmehl gebacken (es gibt aber noch viel mehr):

Roggenvollkornbrot	26 g = 1 BE
Simonsbrot Original	24 g = 1 BE
Kommißbrot	23 g = 1 BE
Knäckebrot normal	15 g = 1 BE
Batscheider Knäckebrot für Diabetiker	25 g = 1 BE
Rogga, Bahlsen	15 g = 1 BE

Weizen

Er dient der Brei- und Brotbereitung und liefert uns das Mehl für den Haushalt. Er wird in vielerlei Gestalt aufbereitet: als Schrot, in Flockenform, als Grieß zu Mehlen verschiedener Ausmahlung. Die Mehle werden je nach dem Grad ihrer Ausmahlung mit Typen-Nummern bezeichnet. Je niedriger die Mehltype ist, um so geringer ist der Gehalt an Vitaminen und Mineralstoffen sowie sonstigen Werten. Die allgemein im Handel befindliche Mehltype 405 ist ein sehr helles, feines Mehl, das kaum noch lebendige Wirkstoffe aufweist. Man sollte wenigstens die im Reformhaus erhältiche Type 550 verwenden, mit der sich sehr gut backen läßt. Dieses Mehl hat noch wertvolle Teile der Randschichten des Getreides. Es ist dunkler als das gewöhnliche Weißmehl. Weizenschrot Type 1700, *»Grahammehl nach Pfarrer Kneipp«*, ist das fein vermahlene Ganzkorn, aus dem im Haushalt ein erstaunlich lockeres Gebäck hergestellt werden kann, wenn man etwa 1/3 Feinmehl Type 550 damit mischt. Hefeteig entwickelt mit Schrot eine hervorragende Triebkraft. Bei Verwendung von Backpulver mit Vollkornschrot wird der Vitamin-B-Gehalt zerstört. Beim Backen mit Hefe wird das Gebäck noch durch das Vitamin B der Hefe angereichert.

Weizenflocken (Achimer Kollath-Vollwert-Flocken)	1 BE = 19 g
Donath »Kraftkorn«, ein grobflockiger, fermentaktiver Weizenschrot mit keimfähigen Keimen* für Müeslis	1 BE = 18 g
Achimer Spezialmehl	1 BE = 16 g
Weizenmehl Type 550	1 BE = 17 g
Grahammehl nach Pfarrer Kneipp (Donath-Mühle)	1 BE = 19 g
Weizenkeime »Dr. Grandels Keimdiät«**	1 BE = 70 g
»Keimdiät Teigwaren« (aus Weizenhartgrieß mit Weizenkeimauszug und Safran ohne Eier und Kochsalz, cholesterinfrei)	1 BE = 17 g

»Sprießkorn-Weizen« kann ungeschält verwendet werden.

* Laut Untersuchungsbericht mindestens 5 intakte Keimanlagen pro 1 g »Kraftkorn«

** Fermentreiche, ruhende Weizenkeime, reich an Vitaminen und hochungesättigten Fettsäuren, streng natriumarm.

Reis

Wegen seiner wasserausschwemmenden Wirkung hat der Reis in der Herz- und Nieren- sowie in der Schlankheitsdiät besondere Beachtung gefunden in Form der sogenannten »Reisdiät«*. Der dafür häufig empfohlene weiße, polierte Reis ist zwar äußerst kochsalzarm und wirkt dadurch wasserentziehend, aber gleichzeitig ist er auch nahezu vitaminfrei. Man gebraucht darum besser den ebenfalls äußerst kochsalzarmen, aber vitaminhaltigen gelben Reis, den sogenannten »Avorio-Reis«. Es handelt sich um einen sogenannten vorbehandelten Reis, der unter Druck gedämpft wird, wodurch die Vitamine in das Reiskorn eindringen. Bei dem nachfolgenden Schälen bleibt das Silberhäutchen, wie beim Reiskorn der Keim genannt wird, voll erhalten, es ist fest damit verklebt. Der Avorio-Reis ist ein italienischer Rundkornreis, als Patna-Reis (Langkornreis) gibt es solchen vorbehandelten Reis unter der Bezeichnung »Uncle Bens Reis« oder »Bali-Reis« auch im Lebensmittelhandel. Bei der Verwendung von Naturreis, der leider oft schlecht gelagert ist, besteht häufig die Gefahr der Verunreinigung durch Madenbefall. Der gelbe Reis benötigt zum Ausquellen die 3fache Wassermenge (1 Tasse Reis = 3 Tassen Flüssigkeit), während der weiße Reis nur die doppelte Flüssigkeitsmenge aufnehmen kann. Das in landläufigen Kochanweisungen empfohlene Kochen des Reises in reichlich Wasser, so daß viel Flüssigkeit weggeschüttet werden muß, bedeutet eine Vergeudung von Vitaminen und Nährstoffen. Nach *Kien Houang* gehen dabei 5,5% Eiweiß, 6,6%Fett und Kohlenhydrate und 22% anorganische Salze verloren. 1 BE = 16 g.

* Siehe auch Lisa Mar – Dr. med. H. Oehl »Delikate Reisdiät«, mit 85 Rezepten und Tagesdiätplänen, Walter Hädecke Verlag, Weil der Stadt.

Sechskorn

Diese Getreidemischung der Donath-Mühle, wie alle hier besprochenen Getreidearten aus biologischem Anbau, vereinigt in sich die Vorzüge von 6 verschiedenen Getreidearten: Buchweizen, Gerste, Hirse, Hafer, Roggen und Weizen. Die Mischung besteht teilweise aus rohem Schrot, teilweise mußte der Haltbarkeit wegen die Flockenform gewählt werden (Hafer).
»Sechskorn Donath« kann sowohl eingeweicht als Müesli zubereitet werden wie auch als kurz mit dem Einweichwasser aufgekochter Brei, dem nach dem Kochen noch Milch zugefügt wird: eine große Hilfe für chronisch Verstopfte. 1 BE = 18 g.

Vollsoja

Vollsoja, ein blaßgelbes Mehl, entstammt der Sojabohne. Es läßt sich beim Backen als Zusatz in einer Menge von 20–25% zum Weizenmehl verwenden, ferner kann es zu Soßen, zu Klößen, unter den Hackbraten genommen werden. Ein Eßlöffel Vollsoja entspricht in seiner Zusammensetzung etwa einem Hühnerei. Um den Cholesteringehalt eierhaltiger Speisen herabzusetzen, ohne deshalb den Nährwert zu schmälern, empfiehlt es sich, die Hälfte der vorgeschriebenen Eier durch Vollsoja zu ersetzen (vgl. Frage 121). Hensels Vollsoja 1 BE = 45 g.

140

Wie kann man durch Vitamin-Zulagen vorbeugen?

Tägliche Vitamin-Zulagen werden notwendig, wenn aus verschiedenen Gründen die Vitamin-Versorgung mit der allgemeinen Kost nicht ausreichend durchzuführen ist. Die Gefahr eines Mangels besteht hauptsächlich für die *Vitamine B und C.*
Von den möglichen Ursachen seien hier einige genannt:
Einnahme der Hauptmahlzeit in einer Gemeinschaftsverpflegung (Kantine, Gaststätte, Krankenhaus), gewärmte Hauptmahlzeit, fehlerhafte Küchentechnik, erhöhter Bedarf durch Hitze-Einwirkung (Hitzearbeit, hohe Außentemperaturen [z. B. Tropen], Fieber), mangelhafte Vitamin-Verwertung durch Magen-Darm- und Leber-Galle-Störungen, bei Diabetes, mangelhafte Kaufähigkeit, erhöhter Bedarf nach Operationen, zu viel Eiweiß, zu viel Kohlenhydrate in der Kost, starker Vitamin-C-Verbrauch bei Rauchern. Zum Ausgleich solcher Vitamin-Mangel-Zustände schlägt Prof. Dr. Fritz Heepe* vor, zusätzlich täglich eine »Vitamin-Zulage« zu geben:

Vitamin-B-Zulage

Dr. Grandels Weizenkeime (20 g = 1 El): ca. ⅓ Vitamin B_1 und ⅔ Vitamin E vom Tagesbedarf.
Trockenhefe (10 g = 1 El); oder Hefeflocken (10 g = 2 El): 100% Vitamin B_1 und ⅓ Nikotinsäureamid vom Tagesbedarf.

Vitamin-C-Zulage

Frischer Orangensaft:
ca. 200 ccm durchschnittlicher Tagesbedarf
Donath-Sanddorn Vollfrucht ungesüßt:
1 ½ El durchschnittlicher Tagesbedarf
Cerola-Vitamin-Fruchtgetränk:
100 ccm = ⅓ mehr als der Tagesbedarf

Die im harmonischen Nahrungsverband aufgenommenen Vitamine werden im Körper besser verwertet als Vitaminpräparate, doch können solche aus ärztlicher Sicht erforderlich sein.

* Prof. Fritz Heepe, »Die Vitamine in der Diät und Küchenpraxis«, Dr. Dietrich Steinkopf Verlag, Darmstadt.

Die Küchenpraxis

141

Was ist bei der Auswahl der Rohkost zu beachten?

Nach Möglichkeit ist Gemüse und Obst aus biologischem Anbau, das garantiert frei ist von Rückständen von Pflanzenschutzmitteln (vgl. Frage 104), zu verwenden. Bei Ware unbekannter Herkunft sind stets die äußeren großen Blätter der Gemüse wegzuwerfen, weil sie am stärksten von den Spritzmitteln getroffen werden, Wurzeln und Knollen sind zu schälen, ebenso ist das Obst zu schälen. Schadhafte Stellen sind gründlich auszuschneiden. Die Schalen der Citrusfrüchte dürfen nicht in die Saftzentrifuge gegeben werden, auch sind Handsaftpressen, bei welchen die Schale mit ausgedrückt wird, abzulehnen. Selbst wenn es sich um ungespritzte Früchte handelt, tritt beim Pressen der Schalen ein Stoff in den Saft, der leberschädigend wirkt und Brechreiz hervorrufen kann.

142

Wie wird Rohkost gereinigt?

Zur Beseitigung etwa anhaftender Wurmeier an Salaten werden die Salatblätter, nachdem sie zunächst unter dem fließenden Strahl von gröbsten Schmutz befreit worden sind, in eine Lösung von Kochsalz mit einem Schuß Weinessig eingelegt. Kopfsalat bekommt dabei durch das Kochsalz Wasserstreifen. Um dies zu vermeiden, verwendet man anstelle von Kochsalz ein im Reformhaus erhältliches Mineralsalzgemisch (Biosmon). In geringer Menge dem Spülwasser zugesetzt, bewirkt es eine Straffung der eingelegten Pflanzen, so daß anhaftender Schmutz und Wurmeier abgestoßen werden. Salate nicht mehr mit klarem Wasser nachspülen. Wenn erforderlich, dann nochmals mit Biosmonlösung. In einem Plastikbeutel kann Salat mit dem anhaftenden Tropfwasser im Kühlschrank bis zum nächsten Tag frisch gehalten werden. Die Salate sollen in einem Sieb gut abtropfen, ehe sie angerichtet werden*.

143

Wie wird Rohkost zerkleinert?

Erforderlich ist außer einem rostfreien Messer eine Reibe aus rostfreiem Edelstahl oder aus Cromargan. Eine Erleichterung bilden die auf dem Markt

* Ausführliche Anleitungen sind dem Buch »Das neue Rohkostbuch« von Lisa Mar, Walter Hädecke-Verlag, 7252 Weil der Stadt, zu entnehmen.

befindlichen Handmixgeräte mit Turbomesser, die müheloses Zerkleinern bis zum feinsten Püree erlauben. Zwiebeln, Kräuter, rohe und gekochte Gemüse, rohes Obst aller Art können damit je nach dem Grad der Einstellung mehr oder weniger fein zerkleinert werden. Mixgetränke für 1 Person können unmittelbar in dem dafür bestimmten Glas mit dem ebenfalls elektrisch betriebenen Schneebesen hergestellt werden. Quarkspeisen werden mit dem Besen duftig und erhalten auch bei Verwendung von Magerquark ein sahniges Aussehen. Die Reinigung ist sehr einfach. Das Gerät kann auch in jeder beliebigen Schüssel oder jedem Kochtopf eingesetzt werden.

144

Ist Kochsalzzusatz zur Rohkost erlaubt?

Kochsalz besteht aus Natrium und Chlor, der Lebensmittelchemiker spricht darum von Natriumchlorid. Alle Nahrungsmittel enthalten im rohen Zustand gewisse Anteile von Natriumchlorid, selbst das süß schmeckende Obst. Rohkost, die ja nicht durch Kochen ausgelaugt und dadurch kochsalzarm gemacht wird, bedarf daher keines Kochsalzzusatzes. Selbst bei völligem Weglassen von Kochsalz auch in der Kochkost kann sich der Körper aus den in den Nahrungsmitteln von Natur aus vorkommenden Beständen die erforderlichen Mengen von 3–5 g Kochsalz herausholen, die zur Bildung der Magensäure notwendig sind. Da Rohkost zudem Aromastoffe besitzt, ist es also unnötig, Kochsalz zuzusetzen.
Kochsalz ist auch in Kräutersalz, Selleriesalz, Knoblauchsalz und Meersalz enthalten. Daher sind diese ungeeignet für die Rohkost.
Auch in der übrigen Kost sollte das Kochsalz sparsam und möglichst in Form von Meersalz verwendet werden. Mehrverbrauch ist nur begründet, wenn durch Blut- und Säfteverluste (Durchfälle, Erbrechen) der Organismus an Kochsalz verarmt ist.

145

Rohsäfte, wann und wie?

Sie sind kaliumreich, vitaminreich, kochsalzarm. Sie dürfen nach dem Pressen nicht lange umherstehen, weil Vitaminverluste eintreten und durch Fermenteinwirkung Zersetzungsvorgänge (Gärung) auftreten können. Für die Ernährung bei Gebißschwäche, bei empfindlichem Magen-Darmkanal und bei Leber-Gallestörungen sind Rohsäfte besser verträglich als Rohsalate. Die entwässernde Wirkung der Rohsäfte ist bei allen Leiden, die mit Wasserzurückhaltung einhergehen, bei Übergewicht, bei Kreislaufstörungen und Herzleiden von Nutzen.
Saure Obstsäfte von Citrusfrüchten (Grapefruits, Orangen, Zitronen) und von säurereichen Beeren wie schwarze

Johannisbeeren und Sanddornbeeren werden sowohl von Magen- als auch Leberkranken unverdünnt schlecht vertragen. Zur Abstumpfung der Säure mischt man die Säfte zu 2/3 mit Linusitgetränk (s. Rez. Nr. 63), allmählich kann man zum umgekehrten Mischungsverhältnis übergehen. Die einhüllende, entzündungswidrige Wirkung des Leinsamenschleimes unterstützt die Bekömmlichkeit.

Eine kleine Zugabe von hochwertigen Fettstoffen in Form von Haselnußmus, auch Sonnenblumen-Kaltpreßöl, verbessert die Karotinwirkung (Bildung von Vitamin A in der Leber) bei den karotinhaltigen Säften von Möhren, Tomaten, Obst und Grünblattgemüsen. Zugabe von Buttermilch, Sauermilch, Sanoghurt und Bioghurt ergibt geschmacklich gute Mischungen und trägt zur Zufuhr von Milchsäurebakterien bei. Die Sauermilch-Arten enthalten zudem kleine Mengen Milchfett, das ebenfalls die Karotinwirkung verbessert. Übrigens läßt die rote Farbe keinen Rückschluß auf den Karotingehalt zu. Bei roten Äpfeln, roten Johannisbeeren, schwarzen Johannisbeeren, Erdbeeren, Radieschen, Roten Beten, Rotkohl handelt es sich um Pflanzenfarbstoffe, die sich auch in Heidelbeeren, Pflaumen und roten Trauben finden (vgl. Fragen 128 und 131).

Zur Vermeidung schnell eintretender Vitamin-Verluste sollen Preßsäfte sofort getrunken werden. Ist ein Aufbewahren nicht zu umgehen – bei Zubereitung fur zahlreiche Personen –, so müssen die Säfte kühl, dunkel und gut zugedeckt aufbewahrt werden.

146

Wie werden Säfte gemischt?

Gemüse- und Obstsäfte sind gemischt nicht in jedem Fall bekömmlich. Am besten läßt sich Apfelsaft mit verschiedenen Gemüsesäften mischen, ein Schuß Zitrone wird ebenfalls vertragen. Wer zu *Blähungsbeschwerden* neigt, sollte am besten nur jeweils einen Saft oder 2 zusammenpassende Gemüsesäfte nehmen oder nur Apfelsaft zugeben. Eine Zugabe von Sauermilch, Buttermilch oder Bioghurt vermag stets die Bekömmlichkeit zu verbessern. Auch Sauerkrautsaft kann faden Gemüsesäften untermischt werden.

147

Wie werden rohe Gemüsesäfte gewürzt?

Mit Knoblauch, Meerrettich, Zwiebeln und Zitrone. Diese können einzelnen Gemüsesäften in geringer Menge beim Entsaften beigefügt werden.

148

Fremdstoffe in der Nahrung?

Ihre volle Wirksamkeit als Gesundheitsschutz können nur solche Nahrungsmittel entfalten, die frei sind von Fremdstoffen aller Art.

In der Reformwaren-Industrie ist man

von jeher bemüht gewesen, dem Verbraucher nur naturreine Nahrungsmittel zu verkaufen. Einzelne Reformhäuser bieten auch biologisch angebautes Frischgemüse und Obst an.
Durch Anschluß der Reformwarenwirtschaft an landwirtschaftliche Betriebe, die einwandfrei biologisch angebautes Obst, Gemüse und Getreide anbieten, kann das Reformhaus heute schon zahlreiche Nahrungsmittel liefern, die weitgehend frei von Fremdstoffen und vom Anbau her nicht gesundheitsschädlich sind. Dem Anfänger, der sich auf diese Ernährungsweise einarbeiten will, werden in dieser Schrift genaue Hinweise über Herkunft und Zusammensetzung der gebräuchlichsten Nahrungsmittel gegeben.
Ist es auch unter den heutigen wirtschaftlichen Verhältnissen noch unvermeidlich, daß körperfremde chemische Stoffe in unserer Nahrung auftauchen, so kann man doch durch sorgfältige Nahrungsauswahl und -zubereitung dazu beitragen, die Schäden zu mindern. Mehr als bisher müssen sich Hausfrauen und Mütter um diese brennenden Gegenwartsfragen kümmern, die an die Grundlagen unserer Existenz rühren. Sie dürfen nicht müde werden, beim Einkauf immer wieder chemisch nicht behandelte Nahrungsmittel zu verlangen und denaturierte abzulehnen.

Liste der erlaubten und verbotenen Nahrungsmittel

Eiweiß-Stoffe (tierisch)

Milch und Milcherzeugnisse

Erlaubt		Verboten	
Buttermilch	0,5% Fett	Kondensmilch (Handelsware)	7,5% und 10% Fett
Sauermilch	1,5% Fett	Schlagrahm	30% Fett
Sanoghurt/Bioghurt	1,5% Fett	Rahmeis	
Kefir	1,5% Fett	Eiskremsoda	
Mager-Bioghurt (Biogarde)	0,5% Fett	Milcheis	
Kondensmilch Heirler (mit den Salzen einer biologischen Zitronensäure, ohne Verwendung von Polyphosphaten)	4% Fett		

Erlaubt		Verboten
Magermilch Trockenpulver		
Fink Instant	unter 1% Fett	
Molke		
Sanoghurt	1,5% Fett	

Mit Zurückhaltung zu gebrauchen
Trinkmilch ungesäuert

Frischkäse		*Schmelzkäse*
Speisequark	Magerstufe	(Käsezubereitungen mit Zusatz von
Speisequark	20% F. i. Tr.	Schmelzsalzen)
Körniger Frischkäse	20% F. i. Tr.	geräucherte Käse
Frischrahmkäse (auch streng natriumarm) nur in kleinen Mengen		
Weichkäse		
Kümmelkäse ca.	10% F. i. Tr.	
Frühstückskäse ca.	10% F. i. Tr.	
Romadurkäse	20% F. i. Tr.	
Limburger Käse	20–45% F. i. Tr.	
Camembert	30–45% F. i. Tr.	
Schnittkäse		
Schafkäse	20% F. i. Tr.	
Edelpilzkäse	45% F. i. Tr.	
Gorgonzola	45% F. i. Tr.	
Hartkäse		
Emmentalerkäse	45% F. i. Tr.	
Gruyere oder Greyerzer Käse	45% F. i. Tr.	
Goudakäse	45% F. i. Tr.	
Steppenkäse (Dänische Käse)	20–45% F. i. Tr.	

Sparsam zu gebrauchen
alle Fettkäse mit 45% F. i. Tr. geeignet zum Mischen mit Magerquark oder Hüttenkäse, z. B. Gorgonzola, Emmentaler.

Erlaubt	Verboten
	Fleisch
Rind, mager (auch als Tartar) Lamm, mager gekocht, gedünstet, in Alufolie, im Römertopf, kurz gegrillt, Sülze (frisch)	Kalbfleisch, hormonbehandelt Schwein Räucher- Pökelfleisch, Schinken roh und gekocht, Mastfleisch, alles Fleisch vom Holzkohlengrill Wurst, frisch und konserviert in Dosen oder Gläsern, auch Gelbwurst. Fleisch-Salat, konserviert Sülze, konserviert Corned beef, weil gepökelt *Innereien* Rinderleber, roh, gekocht, kurz gedünstet oder gegrillt, saure Leber
	Wild-Geflügel
Fasan Rebhuhn	
	Wild
Wildhase Wildkaninchen gekocht, gedünstet, im eigenen Saft im Römertopf	Wildschwein (Trichinengefahr)
	Geflügel
Freiland-Hähnchen, mager Freiland-Huhn, mager Pute und Puter gekocht, in Alufolie in der Röhre, im Römertopf, Haut abziehen vor dem Verzehr	Masthuhn Ente Gans
	Fische
Kabeljau Schellfisch Flundern Forelle (blau) Heilbutt	Fette Fische Aal (Flußaal)

Erlaubt	Verboten
Schwarzer Heilbutt Hering frisch u. mariniert Schleie Scholle Seelachs Felchen (blau) Renke, Äsche (blau) gekocht, in Alufolie, mariniert, in Aspik	in Öl eingelegte Fische Ölsardinen, Thunfisch falscher Lachs (gefärbt) echter Lachs Fisch-Konserven Fisch-Aspik, konserviert Bückling und andere geräucherte Fische, Marinaden, konserviert Krabben, Krebse Muscheln, Austern
Eier	
Frischeier (Tages-Eier von gesund ernährten Freilandhühnern) Eigelb, am besten roh Eiklar (nie roh) Ganz-Ei (weich gekocht, lockeres Rührei – Diät-Rührei – in Speisen verarbeitet)	Rohes Eiklar (enthält Vitamin-Hemmstoff) flüssiges Eigelb, konserviert flüssiges Ganzei, konserviert Trockenei stark verschmutzte Eier eingelegte Eier Fertigmayonnaise

Eiweiß-Stoffe (pflanzlich)

	Eiweiß-gehalt	
Sojamehl, fettarm (Hensel)	50%	Soja-Soße, weil zu salzreich
Vollsoja (Hensel)	35%	
Hefe-Erzeugnisse:	ca. 40%	
Trockenhefepulver		
Hefe-Flocken		
Hefe-Extrakte		
Batscheider Knäcke	29%	
Slank-Brot mit Milcheiweiß (Achimer)	20%	

Erlaubt		Verboten
Weizenkeime	25%	
Leinsamen (Linusit Gold)	20%	
Walnüsse	15%	
Haselnüsse	12%	

Fettstoffe

Erlaubt	Verboten
Kaltpreßöle, pflanzlich, mit hohem Gehalt an essentiellen Fettsäuren: Sonnenblumen-Öl Typ Vitaquell Leinsamenöl Getreidekeimöl Typ Dr. Grandel Kürbiskernöl (Fink) Deli-Reformöl Distelöl Traubenkernöl	*Olivenöl,* (enthält zu wenig essentielle Fettsäuren, eventuell gemischt mit Sonnenblumenöl). *Öl in Kunststoff-Flaschen* und -behältern, da sie Weichmacher enthalten können, die ins Öl übertreten.
Streichfette, pflanzlich (Pflanzenfett-Emulsionen) aus ungehärteten Pflanzenfetten und -ölen, nicht gefärbt, nicht chemisch konserviert, ohne Kochsalzzusatz) z. B.: Vitaquell extra (50–55% MUF) Eden Vollwert (50–55% MUF) (MUF = mehrfach ungesättigte Fettsäuren)	*Heißbehandelte und extrahierte Öle* Pflanzenöle, geruch- und geschmacklos durch chemische Nachbehandlung (Raffinierung): dazu gehören die sogenannten »feinen Speiseöle«, die ohne Herkunftsangabe oder mit Phantasienamen verkauft werden. Merke: alle als Kaltpreßöle angeführten Sorten gibt es auch raffiniert und chemisch nachbehandelt, darum: Etiketten genau lesen! *Stark erhitzte Fette jeder Art,* wie sie hauptsächlich beim Braten und Fritieren z. B. bei »Pommes frites«, vorkommen.
Schalenfrüchte Nüsse *Ölsamen* Kürbiskerne Leinsamen, grob geschrotet Sesamsamen	*Gehärtete Backfette* (dürfen nicht in Würfelform wie Margarine verkauft werden, sondern in rechteckigen Pakkungen wie z. B. Biskin, Palmin). *Schlagsahne*

Mit Zurückhaltung zu gebrauchen
frische Butter bis zu 20 g täglich. Während einer Kur keine Butter, wegen zu geringen Gehaltes an essentiellen Fettsäuren und der unerwünschten Zufuhr von Cholesterin.

Erlaubt	Verboten

Kohlenhydrathaltige Stoffe

Getreidenahrung

Erlaubt	Verboten
Vollkorn-Hafer, -Gerste, -Reis, -Roggen, -Weizen	Weißmehl
Vollkornbrot (Schrotbrot, Grahambrot, Knäckebrot, »Orvita«)	Gebäcke aus Weißmehl
Sauerteigbrot (bevorzugt) Vita Flachbrot (Weizen), Rogga Finnbrot (Roggen, geröstet), Dr. Kuhl's »Urbrot« sowie weitere Roggen-Laibbrote.	*Stärkemehle* aus Mais, Reis, Weizen, Kartoffeln
Vollkornzwieback, ohne Zucker, gesalzen (Batscheider)	Puddingpulver
Teigwaren, Weizenkeimnudeln (Keimdiät), Soja-Nudeln (Hensel)	Cornflakes und ähnliche stark bearbeitete Flocken (gezuckert!)
Breigetreide (als ganzes Korn, geschrotet und in Flockenform): Buchweizen, Gerste, Hafer, Hirse, Mais und Reis (Naturreis, auch als sogenannter »parboiled« Reis mit Silberhäutchen).	Reis poliert, glaciert, Schnellkochreis
Getreidemischungen: Donath Sechskorn (Weizen, Gerste, Roggen, Hafer, Hirse, Heilkleie).	
Weizenkeime	
Weizenkleie	

Mit Zurückhaltung zu gebrauchen
Graubrote, Landbrote, Pumpernickel
(weil letzterer oft mit Sirup hergestellt).

Zucker

Erlaubt	Verboten
Fruchtzucker	Traubenzucker
Milchzucker (z.B. Lact'Or)	Weißer und brauner Zucker
	Ahornzucker und -sirup
	Melasse und Zuckerrübensirup
	Gelierzucker aus weißem Zucker
	Gelier-Sionon

Erlaubt	Verboten
	Sionon- Zuckeraustauschstoff Süßstoffe (Natrium- und Calcium-Cyclamat, unter Phantasienamen wie Assugrin, Süssetten, Sukrinetten, Süßstoff »Bayer«, Saccharin und ähnliche Erzeugnisse).
Nur mit Erlaubnis des Arztes: Honig (Invertzucker = Rohrzucker + Fruchtzucker, vgl. Frage 134)	

Früchte-Nahrung

Erlaubt	Verboten
Beerenfrüchte	
Brombeeren, Erdbeeren, Hagebutten, Heidelbeeren, Holunderbeeren, rote Johannisbeeren, schwarze Johannisbeeren, Himbeeren, Stachelbeeren	Rosinen, Korinthen, Sultaninen, Datteln, Feigen (enthalten alle zuviel Traubenzucker). Stark mit Rückständen von Pflanzenschutzmitteln verunreinigtes Obst, wenn nicht anders möglich, unbedingt schälen!
Kernobst	
Äpfel Winterbirnen (fruchtzuckerreich!)	Apfelringe, stark geschwefelt
Steinobst	
Aprikosen, Pfirsiche, Sauerkirschen (Morellen) Pflaumen, blaue Zwetschgen	Aprikosen, getrocknet, stark geschwefelt Süßkirschen (zu viel Traubenzucker) Pflaumenmus aus vorkonserviertem und geschwefelten Pflaumenmark (keine Kennzeichnungspflicht!)
Südfrüchte und tropische Früchte	
Avocados, Bananen, Kiwis, Mangofrüchte, Melonen, Orangen, Zitronen (Bevorzugung von Südfrüchten aus Italien und Spanien, weil dort Schale nicht mit Diphenyl behandelt).	Bananen überreif und getrocknet Zitrusfrüchte aus Übersee: Vorsicht, da stark mit Diphenyl gespritzt.

Erlaubt	Verboten
	Fruchtsäfte und Süßmoste
Apfelsaft Birnensaft Orangensaft Süßmoste mit Fruchtzucker Heidelbeer-Donath Sauerkirsch-Donath Schwarze Johannisbeer-Donath Aprikosen-Donath	Süßmoste mit Kristallzucker Süßmoste mit Sionon
	Fruchtsaft-Konzentrate
Heidelbeer-Vollfrucht Sanddorn-Vollfrucht beide mit Fruchtzucker Mango-Vollfrucht (ungezuckert) Apfeldicksaft (Friate)	Fruchtsaft-Konzentrate (Sirupe) mit Kristallzucker
	Marmeladen und Kompotte
Marmelade und Gelee mit Fruchtzucker, selbst hergestellt. Diabetiker-Marmelade Kompottfrüchte mit Fruchtzucker (Erdbeeren, Heidelbeeren, Aprikosen, Schattenmorellen, Birnen)	Diabetiker-Marmeladen mit Sionon oder anderen Zuckeraustauschstoffen. Marmeladen und Gelees mit Kristallzucker Kompottfrüchte mit Kristallzucker oder mit chemischen Süßstoffen (Assugrin, Saccharin usw.)
	Gemüse
Blattgemüse Alle Sorten frisch und tiefgefroren *Kohlarten* Bevorzugt eingesäuert, Sauerkrautart oder als Tiefkühlgemüse, beide Arten blähen nicht	*Für alle Gemüsearten:* Langes Kochen Langes Warmhalten Aufwärmen Langes Wässern

Erlaubt	Verboten
Wurzelgemüse Roh, eingesäuert, Tiefkühlgemüse *Gemüsefrüchte* Alle Sorten frisch, eingesäuert, oder tiefgefroren. Auberginen, Tomaten (geschält), Spargel } nur gedünstet Nach Möglichkeit biologisch angebautes Gemüse verwenden.	Besondere Vorsicht bei Auslandsware, ausgenommen Ostblockländer, weil dort weniger Chemikalien angewendet werden (Bulgarien, Ungarn usw.) Auberginen, Tomaten, Spargel, Grüne Bohnen } roh
Sauergemüse (milchsauer)	
Sauerkraut, Weinsauerkraut Bohnen, grüne Rote Bete (Rote Rüben) Rote Bete-Vollfrucht-Gemüse Blumenkohl	
Essig-Gemüse	
Paprika-Salat, Gurken Tomaten-Paprika-Salat Rote Bete (Alle nur in kleinen Gläsern ohne Konservierungsstoff)	Zubereitungen in großen Behältern, weil Zusatz von Konservierungsstoff.
Gemüse-Fertigsäfte und -Konzentrate	
Karotten-Möhrensaft Rote Betesaft-Most Sauerkrautsaft Tomatensaft Tomatenmark	Tomaten-Ketchup, Chili-Soße { weil meist gesüßt und mit Konservierungsstoff

Erlaubt	Verboten
Gemüse-Moste	
Sauerkrautsaft Karotten-Most Dr. Keitel Rote Bete-Most Dr. Keitel (beide von Eden)	
Gemüse-Pulver	
Rote Bete-Pulver	
Gewürze	
Kochsalz, Meersalz, Kräutersalz, Selleriesalz, Sesam-Salz *Gartenkräuter,* frisch und getrocknet	Bei generellem Kochsalzverbot gilt dies auch für Meersalz, Kräutersalz, Selleriesalz, Sesamsalz. Spezial-Ersatz-Salze verordnet der Arzt. Meersalz wegen Jodgehaltes bei Schilddrüsenüberfunktion.
Lauchgewürze Knoblauch, Lauch, Schalotten, Schnittlauch, Zwiebel	
Senfölhaltige Gewürze Meerrettich, frisch, Rettich, Senf, Kresse	Meerrettich konserviert, geschwefelt
Exotische Gewürze Curry (Gewürzmischung), Ingwer, Kurkuma (Gelbwurzel), Paprika (Edelsüß-Paprika)	
Hefe-Erzeugnisse Hefe-Extrakt, Edelhefe-Flocken	
Sonstige Gewürze Zitrone (Saft), Essig (Weinessig, Obstessig, Kräuteressig), Tomatenmark (dunkelrot, nicht bräunlich)	Schalen von gespritzten Früchten Essig-Essenz

Erlaubt	Verboten
	Backhilfen
Bäckerhefe (Preßhefe), Bier, Wein, Alkohol (Rum, Arrak usw., verflüchtigt sich beim Backvorgang), Sprudel	Backpulver, weil alkalisch, macht Vitamin B_1 unwirksam. Hirschhornsalz (Ammoniumkarbonat)
	Getränke
Kräutertee Hagebuttenschalentee, Kamillentee, Lindenblütentee, Pfefferminztee, Chinesischer Tee, leichter Aufguß Mineralarme Quellwässer (Haderheck-Quelle, Eau de Volvic) Naturreine Säfte	Starker Bohnenkaffee Starker Schwarztee Alkohol, hochprozentig (Branntwein 32–45%, Liköre, auch Kräuterliköre) Fruchtsaftgetränke mit Kristallzucker wie Sinalco, Bluna. Limonaden Cola-Getränke (10% Zucker) Nektare
Mit ärztlicher Erlaubnis Trockener Wein Obergäriges Bier (Altbier) Diabetiker-Bier (Diät-Pils) Diät-Sekt mit Fruchtzucker (S&C) Bohnenkaffee	

Die in vorliegender Aufstellung erlaubten industriellen Erzeugnisse sind zum größten Teil aufgrund der »Grünen Liste 1974«, herausgegeben vom Verband der Diätetischen Lebensmittel-Industrie e. V., Frankfurt a. M., angeführt. Sie entsprechen somit der Verordnung über diätetische Lebensmittel vom 20. Juni 1963. Ferner wurden dazu weitere detaillierte Angaben in dem »Wegweiser durch den Stand« der 32. Deutschen Heilmittelausstellung der Therapiewoche Karlsruhe 1980 verwertet. Der »Wegweiser« ist bearbeitet aufgrund der seit 1963 erfolgten 5 Änderungsverordnungen (die letzte datiert vom 20. 12. 1977).

Rezepte zur Steigerung der Abwehrkräfte

Abkürzungen
E = Eiweiß
El = Eßlöffel
F = Fett
g = Gramm
kcal = Kilokalorien
Kh = Kohlenhydrate
KJ = Kilo-Joule
TL = Teelöffel
1/8 l = 1 kleine Tasse
1/10 l = 6 Eßlöffel

An Orten, wo Bioghurt oder Sanoghurt nicht zu haben ist, kann Buttermilch, Sauermilch, 1,5% F, oder Joghurt, 1,5% F, gebraucht werden, da alle Sauermilcharten einen bestimmten Anteil an rechtsdrehender Milchsäure aufweisen, den der Organismus verwerten kann.
Alle Rezepte sind für 1 Person berechnet, ausgenommen die Backrezepte Nr. 157 bis 161 und die Marmeladen-Rezepte Nr. 162 bis 165.

Nährwertberechnungen nach S. W. Souci/H. Bosch »Lebensmitteltabellen für die Nährwertberechnung«, Wissenschaftl. Verlagsanstalt mbH, Stuttgart 1967 und Prof. Dr. med. H. D. Cremer, Universität Gießen, »Die große Nährwerttabelle«, Gräfe und Unzer Verlag, München 1978.

Obst- und Gemüsesäfte

1

Grünblattsäfte

---

0 g E, 0 g F, 6 g Kh
100 KJ / 24 kcal

6 El Saft, 3 El Apfelsaft.
Einwandfreie gewaschene Blätter von Spinat, Kopfsalat, Endivien und Gewürzkräutern eignen sich dazu. Niemals die äußeren großen Blätter verwenden, auch nicht die breiten Rippen, weil sie am meisten mit chemischen Spritzmitteln behaftet sind. Äpfel schälen. Spinatblätter nur verwenden, wenn weder Nierenleiden noch Rheuma vorliegen.

2

*Grünblatt-Joghurt**

4 g E, 3 g F, 6 g Kh
290 KJ / 69 Kcal

6 El Saft mit 1 Becher Bioghurt oder Sanoghurt mischen.

3

*Möhren-Joghurt**

1 g E, 0 g F, 1 g Kh
32 KJ / 8 Kcal

6 El Möhrensaft und 1 El Bioghurt/Sanoghurt flüssig vermischen.

4

*Apfel-Sellerie-Joghurt**

5 g E, 5 g F, 12 g Kh
495 KJ / 118 Kcal

3 El Apfel-Auslese und 3 El Selleriesaft mit 1 Becher (150 g) Bioghurt/Sanoghurt mischen.

5

*Sanddorn-Sellerie-Joghurt**

5 g E, 5 g F, 12 g Kh
495 KJ / 118 Kcal

3 El Selleriesaft, 1 El Sanddorn-Vollfrucht ungesüßt, 1 TL Fruchtzucker, 1 Becher (150 g) Bioghurt/Sanoghurt.

* Alle diese Getränke können mit 1 Tl Linusit oder Weizenkeimen ergänzt werden.

6

*Heidelbeer-Joghurt**

5 g E, 5 g F, 12 g Kh
495 KJ / 118 Kcal

1 Becher (150 g) Bioghurt/Sanoghurt, 1 El Donath Heidelbeer-Vollfrucht.
Variante: 1/4 l Buttermilch, 2 El Heidelbeer-Vollfrucht
(9 g E, 0 g F, 12 g Kh; 554 KJ/123 Kcal)

7

*Schwarze-Johannisbeer-Joghurt**

5 g E, 5 g F, 18 g Kh
596 KJ / 142 Kcal

1 Becher (150 g) Bioghurt/Sanoghurt, 5 El Donath Schwarze Johannisbeere mit Fruchtzucker.
Variante: 1/8 l Buttermilch, 5 El Donath Schwarze Johannisbeere mit Fruchtzukker (5 g E, 0 g F, 18 g Kh; 394 KJ / 94 Kcal).

8

Sanddorn-Soja-Aufbaumix

7 g E, 5 g F, 12 g Kh
529 KJ / 126 Kcal

1 Becher (150 g) Bioghurt/Sanoghurt, 1 El Donath Sanddorn-Vollfrucht ungesüßt, 1 Tl Fruchtzucker und 1 gestrichener El Vollsoja (Hensel).
Vollsoja mit Fruchtsaft glattrühren, mit Fruchtzucker in die Bioghurt-Milch einrühren.

Rote-Bete-Saft-Getränke

Um 100 ccm Rote-Bete-Saft zu gewinnen, benötigt man ca. 220–250 g frische Knollen, geschält gewogen. Es ist besser, nicht mehr als 250 g auf einmal zu entsaften, weil dann die Knollen sehr gut ausgenützt werden. Je mehr man nacheinander ohne Unterbrechung in das Gerät gibt, um so geringer ist die Saftausbeute. Müssen größere Mengen hergestellt werden, so empfiehlt es sich, vor dem Entleeren der Trommel einen kleinen Schuß Wasser durchlaufen zu lassen, so daß noch weitere Inhaltsstoffe aus dem Preßrückstand gezogen werden.

Für Diabetiker ist der Kohlenhydratgehalt anzurechnen: 1 BE = 200 g. Wenn die Roten Rüben lange gelagert waren, ist die Saftausbeute nicht mehr lohnend.

Auch aus gekochten Roten Rüben kann Saft gewonnen werden. So hergestellter Saft schmeckt sehr angenehm. Außerdem gibt es den »Rote Bete-Saft« fertig in Flaschen pasteurisiert (Pflanzensaftwerk Schoenenberger) und als »Rote Bete-Most« milchsauer vergoren (Eden), beide im Reformhaus.

Um die Flüssigkeitszufuhr bei regelmäßigem Gebrauch zu verringern, kann man Rote-Bete-Pulver (Schoenenberger) einfach in Flüssigkeit einrühren. Auch dieses auf kaltem Wege getrocknete Pulver muß für Diabetiker berechnet werden: 1 BE = 18 g.

Eine angenehme Geschmacksveränderung ergibt sich auch aus dem Gebrauch des teilweise eingedickten, milchsauer vergorenen »Rote Bete Vollgemüse« (Reformhaus).

Schon mit täglich drei Mal 2 Eßlöffel davon wird die kurmäßig erforderliche Menge Rote Bete zugeführt. Diese Zubereitung enthält noch Pflanzenfasern (Ballaststoffe) in sehr feiner Form und regt dadurch die Darmfunktion mild an (reich an rechtsdrehender Milchsäure).

Auch durch Verwendung von Fink-Instant-Magermilch-Pulver, das sich sofort auflöst, kann Flüssigkeit eingespart und gleichzeitig Eiweiß und Milchzukker zugeführt werden. So können fettfreie Milchmischgetränke hergestellt werden. Fink-Instant muß für Diabetiker ebenfalls wie jede Milch angerechnet werden: 24 g = 1 BE. Zu solchen Getränken lassen sich Linusit oder Dr. Grandels Weizenkeime mischen, die reich an hochungesättigten Fettsäuren sind.

Zur Anreicherung mit Vitamin C kann Zitronensaft oder Sanddorn-Vollfrucht ungesüßt dazu gegeben werden.

Um Kindern den Rote-Bete-Saft schmackhaft zu machen, empfiehlt sich die Mischung mit Sanddorn-Vollfrucht mit Fruchtzucker oder mit Donath Citamin (Guave-Sanddorn) oder mit Apfelsaft. Erwachsene können mit Erlaubnis des Arztes 1/16 l Rotwein (Burgunder Art) statt des Saftes nehmen (Leberfunktion prüfen).

Empfohlene Tagesmenge an Rote-Bete-Saft: 3mal täglich 70–80 ml (ca. 1 Portweinglas).

9

Rote-Bete-Zitrone

0 g E, 0 g F, 10 g Kh
172 KJ / 40 Kcal

6 El Rote-Bete-Saft frisch oder Schoenenbergers Rote Bete mit 1 El Zitronensaft mischen, verquirlen.

10

Rote-Bete-Sanddorn-Vollfrucht

0 g E, 0 g F, 10 Kh
175 KJ / 41 Kcal

6 El Rote-Bete-Saft mit 1 El Sanddorn-Vollfrucht ungesüßt verquirlen.

11

Rote-Bete-Sauerkrautsaft

0 g E, 0 g F, 12 g Kh
205 KJ / 49 Kcal

6 El Rote-Bete-Saft mit 3 El Sauerkrautsaft mischen.

12

Rote-Bete-Joghurt I

6 g E, 3 g F, 16 g Kh
491 KJ / 117 Kcal

6 EL Rote-Bete-Saft mit 1 Becher (150 g) Bioghurt/Sanoghurt verquirlen.

13

Rote-Bete-Quark-Buttermilch

10 g E, 2 g F, 12 g Kh
454 KJ / 108 Kcal

6 El Rote-Bete-Saft mit 1/8 l Buttermilch, 1 El Sanoghurtmagerquark und 1 El Linusit verrühren.

14

Rote-Bete-Quark-Magermilch

9 g E, 2 g F, 24 g Kh
642 KJ / 153 Kcal

In 2/10 l Rote-Bete-Saft 12 g (2 El) Trocken-Magermilchpulver einrühren, 1 El Sanoghurt-Magerquark und 1 El Linusit damit glattrühren.

15

Rote-Bete-Quark-Schale mit Weizenkeimen

9 g E, 0,5 g F, 24 g Kh
583 KJ / 139 Kcal

In 2/10 l Rote-Bete-Saft 12 g Instant-Magermilchpulver einrühren, 1 El Sanoghurt-Magerquark und 1 El Weizenkeime damit glattrühren.

Rote-Bete-Pulver-Getränke

Das Rote-Bete-Pulver (Schoenenberger) immer zuerst mit einigen Tropfen Flüssigkeit klümpchenfrei anrühren, dann restliche Flüssigkeit auffüllen und verrühren. 1 BE = 18 g.

16

Rote-Bete-Apfelsaft

0 g E, 0 g F, 18 g Kh
310 KJ / 74 Kcal

9 g (1 El) Rote-Bete-Pulver mit 6 El Apfelsaft-Auslese vermischen.

17

Rote-Bete-Linusitschleim

0 g E, 0 g F, 16 g Kh
277 KJ / 66 Kcal

9 g (1 El) Rote-Bete-Pulver mit 1/8 l warmem Linusitschleim und 1 Tl Fruchtzucker verrühren, besonders geeignet für Leber-Galle-Empfindliche.

18

Rote-Bete-Joghurt II

5 g E, 5 g F, 18 g Kh
596 KJ / 142 Kcal

9 g (1 El) Rote-Bete-Pulver mit 1 Becher (150 g) Bioghurt/Sanoghurt und 1 El Weizenkeimen verquirlen.

19

Rote-Bete-Buttermilch

5 g E, 0 g F, 12 g Kh
294 KJ / 70 Kcal

9 g (1 El) Rote-Bete-Pulver mit 1/8 l Buttermilch verrühren.

Salat-Soßen

Um mit einer Tagesfettmenge von 60–80 g haushalten zu können, dürfen zur Salatsoße für eine Person höchstens 5 g Fett verwendet werden. Darum sind die vorgeschriebenen Fettmengen genau einzuhalten.
Die Soße soll immer schon fertig sein, ehe der Salat zerschnitten oder gerie-

ben ist, damit der vitaminzerstörende Luftsauerstoff nicht so schnell in die Schnittfläche eindringen kann.

Essig oder Zitrone?

Im allgemeinen wird für Diätzwecke das Säuern mit Zitronensaft vorgezogen, weil damit zugleich Vitamin C, Mineralsalze und Fermente zugeführt werden. Der Essig wird vielfach als gesundheitsgefährlich angesehen. Klinische Befunde haben aber erwiesen, daß bei maßvoller Verwendung von Gärungsessig (Weinessig, Obstessig) keine schädliche Wirkung auf die Blutzusammensetzung oder auf die Harnwege zu erkennen ist. Für Diätzwecke ungeeignet ist der Holzessig, ein Destillationserzeugnis, das nicht wie der Weinessig Fermente und Aromastoffe aufweist. Der aus Essigessenz gewonnene Essig sollte also in die Diätküche keinen Eingang finden.
Die Essigsäure ist wie die Fruchtsäure der Zitrone eine organische Säure: sie wird im Körper zu Kohlensäure und Wasser verbrannt, so daß sie eine Schädigung der Niere und Harnwege nicht verursachen kann. Bei übermäßiger Produktion von Magensäure jedoch ist Essig durch Zitrone zu ersetzen.

20

Ölsoße

0 g E, 5 g F, 0 g Kh
193 KJ / 46 Kcal

1 Tl Sonnenblumen-Kaltpreßöl oder 1 Tl Vitaminöl, 1 El Zitronensaft oder 1/2 Tl Weinessig oder Apfelessig. Bei Verwendung von Essig noch 1 El Wasser hinzufügen.
Verrühren, bis die Mischung milchigtrüb wird. 1 Tl feingeschnittene Zwiebel und 1/2 zerdrückte Knoblauchzehe dazugeben.

21

Öl-Kräutersoße

0 g E, 5 g F, 0 g Kh
193 KJ / 46 Kcal

Der Ölsoße Nr. 20 noch 1 El feingeschnittene Gartenkräuter wie Estragon, Dill, Pimpinelle, Zitronenmelisse untermischen.
Im Winter getrocknete Kräuter nehmen.

22

Tomaten-Kräutersoße

0 g E, 5 g F, 0 g Kh
193 KJ / 46 Kcal

In die Ölsoße Nr. 20 1 Tl stark eingedicktes Tomatenmark rühren. Paßt zu grünen Salaten, Krautsalat usw.

23

Frischrahm-Mayonnaise ohne Ei

4 g E, 5 g F, 3 g Kh
310 KJ / 74 Kcal

1/4 Carré Frischrahmkäse, 1 Tl Zitrone,

1 El Apfelsaft, 1 El Wasser, 1 Tl Instant-Trockenmilch.
Frischrahmkäse und Zitrone mit dem Apfelsaft glattrühren, Wasser zugeben, Magermilchpulver einstreuen, glattrühren. Zu Wurzelsalaten.

24

Frischrahmkäse-Meerrettich-Mayonnaise ohne Ei

4 g E, 5 g F, 3 g Kh
310 KJ / 74 Kcal

1/4 Carré Frischrahmkäse, 1 Tl Donath Sanddorn-Vollfrucht ungesüßt, 1 Tl Fruchtzucker, 2 El Buttermilch oder 2 El Wasser und 1 Tl Trocken-Magermilchpulver, 1 Tl frisch geriebener Meerrettich.
Frischrahmkäse mit Sanddorn und Fruchtzucker glattrühren, Meerrettich zugeben, dann Wasser, zuletzt Milchpulver untermischen. Zu Wurzelsalaten, zu gekochtem Fisch.

25

Frischrahm-Tomaten-Mayonnaise ohne Ei

4 g E, 5 g F, 6 g Kh
361 KJ / 86 Kcal

1/4 Carré Frischrahmkäse, 1 Tl Zitrone, 1 El Donath-Apfel-Auslese, 1 Tl dickes Tomatenmark, 1 El Wasser, 1 Tl Fink-Instant-Magermilch.
Frischrahmkäse mit Zitrone und Apfelsaft sahnig rühren, Tomatenmark dazugeben, dann Wasser und Magermilchpulver einrühren.

26

Öl-Quarksoße

4 g E, 5 g F, 0 g Kh
260 KJ / 62 Kcal

1 El Bioghurt/Sanoghurt-Magerquark, 1 Tl Sonnenblumen-Kaltpreßöl Vitaquell oder Dr. Grandels Vitaminöl, 1 Tl Zitrone, 2 El Wasser, 1 Tl Trocken-Magermilch, 1 Tl Zwiebelwürfelchen, 1 El Schnittlauch oder frische Gartenkräuter.
Quark, Öl und Zitrone sahnig rühren, mit Wasser verdünnen, Magermilchpulver und die Würzkräuter dazurühren.

27

Nuß-Quarksoße

6 g E, 3 g F, 3 g Kh
222 KJ / 53 Kcal

1 Tl Haselnußmus, 1 Tl Zitrone, 1 El Bioghurt/Sanoghurt-Magerquark, 2 El Wasser, 1 Tl Instant-Magermilch.
Haselnußmus mit dem Zitronensaft glattrühren, den Quark und das mit dem Milchpulver verquirlte Wasser dazugeben, zu sahneartiger Konsistenz verrühren. Zu Rohkost von Möhren, Roter Bete, Rettich.

28

Soja-Quarksoße

6 g E, 6 g F, 0 g Kh
340 KJ / 81 Kval

1 gehäufter Tl (5 g) Vollsoja, 2 El Wasser, 1 El Zitrone, 1 El Sanoghurtquark (mager), 1 Tl Sonnenblumen-Kaltpreßöl oder Vitaminöl.
Vollsoja mit Wasser und Zitrone zu einem klümpchenfreien Brei anrühren, Öl und Quark sorgfältig damit vermischen, nochmals 1 El Wasser dazugeben, rühren bis zu sahneartiger Konsistenz. Würzen nach Belieben mit Zwiebel, Knoblauch, Kräutern.

29

Soja-Quark-Tomaten-Soße

6 g E, 6 g F, 1 g Kh
348 KJ / 83 Kcal

Zusammensetzung und Zubereitung wie Nr. 28, außer Zwiebeln noch 1 Tl dickes Tomatenmark zusetzen.

30

Sauerkraut-Soße

0 g E, 5 g F, 0 g Kh
193 KJ / 46 Kcal

2 El Sauerkrautsaft, 1 Tl Sonnenblumen-Kaltpreßöl oder Vitaminöl, 1 Tl Zwiebelwürfelchen, etwas Knoblauch und frische Kräuter.
Sauerkrautsaft und Öl verquirlen, würzen. Gut zu Wurzel-Rohkost (Rote Bete, Möhren) und zu grünen Salaten.

Fettarme Salat-Soßen

31

Buttermilch-Soße, fettfrei

1 g E, 0 g F, 1 g Kh
34 KJ / 8 Kcal

3 El Buttermilch, 1 Tl Zitrone oder Weinessig, 1 Tl Kräuter oder Zwiebeln. Alles gut mischen.

32

Quark-Soße, fettfrei

5 g E, 0 g F, 1 g Kh
100 KJ / 24 Kcal

1 El Bioghurt/Sanoghurt-Magerquark mit 3 El Wasser, in denen 1 Tl Magermilchpulver aufgelöst ist, sahnig rühren, mit 1 Tl Zitrone und Kräutern oder Zwiebelwürfelchen würzen.

33

Sauermilch-Soße

1 g E, 1 g F, 0 g Kh
58 KJ / 14 Kcal

2 El Sauermilch, 1 Tl Zitrone, Kräuter nach Jahreszeit, Zwiebelwürfelchen. Alles gut mischen.

34

Joghurt-Soße

1 g E, 1 g F, 0 g Kh
58 KJ / 14 Kcal

1 El Bioghurt/Sanoghurt, 1 Tl Zitrone, Kräuter nach Jahreszeit. Alles gut verquirlen.

35

Joghurt-Tomaten-Soße

1,5 g E, 1 g F, 1 g Kh
84 KJ / 20 Kcal

Wie Rezept 34, noch 1 Tl stark eingedicktes Tomatenmark einrühren.

36

Soja-Tomaten-Soße

3 g E, 2 g F, 3 g Kh
176 KJ / 42 Kcal

1 Tl Vollsoja mit 2 El Sauermilch glattrühren, 1 Tl Zitrone oder Weinessig und 1 Tl dickes Tomatenmark dazugeben. Schnittlauch oder Petersilie zuletzt untermischen.

Frische Blattsalate

Die Soße sollte stets vor dem Zerkleinern der Salate angerichtet werden. Die Vielfalt der Salatsoßen erlaubt eine große Abwechslung. Von den für jeden Salat als besonders geeignet angeführten Soßen ist jeweils die zuletzt genannte fettarm. Gibt man 2 oder 3 Salate zu einer Mahlzeit, so ist mindestens ein Salat fettarm anzurichten.

37

Endivien oder Chicorée

Den gewaschenen Salat in Streifen schneiden. Gut abgetropft anrichten mit Öl-Kräutersoße Nr. 21 oder Tomaten-Kräutersoße Nr. 22 oder Soja-Quarksoße Nr. 28 oder Joghurt-Soße, fettarm, Nr. 34.

38

Feld- oder Ackersalat

Mindestens dreimal waschen, abgetropft anrichten mit
Öl-Kräutersoße Nr. 21 oder
Buttermilch-Soße, fettfrei, Nr. 31 oder
Joghurt-Soße, fettarm, Nr. 34.

39

Kopf-Salat

Nach dem Waschen die Blätter etwas zerreißen, sehr dicke Rippen ausschneiden, abgetropft anrichten wie Nr. 38.

40

Kresse-Salat

Brunnenkresse muß besonders sorgfältig gewaschen werden, ebenso die Gartenkresse (ca. 20 g je Portion). Brunnenkresse wird ihrer Schärfe wegen meist mit anderen Salaten gemischt. Abgetropft anrichten wie Nr. 38.

41

Sauerkraut-Salat

Rohes Reform-Sauerkraut (150 g) kann, wenn es etwas zerschnitten wurde, ohne jede Zutat gegeben werden, es kann aber auch wie Nr. 38 angerichtet werden.

Gemüse-Salate

42

Blumenkohl-Salat

100 g in kleine Rosen zerteilten, gewaschenen Blumenkohl fein zerkleinern und sofort anrichten mit
Frischrahm-Mayonnaise Nr. 23 oder
Tomaten-Kräutersoße Nr. 22 oder
Soja-Tomaten-Soße, fettarm, Nr. 36.

43

Fenchel-Salat

Die markartigen Stengel und die äußeren harten Blätter entfernen, das zarte grüne Kraut abschneiden und zur Soße verwenden, die geviertelten Knollen in sehr feine Streifen schneiden, anrichten wie Nr. 42.

44

Gurken-Salat

Bei zarten, ungespritzten Gurken die vitaminreiche Schale mitverwenden, sonst schälen. Nicht einsalzen, da wertvolle Stoffe dabei verloren gehen. In Scheiben geschnitten anrichten mit Öl-Quarksoße Nr. 26 (zusätzlich 1/2 Tl milder Senf), oder
Soja-Quarksoße Nr. 28 oder
Joghurt-Soße, fettarm, Nr. 34 oder ohne jede Zutat, höchstens mit etwas Fruchtzucker bestreut.

45

Paprikaschoten-Salat

Sowohl die grünen als auch die gelben und roten Schoten können zu Salaten verarbeitet werden. Besonders mild, fast süß, schmeckt die Tomaten-Paprika. Das Samenhaus muß herausgeschnitten werden, nach raschem kalten Abspülen kann der in Streifen geschnittene Salat mit viel Zwiebeln und der Ölsoße Nr. 20 angerichtet werden.
Da roher Paprika nicht allgemein bekömmlich ist, zunächst nur ein paar Streifen angerichtet probieren. Besser verträglich sind Paprikasalat in Weinessig und milchsauer vergorener Paprika.

46

Gemüsesülze nach Hausfrauenart

0 g E, 0 g F, 5 g Kh
84 KJ / 20 Kcal

2 Likörgläser Naturweinessig mit 1/4 l Wasser und 2 El Apfelsaft verrühren. 5 Senfkörner, 1 kleines Lorbeerblatt, 1 kleine Zwiebel, in die 2 Gewürznelken eingesteckt sind, 1 Messerspitze Ingwerpulver und 3 oder 4 Pfefferkörner in dieser Essig-Lösung heiß werden lassen, durch ein engmaschiges Sieb geben und den Gewürzsud noch mit 1 Tl gekörnter Brühe oder 1 Tl Hefeextrakt würzen.
Den Gewürzsud heiß halten und 1 Tl (8 g) Agar-Agar, pulverisiert, einrühren. Die Flüssigkeit soll ungefähr 60° haben.
Vorbereitete Schälchen werden zunächst mit ein wenig Agar-Agar ausgegossen, die Masse muß dauernd warm gehalten werden, da sie schnell erstarrt. Auf diese Lage Agar-Agar ordnet man vorbereitetes, abgekochtes Gemüse an: Blumenkohlröschen, Möhren- und Selleriescheiben, Rote-Rüben-Streifen, ein paar grüne Bohnen und sonstige in dieser Diät erlaubte Gemüse (vgl. Frage 128). Darüber wird wieder Agar-Agar gegossen. Die Sülze wird nun mit feingehackten grünen Kräutern garniert und kühlgestellt.

Wurzel-Salate

47

Karotten- oder Möhren-Salat

50 g Karotten mit dem Sparmesser fein schälen, grob oder fein zerkleinern, sofort anrichten mit
Frischrahmkäse-Meerrettich-Mayonnaise Nr. 24 oder
Nuß-Quark-Soße Nr. 27 oder
Joghurt-Soße, fettarm, Nr. 34.

48

Kohlrabi-Salat

Die dünn abgeschälten, gewaschenen Kohlrabi grob oder fein zerkleinern und sofort anrichten wie Karotten Nr. 47.

49

Rettich (weißer, roter, schwarzer)

Nach Entfernen der Würzelchen und sparsamem Abschaben kalt abspülen, grob oder fein zerkleinern und anrichten mit Öl-Soße Nr. 20 oder
Soja-Quark-Soße Nr. 28 oder
Sauermilch-Soße, fettarm, Nr. 33.

50

Rote-Bete-Salat

Eine Knolle schälen, rasch kalt abspülen, grob oder fein zerkleinern und sofort in die vorbereitete Soße geben wie Karotten Nr. 47.

Frische gemischte Salate

51

Sellerie-Salat

Die sauber geschälte Knolle kurz kalt überspülen, grob oder fein zerkleinern, am besten direkt in die Soße reiben oder raffeln und sofort anrichten
mit Öl-Quark-Soße Nr. 26 oder
Nuß-Quark-Soße Nr. 27 oder
Buttermilch-Soße, fettfrei, Nr. 31.

Von oben nach unten: ▷
Chicorée-Salat, Nr. 37, mit Tomatenkräutersoße, Nr. 22. Blumenkohl-Salat, Nr. 42, mit Soja-Tomatensoße, Nr. 36. Karotten-Salat, Nr. 47, mit Joghurtsoße, Nr. 34.

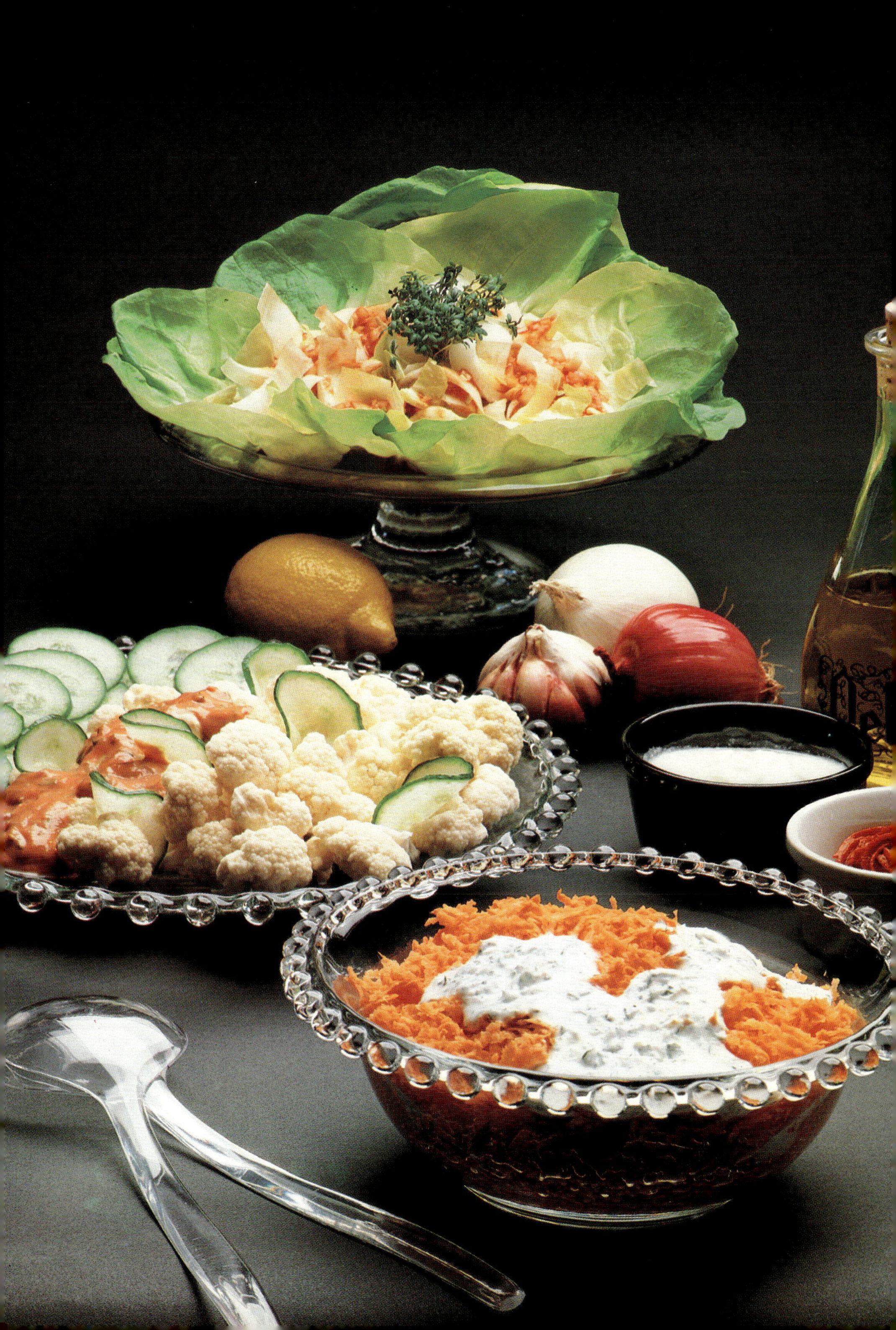

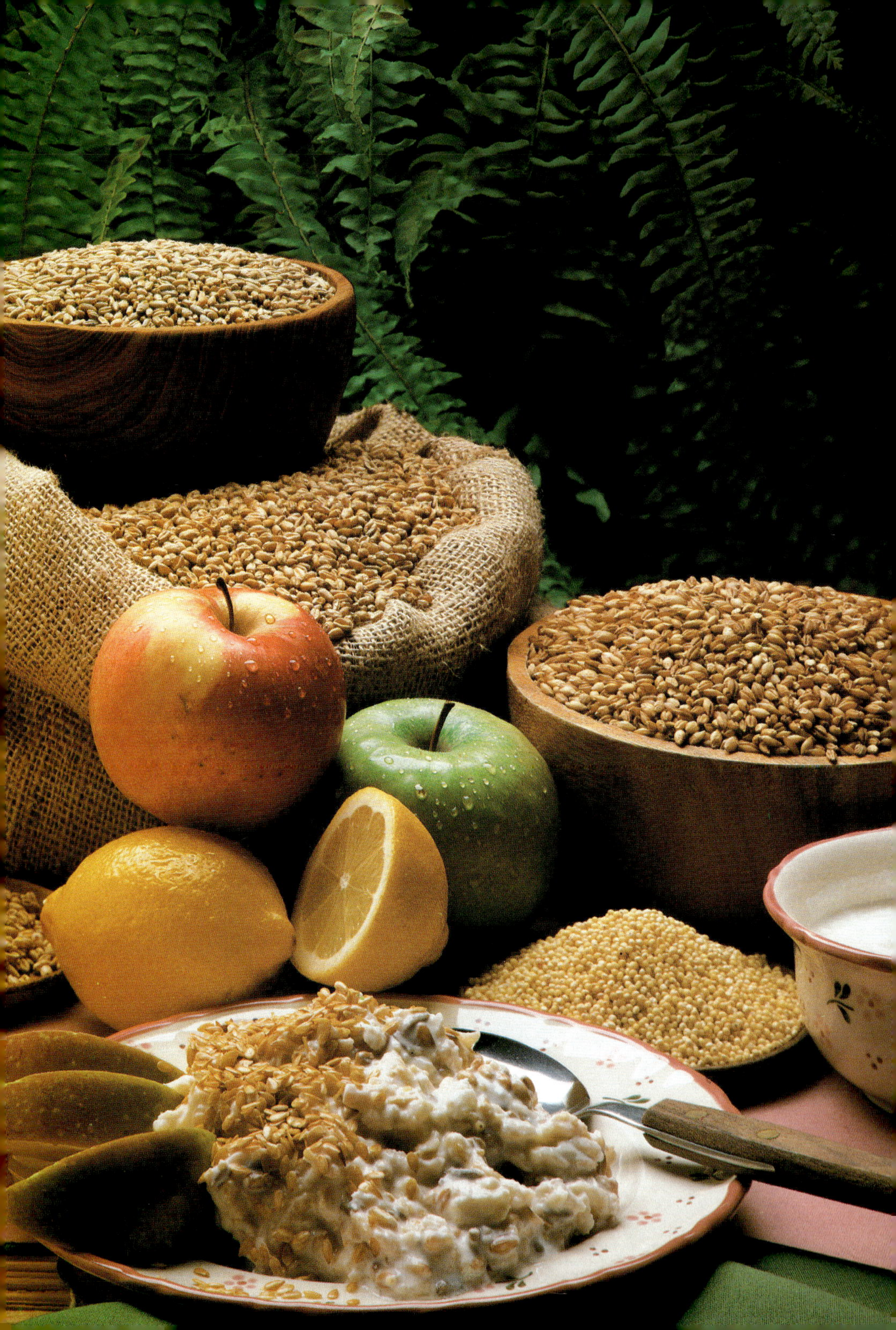

52

Chicorée-Mandarinen-Apfel-Salat

1 kleinen Kolben Chicorée, in Streifen geschnitten, 1 Mandarine, in Schnitze zerlegt, 1 kleinen Apfel, geschält, vom Kernhaus befreit und in kleine Scheiben geschnitten oder grob geraspelt, mischen und mit Frischrahmkäse-Tomatenmayonnaise (Nr. 25) anrichten.

53

Chicorée-Rote-Bete-Salat

Eine kleine gekochte Rote Rübe, in Scheiben geschnitten und in Weinessig und Zwiebelringen über Nacht mariniert, mit einem Kolben Chicorée, in Streifen geschnitten, mischen (zuvor aus der Marinade nehmen und abtropfen lassen), anrichten mit Öl-Kräutersoße mit Weinessig, Nr. 21, oder Buttermilch-Soße, fettfrei, Nr. 31.

54

Endivien-Sellerie-Salat

Unter die in Streifen geschnittene Endivie ein kleines Stück fein zerkleinerte Sellerieknolle mischen, sofort anrichten mit
Öl-Kräutersoße Nr. 21 oder
Joghurt-Soße, fettarm, Nr. 34.

◁ *Sechskornmüsli, Rezept Nr. 59, Seite 136.*

55

Gurken-Paprika-Salat

1/4 Gurke in Scheiben schneiden und mit einigen hauchdünnen Scheiben roter Paprikaschote vermischen. Mit Öl-Kräutersoße Nr. 21 oder Joghurtsoße Nr. 34 anrichten.
Besonders pikant ist der Salat, wenn in Essig eingelegte Streifen von Paprika unter die Gurkenscheiben gemischt werden.

56

Kopfsalat mit Gurken

Etwa 100 g Gurkenscheiben mit Kopfsalat mischen, anrichten wie Nr. 54.

57

Bunter Sauerkraut-Salat

Unter 100 g zerschnittenes Reform-Sauerkraut einen kleinen geschälten, grob zerkleinerten Apfel, ein oder zwei in Scheiben geschnittene Kräutergürkchen oder milchsaure Gürkchen, ein wenig geriebene Möhren und Sellerie mischen und sofort anrichten wie Nr. 54 (Endivien-Sellerie). Wacholderbeeren, die im Kraut vorhanden sind, werden zerdrückt und unter die Soße gemischt.

Vollkorn-Müesli-Rezepte

(siehe auch Rezept 177 »Keimkornmüesli«)

58

Kraftkorn-Schrot-Müesli

6 g E, 4 g F, 30 g Kh
810 KJ / 193 Kcal

2 El (19 g) Donath Kraftkorn mit 3 El Wasser einweichen. Nach 8–12 Stunden Quelldauer mit 1 Tl Sanddorn-Vollfrucht, ungesüßt, verrühren, 1 kleinen Apfel (ca. 100 g), geschält, grob hineinraspeln, mit 1 Becher (150 g) Bioghurt/Sanoghurt verrühren, mit 1 Tl Linusit überstreuen. Da Kraftkorn aus Weizen besteht, der mit unversehrtem Keim geschrotet ist, entwickelt es beim Quellen zusätzlich Vitamin B_1.
Variante: statt Bioghurt/Sanoghurt kann 1 El Bioghurt/Sanoghurt-Quark mit 3 El Wasser gemischt zugegeben werden.
Anstelle von 100 g Äpfeln können
100 g Aprikosen
oder 100 g Heidelbeeren
oder 130 g Orangen ohne Schale
oder 150 g Erdbeeren
oder 170 g Himbeeren
oder 60 g Bananen ohne Schale genommen werden.

59

Sechskorn-Müesli

9 g E, 4 g F, 42 g Kh
1033 KJ / 246 Kcal

2 El (27 g) Donath Sechskorn mit 4 El Wasser einweichen und 10–12 Stunden quellen lassen. Dann 1 Tl Sanddorn-Vollfrucht ungesüßt oder 1 Tl Zitrone einrühren. In diesen Brei einen geschälten Apfel grob hineinraspeln, mit 1 Becher (150 g) Bioghurt/Sanoghurt verrühren, 1 Tl Linusit darüberstreuen.
Variante: Wie bei Rezept Nr. 58.

60

Haferflocken-Müesli

7 g E, 4 g F, 36 g Kh
903 KJ / 215 Kcal

2 El (18 g) Donath-Haferflocken mit 3 El Wasser kurze Zeit einweichen (kann auch unterbleiben, da Flocken vorbehandelt sind), dann mit 1 Tl Sanddorn Vollfrucht ungesüßt oder 1 Tl Zitrone und 1 Tl Fruchtzucker verrühren,
1 kleinen geschälten Apfel (ca. 100 g) grob in diesen Brei hineinraspeln, mit 1 Becher (150 g) Bioghurt verrühren,
1 Tl Linusit darüberstreuen.
Variante: Früchte nach Wahl wie in Rezept Nr. 58.

61

Kollath-Frühstück

9 g E, 4 g F, 42 g Kh
1029 KJ / 245 Kcal

3 El (28 g) Kollath-Vollwertflocken mit 3 El Wasser kurze Zeit einweichen, was auch unterbleiben kann, danach mit 1 Tl Sanddorn-Vollfrucht ungesüßt oder 1 Tl Zitrone verrühren, 1 Tl Fruchtzukker hinzufügen, in diesen Brei 1 kleinen geschälten Apfel (ca. 100 g) grob hineinraspeln und 1 Becher Bioghurt/Sanoghurt hinzufügen, zuletzt mit 1 Tl Linusit überstreuen.
Variante: Früchte nach Wahl wie in Rezept Nr. 58.

62

Linusit-Quark-Müesli

16 g E, 4 g F, 30 g Kh
945 KJ / 225 Kcal

1 El Linusit mit 3 El Wasser kurze Zeit quellen lassen (aber nicht über Nacht!), mit 1 Tl Zitrone oder Sanddorn-Vollfrucht ungesüßt, ⅛ l Frischmilch und 2 El Haferflocken verrühren, 2 El Bioghurt-Magerquark und eine halbe mit der Gabel zerdrückte Banane (ca. 60 g) gut daruntermischen.
Variante: Anstelle von Frischmilch ⅛ l (1 Tasse) Wasser, mit 2 El Trocken-Magermilch verrühren. Der Fettgehalt vermindert sich dadurch auf 2 g. Früchte nach Wahl wie bei Rezept Nr. 58.

Suppen

63

Linusit-Kurgetränk

2 g E, 1 g F, 1 g Kh
92 KJ / 22 Kcal

2 El Linusit-Gold in ½ l Wasser kalt aufsetzen, in einem Gefäß von mindestens 1 l Fassungsvermögen (Durchmesser 16 cm), weil Linusit beim Kochen wie Milch überschäumt, deshalb dabei bleiben, rühren, Hitzezufuhr gegebenenfalls drosseln. Nach etwa 4–5 Minuten Kochdauer vom Feuer ziehen, nicht durchsieben. Es ist wichtig, daß die Leinsamenkörnchen, die jetzt ganz weich sind, mitverzehrt werden, weil sie wertvolle Stoffe für die Gesundung enthalten und zur Regelung des Stuhls beitragen, ohne die Darmschleimhaut oder eine etwa entzündete Magenschleimhaut zu reizen.
Dieses Getränk kann sogar bei regelmäßiger Einnahme Schleimhautentzündungen heilen. Die Menge reicht für 2 Teller oder 2 große Gläser, sie kann auch zum Verdünnen und Bekömmlichmachen von sauren Obstsäften gebraucht werden, die sonst Magenkranken nicht zuträglich sind.
Wer mag, kann die Suppe mit 1 TL Hefewürze abschmecken und mit frischen Kräutern bestreut servieren.

64

Sechskorn-Suppe

8 g E, 4 g F, 40 g Kh
982 KJ / 234 Kcal

2 gehäufte El (ca. 27 g) Donath-Sechskorn mit 6 El Wasser einige Stunden quellen lassen, dann unter Rühren kurz aufkochen oder auf Sparflamme ausquellen lassen, ohne zu rühren, vom Feuer ziehen, ⅛ l Milch und 2 El Heidelbeer-Vollfrucht einrühren. Gegen Verstopfung.
Variante: Statt Milch ⅛ l Wasser zugeben, mit 2 El Tomatenmark oder 1 TL »Vitam R« würzen.
4 g E, 2 g F, 40 g Kh
83 KJ / 198 Kcal

65

Kartoffel-Kräuter-Suppe

4 g E, 5 g F, 30 Kh
781 KJ / 186 Kcal

2 mittelgroße geschälte Kartoffeln (120 g) vierteln, mit einem Stück Lauch (Porree) und einem kleinen Stück geschälter Sellerieknolle garen, dann pürieren. ⅛ l Buttermilch oder ⅛ l Wasser, in dem 1 Eßlöffel Instant-Magermilch aufgelöst ist, hinzufügen. Heiß werden lassen, 5 g Vitaquell einrühren, 2 El fein zerschnittenes Kerbelkraut oder eine Mischung von zerschnittener Petersilie, Estragon, Dillkraut oder Schnittlauch und 1 El Dr. Grandels Weizenkeime dazugeben.

Variante: ¼ l Wasser, ⅛ l Buttermilch, 5 g Pflanzenmargarine und 1 Tl Hefewürze heiß werden lassen, in eine Porzellan- oder Glasschüssel gießen, 30 g Püreeflocken mit dem Schneebesen einrühren, zuletzt die Kräuter dazugeben.
7 g E, 5 g F, 29Kh
823 KJ / 194 Kcal

Variante, fettarm: ⅜ l Wasser, 12 g Trocken-Magermilch miteinander verrühren, 5 g Vitaquell, 1 Tl Hefebrühwürfel dazugeben und erhitzen, 30 g Püreeflocken einrühren, zuletzt die Kräuter dazugeben.
5 g E, 4 g F, 24 g Kh
659 KJ / 157 Kcal

66

Reis-Gemüsesuppe

2 g E, 5 g F, 18 g Kh
540 KJ / 128 Kcal

1 gehäufter El (25 g) Avorio-Reis wird in ⅜ l kaltem Wasser zum Ausquellen aufs Feuer gebracht. Sobald die Körner schön aufgegangen und weich sind, wird ⅒ l Frischgemüsesaft daran gegeben und das Ganze mit gekörnter Brühe gewürzt. 5 g Vitaquell ohne weiteres Erhitzen dazugeben.
Variante: Vorsichtig 1 verquirltes Eigelb einrühren.
0 g E, 12 g F, 18 g Kh
790 KJ / 188 Kcal

67

Spargel-Cremesuppe

0 g E, 6 g F, 18 g Kh
546 KJ / 130 Kcal

100 g geschälter Suppenspargel wird in etwa 2 cm lange Stücke geschnitten und in 1/2 l kochendem Wasser angesetzt. Nach dem Garwerden streicht man die Suppe durch ein Sieb oder püriert sie im Mixer.
5 g Weizenkeime mit etwas kalter Milch glattrühren und dann in der Suppe einmal aufkochen lassen, 1 Eigelb mit etwas kalter Milch verquirlen und langsam in die Suppe einrühren, nicht mehr aufkochen lassen. Mit gekörnter Brühe würzen.
Über 25 g gerösteten Brotwürfeln anrichten.

Bei Verwendung von *Grünspargel,* den man häufig aus Frankreich oder Italien bekommt und der auch im eigenen Garten gut angebaut werden kann, nur das untere Drittel schälen. Farbige Spargelköpfe sind vitaminreicher als weiße!

68

Buchweizengrütze mit Tomaten

4 g E, 5 g F, 32 g Kh
823 KJ / 194 Kcal

30 g (2 El) grobe Buchweizengrütze in ¼ l kaltem Wasser, dem ½ Tl gekörnte Brühe zugesetzt wird, locker ausquellen lassen (etwa 25 Minuten Kochzeit). Inzwischen 200 g Tomaten abziehen, in Viertel oder Achtel schneiden, in 5 g Vitaquell unter Zugabe von 2–3 El Wasser dünsten, bis sie zerfallen sind. Mit gehackter Petersilie vermischen und kurz vor dem Garwerden der Grütze mit dieser verrühren und durchziehen lassen.
Ein pikantes Abendessen für Gesunde und Kranke!

69

Hirsebrei süß, mit Fruchtsaft

9 g E, 4 g F, 36 g Kh
932 KJ / 222 Kcal

30 g (2 El) Hirse auf einem Sieb kalt abspülen, in ¼ l Flüssigkeit (halb Wasser, halb Milch) kalt aufs Feuer bringen und nach dem Ankochen, genau wie Reis, an warmer Herdstelle trocken ausquellen lassen. Mit 1 El Fruchtzukker verrühren, solange noch etwas Flüssigkeit vorhanden ist.
Vorsicht, Hirse kocht leicht über!
Dieser süße Hirsebrei schmeckt wundervoll, wenn er mit rotem Johannisbeer-Süßmost (mit Fruchtzucker) übergossen wird.

Warme Soßen

Zusammen mit Fett angeröstetes Mehl (»Einbrenne«) stellt an die Verdauungsorgane höchste Ansprüche. Bekömmlicher sind Soßen, die mit kalt verquirltem Mehl zubereitet werden. Statt der vitalstoffarmen Stärkemehle wird Weizenmehl Type 550 oder Achimer Spezialmehl für die Reformküche genommen.

70

Béchamelsoße

---

6 g E, 5 g F, 12 g Kh
508 KJ / 121 Kcal

1 Tl Mehl (8 g) und 1 Tl Vollsoja mit wenig kaltem Wasser oder kalter Gemüsebrühe klümpchenfrei anrühren, in ¼ l kochende Flüssigkeit (½ Buttermilch, ½ Wasser) einlaufen lassen. Mit dem Schneebesen rühren und einige Minuten weiterkochen lassen. Hat man Gemüsebrühe (Spargel, Blumenkohl usw.), so wird diese mitverwendet. Mit Muskatblüte würzen. Zuletzt der Soße 1 Tl Sonnenblumenöl zugeben.
Kräuter-Béchamelsoße: 1 El frische Gartenkräuter kurz in der Soße aufkochen lassen.

71

Holländische Soße

---

6 g E, 11 g F, 12 g Kh
740 KJ / 176 Kcal

Die Béchamelsoße wird zuletzt mit einem frischen Eigelb (ca. 15 g) verquirlt.

72

Champignon-Soße

---

2 g E, 6 g F, 0 g Kh
269 KJ / 64 Kcal

1 Tl Zwiebelwürfelchen mit 1 Tl Öl hellgelb anrösten, dazu 1 El in feine Scheiben geschnittene frische Champignons geben, mit ⅒ l Brühe auffüllen und zugedeckt dünsten lassen. 1 Tl Vollsoja mit wenig Wasser verquirlen, in die Soße einrühren und dann mit 2 El Weißwein würzen.

73

Tomaten-Soße

---

2 g E, 6 g F, 8 g Kh
407 KJ / 97 Kcal

1 Tl (8 g) Mehl und 1 Tl Vollsoja mit etwas kaltem Wasser glattgerührt in ¼ l kochende Gemüsebrühe unter Rühren einlaufen lassen, quirlen, bis die Soße gebunden erscheint, dann 1 El dickes Tomatenmark und 1 Tl Sonnenblumenöl einrühren, zuletzt 1 Tl Weizenkeime dazugeben, nicht mehr kochen lassen.

74

Curry-Soße

---

8 g E, 5 g F, 12 g Kh
542 KJ /129 Kcal

Béchamelsoße nach Nr. 70 herstellen, statt mit Muskat mit ½ Tl Currypulver würzen, 2 El Apfelauslese dazugeben.

75

Riviera-Tomatensoße

10 g E, 10 g F, 6 g Kh
672 KJ / 160 Kcal

40 g mageres Rindfleisch durch den Fleischwolf drehen und mit einem kleinen Lorbeerblatt in ¼ l heißer Gemüsebrühe etwa 10 Minuten kochen lassen. Inzwischen 8 g (1 Tl) Mehl mit wenig kaltem Wasser anrühren und in die kochende Brühe einlaufen lassen, danach 30 g dickes Tomatenmark dazugeben. Die Soße darf nicht nach Mehl schmekken, es kann sogar ganz wegbleiben. Zuletzt 1 Tl Sonnenblumen-Kaltpreßöl in die fertige Soße einrühren. Man kann auch Fleischreste so verwerten.

Brotaufstriche

76

Kräuteraufstrich

0 g E, 48 g F, 0 g Kh
1873 KJ / 446 Kcal

60 g Vitaquell mit 1 El Tomatenmark, 1 El gehackter Petersilie und 1 Tl Currypulver fest verkneten, kühlstellen.
Evt. noch 1 Tl Hefe-Extrakt dazugeben.
Reicht für 3–4 Schnitten Vollkornbrot.

77

Körniger Champignon-Frischkäse

18 g E, 6 g F, 2 g Kh
580 KJ / 138 Kcal

2 ganz frische Champignons roh fein zerkleinern oder in kleine Streifen schneiden, mit etwas Zitronensaft beträufeln, 125 g Hüttenkäse/Jocca mit 3 El Milch glattrühren und mit dem Pilzhack gut vermischen.
Reicht für 4 Schnitten Vollkornbrot.

78

Camembert mit Zwiebeln

10 g E, 7 g F, 0 g Kh
445 KJ / 106 Kcal

1 El Bioghurt/Sanoghurt-Magerquark mit 30 g Camembert und 1 Tl Zwiebelwürfelchen gut verkneten.
Reicht für 4 Schnitten Vollkornbrot.

79

Rahmbrie mit Paprikastreifen

6 g E, 7 g F, 0 g Kh
374 KJ / 89 Kcal

30 g Rahmbrie (20% F.) in feine Scheiben schneiden, Knäckebrot oder Vollkornbrot damit belegen, darüber schmale Streifen von rohen Paprikaschoten gitterförmig anordnen.
Reicht für 2 Schnitten Brot.

80

Meerrettich-Frischrahmkäse

5 g E, 10 g F, 10 g Kh
615 KJ / 155 Kcal

2 El frisch geriebenen Meerrettich (nicht aus der Tube!) mit ½ Tl Zitronensaft beträufeln, 30 g Frischrahmkäse mit 1 Tl Sanddorn-Vollfrucht ungesüßt und 1 Tl Fruchtzucker durchkneten, mit dem Meerrettich vermischen und mit 2 El Milch glattrühren.
Reicht für 2 Schnitten Vollkornbrot.
Paßt auch als Beilage zu Fisch, blau gekocht!

Gemüse-Gerichte

Zur Schonung der Inhaltstoffe werden saftreiche Gemüse (Tomaten, Gurken, Paprikaschoten usw.) im eigenen Saft gegart, härtere Gemüse benötigen Wasserzusatz, jedoch so sparsam, daß nichts weggeschüttet werden muß. Besonders wertstoffschonend ist die Zubereitung solcher härteren Gemüse und der Kartoffeln im Dampfdrucktopf. Farbe und Aroma bleiben sehr gut erhalten, der Flüssigkeitszusatz ist minimal. Das Fett wird erst nach dem Garvorgang zugesetzt, so daß es keine nachteiligen Veränderungen erleidet.

81 *

Auberginen (Eierfrüchte)

ca. 2 g E, 10 g F, 6 g Kh
529 KJ / 126 Kcal

Vorbereitung:
Will man die Schale der Aubergine nicht mitessen, dann überbrühe man sie (wie Tomaten) mit kochendem Wasser, spüle kurz kalt nach und ziehe die Schale vorsichtig mit einem scharfen Messer ab. In jedem Fall sind die in Scheiben geschnittenen Früchte vor der Zuberei-

tung mit etwas Salz zu bestreuen, mit Zitronensaft zu beträufeln und so eine halbe Stunde liegen zu lassen. Der dabei entstehende Saft ist abzugießen, die so behandelten Auberginen schmecken niemals bitter.
Eine vorbereitete mittelgroße Aubergine in Scheiben und 2 enthäutete Tomaten würfelig schneiden. 1 große Knoblauchzehe zerdrücken und mit einer mittelgroßen würfelig geschnittenen Zwiebel in 10 g Vitagen-Speisefett hellgelb anlaufen lassen, dann das zerschnittene Gemüse dazugeben und zugedeckt dünsten lassen; zieht das Gemüse ungenügend Saft, so ist etwas heißes Wasser zuzugeben. Inzwischen 30 g frische Champignons säubern und fein blätteln, dem halbgaren Gemüse zusetzen, zugedeckt garen. Zuletzt 2 El Bioghurt/Sanoghurt und 1 El Weizenkeime darunter rühren.
Variante: Anstelle der Champignons 100 g Reformsauerkraut, etwas zerschnitten, darunter mischen.

82

Auberginen überbacken

13 g E, 8 g F, 6 g Kh
650 KJ / 155 Kcal

100 g Eierfrüchte, 100 g Tomaten, 20 g geriebener Hartkäse (20% F.), ½ Zwiebel, 1 Tl Sonnenblumenöl. Auberginen vorbereiten wie Nr. 81.
Feste Tomaten in Würfel schneiden, Auberginen in ½ cm dicke Scheiben zerlegen, eine feuerfeste Platte mit Öl bepinseln, mit den Eierfrüchten und Tomatenwürfeln belegen, Zwiebelwürfel und geriebenen Käse darauf streuen und im Backofen bei mittlerer Hitze 15 Minuten backen lassen.

83

Blumenkohl, gedämpft

5 g E, 8 g F, 8 g Kh
538 KJ / 128 Kcal

Den sorgfältig gewaschenen, in Salzwasser oder Biosmon eingelegten Blumenkohl in ganz wenig Wasser oder im Schnellkochtopf (nur 2 Minuten!) halbweich kochen, so daß er noch knusprig bleibt. Auf heißer Platte anrichten, mit 5 g frischer Butter oder Pflanzenmargarine belegen, mit gehackter Petersilie bestreuen.

84

Grüne Bohnen mit Tomaten

4 g E, 5 g F, 10 g Kh
437 KJ / 104 Kcal

100 g zarte, grüne Bohnen putzen und in schräge Streifen schneiden. 2 kleine Tomaten enthäuten und vierteln.
1 kleingeschnittene Zwiebel in 1 Tl Sonnenblumen-Kaltpreßöl glasig werden lassen, das Gemüse sofort dazugeben, zugedeckt Saft ziehen lassen und nach einigen Minuten heißes Wasser nachgießen. Ein Stengelchen Bohnenkraut beifügen und im geschlossen Topf garen lassen.

85

Grüne Bohnen-Salat

4 g E, 3 g F, 10 g Kh
437 KJ / 104 Kcal

90 g geputzte und in schräge Streifen geschnittene Bohnen im Dampf garen und etwas abkühlen lassen. Von der Gemüsebrühe etwas zur Salatsoße Nr. 20 mitverwenden, so daß die Bohnen saftig werden. Mit frischem Dill bestreuen.

86

Fenchelgemüse

ca. 5 g E, 6 g F, 12 g Kh
529 KJ / 126 Kcal

Die markartigen Stengel und äußeren harten Blätter entfernen, das grüne Kraut zurückhalten. 2 kleine Knollen nach dem Waschen vierteln, in eine dünn mit Öl ausgestrichene feuerfeste Platte einsetzen und mit einer Soße aus 1 El Tomatenmark, 6 El Bioghurt/Sanoghurt oder Sauermilch und 1 El Weizenkeimen bedecken. 30–40 Minuten im Backofen dünsten lassen, mit dem grünen gehackten Kraut und Hefeflokken bestreuen.

87

Grüne Erbsen

7 g E, ca 5 g F, 12 g Kh
521 KJ / 124 Kcal

Zarte, junge Erbsen (100 g) in den Siebeinsatz des Schnellkochtopfes bringen und in 2–4 Minuten garwerden lassen. Mit 1 Tl Sonnenblumenöl beträufeln oder 5 g Vitaquell darauf zerfließen lassen.

88

Grüne Erbsen, Amsterdamer Art

14 g E, 13 g F, 24 g Kh
1150 KJ / 276 Kcal

70 g junge grüne Erbsen, 60 g Kartoffeln in der Schale, 1 Ei, 10 g Vitaquell, Petersilie.
Die Erbsen in wenig Salzwasser oder im Dampf gar werden lassen, zum Abtropfen beiseite stellen, eine Schalkartoffel heiß schälen und in Scheiben schneiden, um die Erbsen herum anordnen, das hartgekochte Ei zerhacken, über das Ganze verteilen, mit gehackter Petersilie bestreuen. Margarine darauf zerfließen lassen.

89

Grüne Erbsen mit Möhren

4,5 g E, 5 g F, 18 g Kh
579 KJ / 138 Kcal

90 g Möhren, 70 g grüne Erbsen, 1 Tl Sonnenblumenöl.
Die Erbsen in wenig Salzwasser halbweich kochen, dann die in Stifte geschnittenen Möhren dazugeben und zusammen weichdünsten lassen, mit dem Öl beträufelt zu Tisch geben.

90

Möhren, gedämpft

0 g E, ca. 5 g F, 12 g Kh
403 KJ / 96 Kcal

Die geschabten Möhren – etwa 150 g – im Schnellkochtopf in 3–6 Minuten, je nach Alter, garen oder in wenig Wasser zugedeckt weichdünsten.
Mit 5 g Öl/Vitaquell anrichten. Mit gehackter Petersilie bestreuen.

91

Tomaten, gedünstet

ca. 3 g E, 5 g F, 85 g Kh
386 KJ / 92 Kcal

Die geschälten Tomaten (um sie abziehen zu können, werden die Tomaten kurze Zeit auf einem Sieb in kochendes Wasser gehalten) halbieren – etwa 200 g – und in eine feuerfese, mit Öl bestrichene tiefe Schüssel einsetzen, etwas Wasser daran geben, zugedeckt gardünsten lassen. Mit 2–3 El Sauermilch oder Bioghurt/Sanoghurt und gehackter Petersilie anrichten.

92

Lauchgemüse

6 g E, ca. 9 g F, 18 g Kh
764KJ / 182 Kcal

150 g Lauchstangen von den losen Blättern befreien. Die weißen Teile halbieren und sorgfältig waschen, in etwa 2 cm lange Stücke schneiden und in wenig Wasser gardünsten lassen oder im Dampfdrucktopf in 2 Minuten garen.
Mit dem Kochwasser eine Béchamelsoße nach Rezept Nr. 70 zubereiten, dann mit Muskatblüte würzen, zum Schluß 1 El Weizenkeime einrühren.

93

Lauchgemüse mit Tomaten

7 g E, ca. 6 g F, 5 g Kh
441 KJ / 105 Kcal

100 g Lauch nach Rezept Nr. 92 vorbereiten, mit 2 mittelgroßen, in Viertel zerlegten Tomaten in wemig Wasser garen lassen. Mit dem entstandenen Saft 30 g Frischrahmkäse verrühren, mit 1 Tl Tomatenmark würzen und das Gemüse in dieser Soße anrichten. Statt Frischrahmkäse kann auch ½ Becher Bioghurt zur Soße verwendet werden.

94

Spargel, gekocht

4 g E, ca. 5 g F, 6 g Kh
370 KJ / 88 Kcal

150 g zarte Spargelstangen sorgfältig schälen und die holzigen Enden abschneiden, in wenig gesalzenem Wasser garen oder 3 Minuten im Schnellkochtopf dämpfen. Sofort auf einen heißen Teller geben und die Ölsoße Nr. 20 dazu servieren.

95

Sellerie mit Frischkäse

4,5 g E, ca. 15 g F, 21 g Kh
1029 KJ / 245 Kcal

1 kleine Sellerieknolle schälen und in Wasser oder im Dampfdrucktopf halbgar werden lassen, abgekühlt in etwa 1 cm dicke Scheiben schneiden. Auf eine mit Öl ausgestrichene feuerfeste Platte die Selleriescheiben schuppenförmig legen, mit Béchamelsoße Nr. 70, der ½ Carré Frischrahmkäse und 1 El Weizenkeime untergemischt sind, bedecken und bei Mittelhitze überbacken.

96

Tomaten-Paprika-Mischgemüse

3 g E, ca. 10 g F, 8 g Kh
580 KJ / 138 Kcal

1 reife Gurke (ca. 150 g), 2 Tomaten, eine Paprikaschote und eine kleine Zwiebel vorbereiten und würfelig schneiden. Die Zwiebelwürfel in 10 g Vitagen-Speisefett anrösten, dann das vorbereitete Gemüse dazugeben, im geschlossenen Topf dünsten lassen, gegebenenfalls etwas Wasser angießen. Vor dem Anrichten mit 1 El Weizenkeimen verrühren.

97

Pikanter Bohneneintopf

5 g E, 8 g F, 30 g Kh
911 KJ / 217 Kcal

150 g saure Bohnen (nicht abwaschen!) mit 120 g Kartoffelstückchen, 100 g geschälten Tomaten und 1 Zweig Bohnenkraut mit wenig Wasser bedeckt kochen lassen, Deckel geschlossen. Wenn das Gemüse gar geworden ist, 10 g Vitaquell zusetzen.

Gesäuerte Gemüse-Gerichte

Lagerraum:
Nur wo ein kühler Lagerraum zur Verfügung steht, der gut belüftbar sein muß, in welchem die Temperatur nicht über 10°C ansteigt und wo keine Frostgefahr besteht, lohnt sich das haushaltmäßige Einlegen von Sauergemüse.
Gefäß:
Das beste derzeit auf dem Markt befindliche Gefäß zum Einsäuern ist der »Erning'sche Steinguttopf mit Wasserrille und Deckel«. Das bei Holzfässern oder ähnlichen Behältern immer notwendige Säubern und die unvermeidlichen Materialverluste fallen hier vollkommen weg.
Der besondere Vorteil der Erning'schen Steinguttöpfe gegenüber offenen Krautfässern ist die Konstruktion des Deckelverschlusses. Hier sitzt der Deckel des Topfes in einer Wasserrille, die stets vollgefüllt sein muß, um den unerwünschten Luftzutritt zum Gärungsgut zu verhindern. Die beim Gärvorgang

sich bildenden Gase nehmen ihren Weg durch einige Löcher am Deckelrand und entweichen durch die Wasserrille ins Freie. Bei diesem Vorgang geschieht es, daß die entweichenden Gase etwas Wasser verspritzen. Beim Abheben des Deckels zur Entnahme von Füllgut darauf achten, daß kein Wasser aus der Wasserrille in den Topf tropft und daß immer genügend Wasser in der Rille steht.

Schnelles Angären (Säuerung) bei einer Temperatur von 20–27°C *während* 2 Tagen verhindert das Auftreten einer Fehlgärung durch überall vorhandene schädigende Bakterien (Buttersäurebakterien, Hefebakterien usw.).

Gleichmäßige Vergärung bis zur erwünschten Säuerung bei 12 bis 15°C. Mit anderen Worten: im Haushalt können die erforderlichen Temperaturen am besten in der Küche erreicht und eingehalten werden. Steigt die Temperatur über 30°C, bedeutet das ein katastrophales Absinken des Vitamin-C-Gehaltes.

Kochsalzzusatz: Er beträgt 1,5%, d.h. für ein Gärgefäß von 20 l Inhalt benötigt man 300 g Kochsalz.

*Zuckerzusatz**: Zu Bohnen und Gurken kann zur Erreichung einer schnell verlaufenden Gärung überdies ein Zusatz von 2% Zucker (für ein 20-Litergefäß also 400 g gewöhnlicher weißer Zucker) zugesetzt werden. Kochsalz und Zucker werden vermischt und in einer Wanne dem einzulegenden Gemüse untergemischt. Weißkohl hat selbst einen hohen Kohlenhydrat-(Zukker-) Gehalt, so daß sich hier der Zukkerzusatz erübrigt.

Bildung von Sickersaft: Beim Einlegen von Weißkohl ist darauf zu achten, daß das gehobelte Kraut, das gleichmäßig mit Salz vermischt ist, mit einem Holz- oder Porzellanstößel so fest in das Gärgefäß eingestampft wird, daß Sickersaft entsteht. Am Schluß des Einlegens muß der Sickersaft über dem Gemüse stehen. Bei Gurken und Bohnen, die unzerschnitten eingelegt werden, entsteht kein Sickersaft. Darum müssen diese Gemüse mit einer Lake (Salzlösung) übergossen werden, der man Zucker zusetzen kann, um die Gärung zu beschleunigen. Die Berechnung des Kochsalz- und Zuckerzusatzes erfolgt in diesem Falle nach der Größe des Gärgefäßes, z.B. bei einem Gefäß von 20 Litern = 300 g Kochsalz, 400 g Melassezucker. Der Zucker wird restlos vergoren! Die Aufgußflüssigkeit muß immer über dem Gemüse stehen.

Fehlgärungen: Die weitverbreitete Unvernunft, das Gärgefäß mit Hefe oder Sauerteig auszureiben, führt zu Fehlgärung und Verderb. Bei Bohnen, Blumenkohl und anderen auf der Erde wachsenden Gemüsen, die stets mit Erdbakterien behaftet sind, können leicht Fehlgärungen auftreten, wenn sie nicht sehr sorgfältig gewaschen werden. Grüne Bohnen und Wachsbohnen sollten zur Vermeidung von Fehlgärungen und Hartwerden, das auch durch Kochen nicht beseitigt werden kann, unbedingt vor dem Einlegen in kochendem Wasser einmal aufkochen, dann auf sauberen, gebügelten Küchentüchern

*Gewöhnlicher Küchenzucker, der völlig vergoren wird.

zum Trocknen und Auskühlen hingelegt werden, möglichst flach verteilt, und erst nach völligem Auskühlen eingelegt werden. So wird auch der Fäulnisgestank vermieden, der beim Einlegen roher Bohnen auftritt, weil eben Fäulnisbakterien aufgekommen sind.
Milchsäurebakterien, die aus den vergorenen Zuckerstoffen gebildet werden, sind das konservierende Element bei der Einsäuerung von Gemüse. Auch das Kochsalz wirkt konservierend, aber bei einem übermäßig hohen Kochsalzzusatz, wie er in alten Kochbüchern noch empfohlen wird, kann sich nur wenig Milchsäure bilden, das Kraut muß vor dem Genuß gewässert werden, wodurch es stark entwertet wird, und erzeugt trotzdem noch heftigen Durst. Diätetisch ist solches Kraut nicht sehr wirksam.
Acetylcholin, ein vitaminartig wirkender Stoff, der noch tausendmal wirksamer ist als das vitaminähnliche Cholin – beide sind für die hier in Frage kommende Diät wichtig –, entsteht beim Einsäuren von Weißkohl, Bohnen und Gurken noch zusätzlich zur Milchsäure.
Saft muß immer überstehen: Die obere Gemüseschicht darf nicht trocken liegen. Ist der Sickersaft bzw. die Lake verdunstet, so ist eine 1½ prozentige Kochsalzlösung (auf 1 Liter Wasser 15 g Kochsalz) nachzugießen, bis die Flüssigkeit übersteht. Aus diesem Grund kann kein Saft zum Trinken entnommen werden. Sauerkrautsaft zum Trinken wird zweckmäßigerweise käuflich erworben. Durch Zusatz von 1 Liter Wein auf 50 kg Sauerkraut entsteht das aromatische sogenannte »Weinkraut«.

98

Sauerkraut

Ein zum Einschneiden gut geeigneter Weißkohlkopf muß ausgereift und fest geschlossen sein und darf sich mit der Hand nicht mehr eindrücken lassen. Nur die Verwendung von ausgereiftem Kohl sichert gute Ausbeute, eine schöne weiße Farbe und gute Lagerfähigkeit. Nicht ausgereifter Kohl befriedigt geschmacklich nicht, schmeckt leicht bitter; lose gewachsene Kohlköpfe geben einen schlechten Schnitt, geringere Ausbeute und Haltbarkeit. Am besten eignen sich die Herbstkohlköpfe. Auch Rotkohl kann genau wie Weißkohl eingesäuert werden.
Die äußeren schadhaften Blätter werden mit nichtrostendem Küchenmesser entfernt, ebenso etwa schadhafte Stellen und der holzige Strunk. Das Kraut soll auf dem Krauthobel möglichst fein geschnitten werden. Zur Not kann auch eine Brotschneidmaschine benützt werden. Der Kochsalzzusatz beträgt 1,5%, d. h. für ein Faß oder einen Steinkrug von 20 l Inhalt werden 300 g Kochsalz benötigt.
Als beliebte Gewürzzugabe kommen in Frage: Kümmelkörner, Wacholderbeeren oder statt dessen Dillkraut. Auch können außerdem in Stücke geschnittene säuerliche Äpfel mit eingelegt werden. Die Gewürze werden lagenweise beim Einstampfen des Krautes zugegeben. In das heiß ausgebrühte Gärgefäß wird nun das gehobelte Kraut in dünnen Lagen eingeschichtet, jede einzelne Lage mit wenig Salz bestreut und da-

nach mit dem Holz- und Porzellanstößel kräftig eingestampft, bis Sickersaft aus dem Kraut kommt. Dann können noch Gewürze dazugegeben werden, es folgt die nächste Lage, bis das Gefäß bis handbreit unter den Rand gefüllt ist. Man prüfe sorgfältig, ob jeweils das Kraut so fest eingedrückt ist, daß keine Luftlöcher mehr dazwischen sein können, weil sich in diesen Luftlöchern Faulecken bilden würden.
Mit einem sauber ausgekochten weißen Leinentuch wird das Kraut abgedeckt, ringsum muß das Tuch zwischen Kraut und Gärgefäß eingesteckt werden, um Luftzutritt zu vermeiden. Darüber wird ein passender Holzdeckel (nicht aus harzhaltigem Holz wie Tanne oder Fichte) gelegt, der mit einem schweren Kieselstein belastet wird (kein Ziegelstein, kein Sandstein!).
Zeigt sich nach dem Abdecken des Krautes kein Sickersaft über dem weißen Tuch, so ist unbedingt eine 1,5%ige Kochsalzlösung nachzugießen (auf 1 Liter Wasser 15 g Salz), bis die Flüssigkeit etwas über dem Tuch steht.

Das Gärgefäß bleibt jetzt für 2 Tage in einem warmem Raum von 20–27°C stehen, wobei die Gärung rasch in Gang kommt. Vorsichtshalber stellt man das Gefäß in eine saubere Wanne, da zuweilen bei stürmisch verlaufender Gärung Saft über das Faß hinaus fließt. Danach muß das Kraut in einem Raum mit 12–15°C noch 2–3 Wochen gären. Dabei muß laufend geprüft werden, ob noch Saft übersteht und ob sich Kamhefen – eine spinnwebfeine graue Decke – gebildet haben, weil diese sofort durch Herausnehmen des Tuches und Deckel entfernt werden müssen. Das Tuch muß gebrüht werden, der Holzdeckel wird mit heißem Essigwasser gesäubert. Nach beendeter Gärung kommt das Kraut in den Keller.

99

Sauerkraut ohne Kochsalz

Die Haltbarkeit von ungesalzenem Sauerkraut ist geringer als die von gesalzenem. Darum soll es nur in Mengen von jeweils 5 kg eingelegt werden. Die Vorbereitung ist die gleiche wie beim gesalzenen Kraut, anstelle von Kochsalz werden 1,5% Zucker und etwas Zitronensaft zugesetzt. Auf 5 kg Sauerkraut werden also 75 g Zucker verteilt. Steht der Sickersaft nicht über, so ist noch eine 1,5-prozentige Zuckerlösung (auf 1 l Wasser 15 g Zucker) nachzugießen. Will man eine größere Menge einlegen, so empfiehlt es sich, davon nach vollendeter Gärung nach dem Weckverfahren in 1-Liter-Gläsern das gesäuerte Kraut einzuwecken. Dann behält es seine Frische und den angenehmen Geschmack ausgezeichnet.
Auch beim Einwecken muß Flüssigkeit über dem Kraut stehen. Reicht die Flüssigkeit aus dem Gärgefäß nicht aus, so ist entsprechend leicht mit Zitrone gesäuertes Wasser aufzufüllen. Die Sterilisierung erfolgt in engen Gläsern bei 98°C in 90 Minuten, in weiten Gläsern in 100 Minuten.

100

Eingesäuerte Bohnen

Sowohl zarte, junge grüne Bohnen als auch zarte Wachsbohnen (gelbe Bohnen) können eingelegt werden. Am besten nimmt man fadenlose Sorten. Die Spitzen müssen aber vor dem Einlegen abgeschnitten werden. Braunfleckige oder sonstwie fehlerhafte Bohnen sind auszuschneiden. Die Bohnen sollen so beschaffen sein, daß man sie leicht »brechen« kann. Dann können sie, einmal durchgebrochen, eingelegt werden, sie können aber auch geschnipselt oder sogar ganz eingelegt werden. Da hauptsächlich Buschbohnen, die nahe der Erde wachsen, verwendet werden, müssen Bohnen vor dem Einlegen kurz überbrüht werden, um anhaftende Erdbakterien unschädlich zu machen. Die gebrühten Bohnen werden über Nacht zum Abtropfen auf saubere Tücher gelegt, luftig ausgebreitet, anderntags gibt man sie in das sauber ausgebrühte Gärgefäß und übergießt sie mit einer Lösung von 1,5% Kochsalz und 2% Zukker, also auf 1 Liter Flüssigkeit jeweils 15 g Kochsalz und 20 g Zucker. Weiterbehandlung wie bei Sauerkraut.

101

Eingesäuerte Gurken

Eine Einlegegurke ist pflückreif, ehe sie voll ausgewachsen ist. Die Früchte dürfen nicht voll und rund sein, sondern müssen noch die Längsfurchen auf den Schalen erkennen lassen. Die für das Einlegen in Essig beliebten ganz kleinen Gurken haben einen zu geringen Zuckergehalt, um für milchsaure Gärung verwertbar zu sein, vollreife Gurken mit losem Kerngehäuse werden während der Gärung hohl. Geeignet sind Gurken von 9 bis 15 cm Länge. Fleckige, krumme und verwelkte Gurken sind nicht zu gebrauchen.
Die Gurken werden in klarem Wasser mit einer sauberen Bürste, die nicht mit modernen Spül- und Reinigungsmitteln in Berührung gekommen ist, abgebürstet und auf sauberen Tüchern zum Trocknen ausgelegt. Danach werden sie mit einem runden Zahnstocher oder einer dicken Stopfnadel »gestichelt«, damit die beim Gären entstehende Kohlensäure leicht entweichen kann. Der Boden des Gärgefäßes wird mit einer Lage von frischem Dillkraut ausgelegt, darüber gibt man lagenweise Gurken mit Estragon und Dill, auch Zitronenmelisse kann mitverwendet werden. Wenn das Gefäß bis handbreit unter den Rand gefüllt ist, wird eine Aufgußlösung mit 1,5% Kochsalz und 2% Zukker (also je Liter 15 g Kochsalz, 20 g Zucker) darüber gegeben und das Gefäß mit sauberem Tuch, Deckel und Stein abgedeckt. Weiterbehandlung wie bei Sauerkraut.
Auch für die sauren Gurken empfiehlt es sich, einen Teil in Weckgläser umzufüllen und zu sterilisieren. Das Aufgußwasser wird mit verwendet.

Kartoffel-Gerichte

Da die Kartoffeln gegen den Kartoffelkäfer mit einem Kombinationspräparat (Lindan + DDT) und oft auch mit Mitteln gegen das Keimen behandelt werden, kann der Genuß von Kartoffeln mitsamt der Schale z. B. von Backblechkartoffeln, nicht empfohlen werden, es sei denn, man hat biologisch angebaute Kartoffeln. Die Wertigkeit des Kartoffel-Eiweißes liegt nach Prof. Dr. Kofranyi (Max Planck-Institut für Ernährung) so hoch wie die von Ei. Die höchste je gefundene Eiweißwertigkeit entspricht danach einer Mischung von 1 Ei + 500 g Kartoffeln! (Auf dieser Tatsache beruht auch die in der Freiburger Universitätsklinik von den Ärzten Prof. Dr. Kluthe und Dr. Quirin entwickelte »Kartoffel-Ei-Diät« für schwer Nierenkranke, die Fleischeiweiß nicht mehr verarbeiten können).

In der Schale gekochte Kartoffeln sind besonders wertvoll. Aus ihnen lassen sich verschiedene Gerichte bereiten wie Béchamelkartoffeln, Kartoffeln überbacken usw. In keimenden, oft teilweise vergrünten Kartoffeln ist das Gift Solanin enthalten. Warmlagerung und Licht verstärken die Giftbildung. Die Keime müssen gründlich herausgeschnitten – also nicht nur abgebrochen – werden. Solche Kartoffeln werden besser geschält zubereitet. Nach Prof. Schuphan* kann der Solaningehalt in vergrünten keimenden Kartoffelknollen 20–40 mg in 100 g betragen. Gehirnschwellung, Schwindel, Kopfschmerz, Übelkeit mit Erbrechen sind Folgen des Genusses solaninreicher Kartoffeln.

Nach den Regeln der »Hayschen Trennkost« ist der gleichzeitige Verzehr von Kartoffeln und Fleischgerichten besser zu unterlassen, da die Verdauung erschwert wird. Jedoch sind alle Salate und Gemüsegerichte dazu von Nutzen, nicht zuletzt für die Linie!

Diabetiker müssen die Kartoffeln anrechnen:

Kartoffeln (geschält, gekocht):
60 g = 1 BE.

Flockenpüree ohne jeden Zusatz, daher auch für die kochsalzarme Kost geeignet: 15 g = 1 BE

»Pfanni Püree« ist unter Luftabschluß in einer Vakuum-Frischhaltepackung verpackt und enthält mehr Vitamin C als gelagerte Kartoffeln.

*Werner Schuphan, »Zur Qualität der Nahrungspflanzen«, BLV München.

102

Bouillonkartoffeln

*(6 g E, 0 g F, 36 g Kh
723 KJ / 172 Kcal*

180 g geschälte Kartoffeln in Würfel schneiden, mit gut gewürzter Gemüsebrühe bedeckt im geschlossenen Topf gar werden lassen. Die Brühe soll bis auf einen kleinen Rest verdunsten. Mit reichlich gehackter Petersilie oder mit Schnittlauchringen zu Tisch geben.

103

Béchamel-Kartoffeln

10 g E, 5 g F, 48 g Kh
1194 KJ / 284 Kcal

180 g Kartoffeln in der Schale kochen, schälen, in Scheiben schneiden und eine Béchamelsoße Nr. 70 bereiten, der man 5 g Trockenhefe beifügt, die Kartoffelscheiben in dieser Soße durchziehen lassen.

104

Tomaten-Kartoffeln

5 g E, 6 g F, 42 g Kh
1046 KJ / 249 Kcal

Zubereiten wie Rezept 103, jedoch mit Tomatensoße (Rez. 73) statt der Béchamelsoße.
Statt der Tomatensoße kann auch Currysoße (Rez. 74) verwendet werden:
6 g E, 5 g F, 48 g Kh
1146 KJ / 273 Kcal.

105

Buttermilch-Kartoffel-Püree

13 g E, 3 g F, 48 g Kh
1168 KJ / 278 Kcal

¼ l Buttermilch und ⅛ l Wasser bis nahe ans Kochen erhitzen, vom Feuer ziehen, in eine Porzellan- oder Glasschüssel gießen, mit Muskatblüte leicht würzen und 45 g Pfanni-Püree mit dem Schneebesen einrühren.

106

Quark-Kartoffel-Püree, fettarm

12 g E, 0 g F, 36 g Kh
827 KJ / 197 Kcal

180 g geschälte, in Viertel zerlegte Kartoffeln im strömenden Dampf garen, noch heiß pürieren, ⅛ l heißes Wasser und 2 El gestrichen voll mit Magermilchpulver einrühren, zuletzt 1 El Sanoghurt-Magerquark gründlich verquirlen. Würzen mit gehackter Petersilie oder Schnittlauchringen und mit Meersalz oder ganz ohne Salz, dann mit Muskatblüte gewürzt.
Variante: 45 g Flockenpüree (6 El) und 3 El Magermilchpulver in ¼ l heißes Wasser einrühren (Porzellan- oder Glasschüssel verwenden!), zuletzt 1 El Bioghurt/Sanoghurt-Magerquark gut darin verteilen, würzen wie oben.
16 g E, 0 g F, 42 g Kh
1000 KJ / 238 Kcal

107

Kartoffel-Püree mit Rote-Bete-Saft

3,5 g E, 1,5 g F, 30 g Kh
635 KJ / 151 Kcal

⅛ l Rote-Bete-Saft oder 2 El Rote-Bete-Vollfruchtgemüse mit 3 El Milch knapp bis zum Siedepunkt erhitzen, in eine Porzellanschüssel gießen, eine Spur Meersalz dazugeben, 30 g Flokkenpüree einrühren. Falls es die erlaubte Tagesfettmenge gestattet, kann ein Stich (etwa 3 g) Vitaquell-Vollwert-Fettnahrung oder ½ Tl Öl eingerührt werden.

108

Kartoffel-Eier

10 g E, 8 g F, 36 Kh
1105 KJ / 263 Kcal

180 g geschälte, zerschnittene Kartoffeln (mehlige Sorte) in wenig Wasser oder im Dampfdrucktopf weichkochen, durch die Kartoffelpresse drücken, mit etwas Muskatblüte und ganz wenig Meersalz würzen, mit einem kleinen verquirlten Ei innig vermischen. Mit einem Suppenlöffel kleine eiförmige Nocken abstechen, auf ein gefettetes Backblech setzen, im Backofen goldgelb überbacken. Man kann die Kartoffelmasse auch mit einer großen Tülle auf das Blech spritzen.

109

Sauerkrautauflauf mit Püree

14 g E, 11 g F, 42 g Kh
1394 KJ / 332 Kcal

Eine kleine würfelig geschnittene Zwiebel in 1 Tl Öl hellgelb anrösten, 150 g Reformsauerkraut dazugeben, etwas Wasser nachgießen, zugedeckt halbweich werden lassen. In ⅜ l Wasser 3 El Trocken-Magermilch einrühren, bis nahe zum Siedepunkt erhitzen, in eine Porzellanschüssel gießen und mit einem frischen Eigelb vorsichtig verquirlen, 1 El Trockenhefe dazugeben, salzen, nach und nach 45 g Flockenpüree einrühren. Eiklar zu Schnee schlagen und unter die Kartoffelmasse mischen. Eine feuerfeste Backform mit Öl bepinseln, mit Weizenkeimen ausstreuen, die Hälfte der Kartoffelmasse auf dem Topfboden ausstreichen, darüber das Sauerkraut verteilen, restliches Püree als Decke daraufgeben, mit Pflanzenmargarine-Flöckchen bedecken und bei guter Hitze goldgelb überbacken. Natürlich können alle Arten von Gemüseresten oder auch Reste von Fleisch und Geflügel auf diese Weise sinnvoll verwertet werden.

Reis-Gerichte

110

Milchreis mit Sanddorn

8 g E, 4 g F, 54 g Kh
1222 KJ / 291 Kcal

In ½ l Wasser 12 g (3 El) Trocken-Magermilch auflösen, 10 g Fruchtzukker und 1 kleines Stück Vanilleschote dazugeben, 65 g (1 kleine Tasse) Avorioreis dazugeben und körnig ausquellen lassen. Nach dem ersten Aufkochen sofort die Wärmezufuhr drosseln, da Reis bei 70°C gart. Den fertigen Reis in eine Schale geben und 3 El Sanddorn-Vollfrucht mit Fruchtzucker daruntermischen. Mit Früchten garnieren (Kirschen, Beeren, Orangenschnitze usw.).

111

Quark-Früchte-Reis

10 g E, 4 g F, 36 g Kh
945 KJ / 225 Kcal

30 g Avorio-Reis in ⅛ l Wasser und ⅛ l fettarmer Milch mit 10 g Fruchtzucker und ein wenig Vanilleschote körnig ausquellen lassen. Eine Creme bereiten aus 25 g (1 gehäufter El) Bioghurt-Magerquark, 3 El Schwarzer-Johannisbeer-Süßmost mit Fruchtzucker und 30 g fein pürierter Banane. Diese Creme wird löffelweise unter den etwas ausgekühlten Reis gemischt.

112

Andalusischer Reis

ca. 20 g E, 8 g F, 42 g Kh
1382 KJ / 329 Kcal

50 g Avorio-Reis mit ⅒ l Wasser zum Kochen bringen, dann 1 El Fruchtzukker und ⅒ l Milch zugeben, aufkochen und an warmer Stelle ausquellen lassen. 60 g Magerquark mit einem Eigelb verrühren, unter den Reis geben, das Eiklar zu festem Schnee schlagen und der Reismasse locker unterheben. In eine mit Öl bepinselte Auflaufform schichten und im Wasserbad – möglichst im Backofen – garen lassen. Vor dem Auftragen mit Sanddorn-Vollfrucht (mit Fruchtzucker) oder Heidelbeer-Vollfrucht bedecken, mit Bananenscheiben garnieren.

113

Auberginen mit Reis

5 g E, 5 g F, 24 g Kh
693 KJ / 165 Kcal

100 g Auberginen (Eierfrüchte), 100 g Tomaten, 1 grüne Paprikaschote, 1 Zwiebel, 36 g (2 El) Avorio-Reis, 1 Tl Sonnenblumenöl.
Auberginen schälen und in Würfel

schneiden (vgl. Rezept 81), die Tomaten in Scheiben zerlegen, Paprikaschote vom weißen Samenstand befreien, ausspülen, in feine Streifen schneiden. Die würfelig geschnittene Zwiebel im heißen Öl lichtgelb rösten, das vorbereitete Gemüse dazu geben, zugedeckt schmoren und Saft ziehen lassen, 1 Tasse heißes Wasser dazu gießen und den trockenen, in einem sauberen Tuch abgeriebenen Reis dazugeben, salzen. Zugedeckt dünsten lassen, bis der Reis aufgequollen ist.

114

Curry-Gemüsereis

4 g E, 10 g F, 48 g Kh
1286 KJ / 306 Kcal

1 El Zwiebelwürfelchen in 1 El Sonnenblumen-Kaltpreßöl glasig werden lassen, 65 g trockenen Avorio-Reis dazugeben, schnell umrühren, bis alle Körner glänzen, ¼ Tl Currypulver anstäuben und alles mit ½ l heißer Gemüsebrühe übergießen. 100 g in Viertel zerlegte, geschälte Tomaten dazugeben. Den Reis körnig ausquellen lassen, alle Flüssigkeit muß aufgesaugt sein.
Variante: Zu den Tomaten 1 mittelgroße grüne, gelbe oder rote streifig geschnittene Paprikaschote oder statt Tomaten 100 g feinblättrig geschnittene Pilze dazugeben,
oder eine Tomate und 50 g in Würfel geschnittene Möhren dazugeben,
oder an den fertigen Reis 5 Eßlöffel Spinat geben.

115

Geflügel-Salat

12 g E, 12 g F, 13 g Kh
895 KJ / 213 Kcal

100 g Mandarinenschnitze, 10 g schwarze Oliven gescheibelt (wässern) und 50 g klein geschnittene Reste von Geflügel vermischen, mit Frischrahmkäse-Meerrettich-Mayonnaise Nr. 24 leicht verrühren.

116

Tomaten auf Reis

7 g E, 15 g F, 42 g Kh
1428 KJ / 340 Kcal

Aus 65 g Avorio-Reis nach Rezept Nr. 114 einen Gemüsereis herstellen. 3 schöne, feste Tomaten aushöhlen, so daß oben ein Deckelchen stehen bleibt. Einen Teil des Risotto in die Tomaten einfüllen, über jede Füllung 1 El Bioghurt gießen. Das Ausgehöhlte der Tomaten mit dem restlichen Reis vermischen, damit den Boden einer feuerfesten Platte oder Schüssel, die mit Fett ausgestrichen ist, bedecken, die Tomaten darauf setzen, auf jede Tomate 1 Flöckchen Pflanzenmargarine setzen. Im Backofen 15 Minuten überbacken. Nur mit biologisch angebauten Tomaten erlaubt!

Weitere Reis-Rezepte siehe Lisa Mar – Dr. med. Oehl »Delikate Reisdiät«, Walter Hädecke-Verlag.

Teigwaren

Für eine cholesterinarme, vitaminreiche Kost eignen sich die »Keimdiät-Teigwaren« (Hörnchen, Makkaroni, Bandnudeln, Spaghetti) aus Hartweizengrieß, ohne Ei, Kochsalz, mit einem vitaminreichen Weizenkeimauszug. Ihr Vitamin B_1-Gehalt liegt mit etwa 0,75 mg% doppelt so hoch wie der von handelsüblichen Normalteigwaren.

117

Keimdiät-Makkaroni in Curry-Soße

6,5 g E, 10 g F, 48 g Kh
1327 KJ / 316 Kcal

50 g Makkaroni in ¼ l kochendes, schwach gesalzenes Wasser einschütten, 10 Minuten kochen, dann 8 Minuten nachziehen, abgießen und abtropfen lassen. 5 g Pflanzenmargarine in die schon vorbereitete Curry-Soße Nr. 74 geben und die Makkaroni damit durchmischen. Das übliche kalte Nachspülen der Makkaroni erübrigt sich bei dieser Zubereitungsweise, es bedeutet Nährwertverluste.

118

Makkaroni-Salat

7 g E, 6 g F, 36 g Kh
974 KJ / 232 Kcal

Makkaroni abkochen wie in Nr. 117, abtropfen lassen. Inzwischen die Soja-Tomaten-Soße nach Nr. 29 zubereiten und eine würfelig geschnittene Tomate sowie ein geraspeltes Kräutergürkchen darin marinieren, mit den noch warmen Makkaroni gut mischen.

Quarkspeisen

119

Heidelbeer-Bananen-Quark

17 g E, 0 g F, 12 g Kh
499 KJ / 119 Kcal

100 g Bioghurt/Sanoghurt-Magerquark mit 3 El Heidelbeer-Vollfrucht verrühren, 30 g Bananenscheiben darunter mischen.

120

Sanddorn-Quark

18 g E, 0 g F, 15 g KH
568 KJ / 135 Kcal

100 g Bioghurt/Sanoghurt-Magerquark mit 4 El Wasser, 1 El Magermilchpulver und 1 El Sanddorn-Vollfrucht mit Fruchtzucker verrühren.

121

Sanddorn-Quarkcreme mit Früchten

17 g E, 0 g F, 18 g Kh
605 KJ / 144 Kcal

80 g Bioghurt/Sanoghurt-Magerquark mit $\frac{1}{10}$ l Wasser und 2 El Magermilchpulver sowie 1 El Weizenkeimen glattrühren, 1 El Sanddorn-Vollfrucht mit Fruchtzucker und 30 g Bananenscheiben darunter mischen.
Variante: Statt Bananen 40 g Orangenwürfel oder 50 g Erdbeeren oder 50 g Himbeeren oder 50 g Melonenwürfel oder 30 g Aprikosenwürfel unter die Creme mischen.

122

Quark-Auflauf mit Äpfeln (2 Portionen)

9 g E, 11 g F, 79 g Kh
1945 KJ / 463 Kcal

45 g Flockenpüree, 125 g Bioghurt/Sanoghurt-Magerquark, 1 Ei, $\frac{1}{8}$ l Wasser, 30 g Fruchtzucker, etwas abgeriebene Zitronenschale, 100 g Apfelstückchen.
1 Ei aufschlagen, Eiweiß und Dotter trennen, Eigelb im Wasser verquirlen, die Hälfte des Fruchtzuckers dazugeben, Flockenpüree in die Flüssigkeit einrühren, etwas quellen lassen, dann den Quark darunter rühren. Die Apfelstückchen vorbereiten, mit dem restlichen Zucker bestreuen und in die Auflaufmasse geben. Zuletzt den steifen Eischnee unterziehen, die Masse in eine mit Öl ausgestrichene und mit Bröseln bestreute Form einfüllen, ein paar Flöckchen Pflanzenmargarine aufsetzen, bei Mittelhitze goldbraun überbacken.

123

Quark-Auflauf mit Pilzen

26 g E, 16 g F, 40 g Kh
1924 KJ / 458 Kcal

45 g Flocken-Püree mit $\frac{1}{8}$ l Wasser und 2 El Magermilchpulver zubereiten.
125 g Bioghurt/Sanoghurt-Magerquark mit dem etwas abgekühlten Püree verrühren.
100 g Pfifferlinge, Steinpilze oder andere Speisepilze in dünne Scheiben schneiden, in 1 El Sonnenblumen-Kaltpreßöl mit 1 El Zwiebelwürfelchen andünsten, 10 Minuten zugedeckt schmoren lassen. Mit dem Pilzsaft und 1 El Weizenkeimen unter das Quark-Kartoffelpüree mischen, in eine mit Öl ausgestrichene feuerfeste Form füllen, Vitaquellflöckchen aufsetzen, bei Mittelhitze goldbraun überbacken.

124

Heidelbeer-Käsecreme

18 g E, 5 g F, 27 g Kh
970 KJ / 231 Kcal

100 g Hüttenkäse/Jocca mit $\frac{1}{10}$ l Wasser und 1 El Magermilchpulver verrühren, 10 g Fruchtzucker (2 gestrichene El) und 100 g gewaschene verlesene Heidelbeeren darunter mischen.

125

Kräuter-Jocca

15 g E, 5 g F, 3 g Kh
504 KJ / 120 Kcal

100 g körnigen Frischkäse mit 1 El feingeschnittenen Gartenkräutern wie Dillkraut, Petersilie, Schnittlauch bestreuen und mit Edelsüß-Paprika überstäuben.

126

Käsecreme, indische Art

15 g E, 5 g F, 12 g Kh
664 KJ / 158 Kcal

100 g Gervais Hüttenkäse auf einem Teller locker verteilen, 60 g einer nicht überreifen, schnittfesten Banane in 1 cm dicke Rädchen geschnitten darauf verteilen, diese mit mildem Currygewürz bepudern.

127

Frühlings-Quark

18 g E, 7 g F, 6 g Kh
685 KJ / 163 Kcal

150 g Quark, 3 El Milch, 1 Tl Zitronensaft, 2 Likörgläser Spinatsaft oder 100 g feingehackter Spinat, Kräuter: Estragon, Dill, Schnittlauch, Kerbel, 1 El Linusit.
Die gewaschenen, verlesenen Kräuter sehr fein schneiden (es müssen nicht unbedingt alle hier angeführten sein), den Spinat entsaften oder ebenfalls fein schneiden, den durch ein Sieb gestrichenen Quark mit der Milch, dem Zitronensaft und den übrigen Zutaten zu einer dicken, grünen Soße sahnig rühren.

128

Quark Aurora

18 g E, 7 g F, 6 g Kh
685 KJ / 163 Kcal

150 g Quark, 1 Likörglas Roter Rübenpreßsaft, 3 Likörgläser Apfelsaft, 1 El geriebener Meerrettich, 1 El Linusit.
Den durch ein Sieb gestrichenen Quark mit Apfel- und Rübensaft verrühren, den frisch geriebenen Meerrettich darangeben und mit Linusit durchmischen, das die Flüssigkeit sehr gut bindet. Erlaubt es die Fettration, so kann ein Eßlöffel saurer Rahm daran gerührt werden (+ 1 g F).

129

Sanddorn-Quarkcreme

18 g E, 7 g F, 10 g Kh
1025 KJ / 244 Kcal

100 g Quark, 2 Tl Haselnußmus, 1 El Sanddorn-Vollfrucht herb, 1 El Fruchtzucker, 2 El Milch.
Den durch ein Sieb gestrichenen Quark mit den anderen Zutaten sahnig rühren. Bei stark eingeengter Fettration nur 1 Tl Haselnußmus zugeben.

130

Sanddorn-Käsecreme auf Apfelscheiben

13 g E, 9 g F, 26 g Kh
865 KJ / 206 Kcal

50 g Magerquark durch ein Sieb streichen und mit 30 g Frischrahmkäse, 1 El Sanddorn-Vollfrucht (ungesüßt) und 1 El Fruchtzucker gut vermischen. Auf 125 g Apfelscheiben (1 großer Apfel ohne Kernhaus) streichen.

Fleisch-Gerichte

Nur magere Fleischsorten sind erlaubt, *Schweinefleisch* ist in jeder Form verboten. *Kalbfleisch* sollte man wegen der vielen, häufig hormonbehandelten Billigimporte ebenfalls meiden. Folgende Zubereitungsarten sind erlaubt: Kochen, Dünsten, Garen in Aluminiumfolie. Es ist auch erlaubt, Fleisch auf allen Seiten kurz in Fett anzubraten und auf dem Einsatzsieb des Schnellkochtopfes zu garen. Fleisch sollte möglichst nicht zusammen mit Kohlenhydraten (z. B. Kartoffeln, Teigwaren) verzehrt werden (vgl. Seite 183/184).

131

Rinderfilet in Alufolie

19 g E, 10 g F, 0 g Kh
718 KJ / 171 Kcal

100 g gut getrocknetes Filet etwas klopfen, dünn mit wenig Curry und Edelsüß-Paprika bestreuen, Zwiebelringe darauf legen (alles nur auf einer Seite), dann in die entsprechend große, dünn mit Öl bepinselte Alufolie so einschlagen, daß sie oben einen breiten Falz bekommt, die Folie soll nicht ganz dicht oben anliegen, damit sich das Fleisch beim Erhitzen ausdehnen kann.
Die so vorbereitete Folienpackung in eine heiße Pfanne geben und auf beiden Seiten etwa je drei Minuten braten lassen. Das Fleisch bleibt saftig und zart.

132

Fleischpudding

1 g E, 10 g F, 4 g Kh
1155 KJ / 275 Kcal

100 g Rinderhackfleisch mit 100 g Bioghurtquark, 1 El Weizenkeimen und ½ Tl Currypulver verkneten. 1 Tl Zwiebelwürfelchen in 1 Tl Öl anrösten, unter die Fleischmasse mischen. Eine große Tasse oder eine kleine feuerfeste Glasschüssel dünn mit Öl einfetten, mit Weizenkeimen bestreuen und die eingefüllte Puddingmasse im Wasserbad (Topf mit kochendem Wasser) im Backofen 30–40 Minuten garen. Auf einen heißen Teller stürzen, mit Tomatenscheiben oder Petersilie garnieren.

133

Fleischklöße

29 g E, 13 g F, 9 g Kh
1168 KJ / 278 Kcal

100 g Rinderhackfleisch mit 1 El Weizenkeimen, 10 g eingeweichten, gut ausgepreßten Brötchen verkneten. 1 Tl Zwiebelwürfel in 1 Tl Öl anrösten, unter die Fleischmasse geben, etwas Meersalz und geriebene Muskatnuß und ein ganzes Ei darunter mischen. Walnußgroße Klöße mit feuchten Händen formen, in kochendes Wasser einlegen, nach dem Hochsteigen noch 5 Minuten ziehen lassen, dann mit dem Schaumlöffel herausheben. Dazu Champignonsoße Nr. 72 reichen (2 g E, 6 g F).

134

Rindfleisch Stroganoff mit Roter Bete

34 g E, 18 g F, 10 g Kh
1810 KJ / 431 Kcal

Nach der Kochhistorie ist dieses Gericht nach einem russischen Feinschmecker benannt. 150 g Rindfleisch mager (Filet) quer zur Faser in kleinfingerdicke und -lange Streifen schneiden. 1 El Kaltpreßöl in einer beschichteten Pfanne erhitzen, 1 El würfelig geschnittene Zwiebel unter Umrühren blond andünsten, das Fleisch unter ständigem Rühren dazugeben und 3 Minuten dünsten lassen. 1 Becher (150 g) Sanoghurt, mit 2 El Rote Bete Vollgemüse vermischt, dazugießen und bei mäßiger Hitze noch weitere 2 Minuten köcheln lassen. ½ El Hefe-Extrakt in der Soße auflösen und noch 2 El blättrig geschnittene milchsaure Gürkchen (Eden) dazugeben. Jedes weitere Erhitzen vermeiden.

135

Fleischsalat in Meerrettich-Mayonnaise

23 g E, 14 g F, 3 g Kh
1037 KJ / 247 Kcal

100 g beliebige Fleischreste erlaubter Sorten (vgl. Seite 112) würfelig geschnitten mit 1 El gekochter Roter Rübe, einer kleinen sauren Gurke, 1 El Orangenwürfel mischen und mit der Mayonnaise Nr. 24 marinieren.

136

Rindfleisch mit Staudensellerie (Bleichsellerie)

20 g E, 6 g F, 8 g Kh
718 KJ / 171 Kcal

100 g mageres Rindfleisch, gekocht, in feine Streifen geschnitten, mit einer Stange Bleichsellerie – in Scheibchen geschnitten – und zwei enthäuteten, entkernten, gewürfelten Tomaten mischen. 2 schwarze Oliven, fein zerhackt, und 2 El grüne Bohnen, in schräge Streifen zerlegt und gekocht, dazugeben. Mit Tomaten-Kräutersoße Nr. 22 anrichten.

137

Rindfleisch in Sanddorn-Meerrettichsoße

20 g E, ca. 10 g F, 15 g Kh
995 KJ / 237 Kcal

1 Tl frisch geriebener Meerrettich wird mit 1 Tl Donath-Sanddorn-Vollfrucht (mit Fruchtzucker) und ein paar Tropfen Zitronensaft und mit 2 El Bioghurt oder Sanoghurt cremig gerührt. Diese Soße wird zu 100 g gekochtem mageren Rindfleisch gegeben.

138

Sauerkrautsuppe, ukrainische Art

20 g E, 16 g F, 10 g Kh
1142 KJ / 272 Kcal

100 g mageres Rind- oder Hammelfleisch in knapp ¾ l Wasser zusammen mit einer geraspelten kleinen Möhre und einem kleinen Lorbeerblatt aufsetzen, zugedeckt halbweich werden lassen, dann 150 g leicht geschnittenes Sauerkraut dazugeben und 1 El Zwiebelwürfelchen. Wenn alles gar ist, 1 El Weizenkeime dazu geben, bei Tisch in jeden Teller 2 El Bioghurt/Sanoghurt einrühren. Die Suppe soll dick sein.

139

Mazedonischer Eintopf mit Lamm

20 g E, ca. 15 g F, 17 g Kh
1223 KJ / 291 Kcal

1 große rote oder grüne Paprikaschote vom Samenstand befreien, rasch abspülen, in feine Streifen schneiden, 2 mittelgroße, geschälte Tomaten in Viertel zerlegen, 1 mittelgroße Möhre schaben und in Würfel schneiden. Alles zusammen im geschlossenen Topf mit wenig Wasser kurze Zeit Saft ziehen und dünsten lassen, dann 100 g in Würfel geschnittenes Lammfleisch hineingeben. 1 Tl Zwiebelwürfel in 1 Tl Öl glasig werden lassen und vor dem Auftragen mit 1 El Weizenkeimen unter den Eintopf mischen.

140

Keimlings-Gemüsetopf mit Lamm (2 Portionen)

25 g E, 49 g F, 10 g Kh
2520 KJ / 600 Kcal

1 große rote oder grüne Paprikaschote vom Samenstand befreien, rasch kalt überspülen, in sehr feine Streifen schneiden, 2 mittelgroße enthäutete Tomaten in Viertel zerlegen, 50 g frische Champignons und 3 milchsaure Gürkchen scheibeln. Alle Gemüse – ausgenommen Gürkchen und Pilze – in einem geschlossenen Topf mit wenig Wasser Saft ziehen lassen. Inzwischen 150 g in Streifen geschnittenes zartes junges Lammfleisch richten und zu dem Gemüse geben. Nach dem Garwerden 20 Bohnenkeimlinge (Rezept 178) mit den Champignons in 1 El Öl kurz andünsten, dabei rühren, mit 2—3 El Sojasoße auffüllen und den Gemüsetopf damit würzen.

141

Hammelkeule im Römertopf (3 Portionen)

72 g E, 72 g F, 0 g Kh
4129 KJ / 983 Kcal

Den Römertopf samt Deckel 20 Minuten in kaltem Wasser – völlig davon bedeckt – stehen lassen.
400–500 g Hammelkeule waschen, mit 2 in der Knoblauchpresse pürierten Knoblauchzehen rundherum einreiben. Keinerlei Fett daran geben! Den Römertopf aus dem Wasser heben, abtropfen lassen, das Fleisch hineinlegen, nach Belieben 2–3 enthäutete ganze Tomaten an den Rand legen, zudecken, in den kalten Backofen einschieben, Türe schließen, dann erst auf Backtemperatur (250° C) einstellen.
Nach 45 Minuten herausnehmen. Der größte Teil des noch im Fleisch enthaltenen Fettes ist herausgetreten, der Braten ist knusprig, das ausgetretene Fett soll nicht mitverwendet werden. Die Innentemperatur des Fleisches übersteigt nicht 85° C, es tritt also keine Hitzeschädigung ein, das Fleisch bleibt saftig und zart. Eine köstliche Delikatesse!
Der Hammel ist das einzige Tier, das man nicht künstlich krebskrank machen kann.

142

Auberginen, gefüllt mit Hammelfleisch (Pharao-Auberginen)

18 g E, 25 g F, 6 g Kh
1230 KJ / 293 Kcal

2 mittelgroße Auberginen – ca. 250 g – der Länge nach halbieren und fünf Minuten in schwach gesalzenem Wasser sprudelnd kochen lassen. Das Innere vorsichtig aushöhlen und die abgetropften Schalen in eine mit Öl ausgestrichene Auflaufform setzen.
1 El würfelig geschnittene Zwiebeln glasig dünsten, mit dem gehackten Fruchtfleisch und 100 g durchgedrehtem mageren Hammelfleisch vermischen und mit 1 Tl Edelsüß-Paprika und etwas Meersalz würzen. In die Auberginenschalen füllen.
1 El eingedicktes Tomatenmark mit 6 El Wasser glatt rühren; die Auberginen damit umgießen und mit 5 g Öl bestreichen. Im Backofen bei mittlerer Hitze 15–20 Minuten hellbraun backen.

Fisch-Gerichte

Zu bevorzugen sind magere Seefische wie Kabeljau, Schellfisch, Seelachs, Rotbarsch und magere Fluß- und Süßwasserfische (Forellen aus Bachläufen, nicht gemästet).
Bei den Seefischen ist der Gehalt an lebenswichtigen Vitaminen, Mineralstoffen und Spurenelementen beträchtlich höher als beim Fleisch von Säugetieren. In einer Fischmahlzeit von 200 g

Seefisch ist ⅕ des Tagesbedarfs an Eisen enthalten, das kropfverhütende Spurenelement Jod ist in einer Mahlzeit von 200 g Kabeljaufilet für 2 Tage ausreichend und in der gleichen Menge Schellfisch sogar für 10 Tage vorhanden! (Archiv für Fischwirtschaft, 8. Jahrgang 1957, Beiheft 1).

143

Fischfilet im eigenen Saft

22 g E, 5 g F, 3 g K
630 JK / 150 Kcal

150 g Seefischfilet säuern, salzen, auf dem Boden einer mit Öl bepinselten feuerfesten Platte Tomatenscheiben auflegen, darauf das Filet geben, mit Zwiebelringen und Tomatenscheiben bedecken, zugedeckt bei guter Backofenhitze oder auf der Opfenplatte dünsten lassen. Bildet sich ungenügend Saft, etwas Wasser zugießen. Statt Tomatenscheiben kann auch dickes Tomatenmark auf das Filet gestrichen werden.

144

Fischfilet auf ungarische Art

30 g E, ca. 20 g F, 12 g Kh
1512 KJ / 360 Kcal

Ein Filet von 150 g (frisch oder tiefgekühlt) säubern, salzen und mit Zitrone beträufeln. 2 feste Tomaten enthäuten und in Scheiben schneiden, 1 Paprikaschote mit kochendem Wasser überbrühen, nachdem zuvor der Samenstand herausgenommen worden ist, und in nudelige Streifen schneiden. In 1 El Sonnenblumen-Kaltpreßöl werden die Paprikastreifen angedünstet, mit den Tomatenscheiben bedeckt und darauf wird das Fischfilet gebettet. Im geschlossenen Topf läßt man das Gericht gar werden, hebt den Fisch dann vorsichtig heraus, quirlt ½ Becher Bioghurt unter den Gemüsegulasch und serviert Gemüse und Fisch zusammen auf heißer Platte.

145

Heilbutt in Joghurt-Tomaten-Soße

33 g E, ca. 20 g F, 12 g Kh
1567 KJ / 373 Kcal

1 Becher Bioghurt/Sanoghurt mit 1 Tl dickem Tomatenmark, 1 Tl Mehl und 1 Messerspitze Curry verrühren, 1 Tl Zitronensaft dazugeben. Eine fingerdicke Scheibe (150 g) Heilbutt auf den Boden einer dünn mit Öl bestrichenen feuerfesten Glasschüssel geben, mit der Joghurtsoße begießen und zugedeckt im Backofen garziehen lassen. In Ermangelung von Bioghurt/Sanoghurt kann Sauermilch verwendet werden.

146

Kabeljau in Joghurt-Tomaten-Soße

33 g E, ca. 10 g F, 12 g Kh
1168 Kcal / 278 Kcal

150 g Kabeljaufilet vorbereiten und genau wie Heilbutt, Rezept Nr. 145, weiterbehandeln. Für die Soße kann auch Sauermilch verwendet werden.

147

Italienischer Fischauflauf

32 g E, 12 g F, 50 g Kh
1882 KJ / 448 Kcal

50 g Avorioreis in ¼ l Gemüsebrühe körnig ausquellen lassen.
150 g Fischfilet säubern, säuern, salzen.
1 El Zwiebelwürfelchen in 1 El Öl hellgelb anrösten, 1 kleines Stück Möhre und Sellerie dazugeben, mit ⅛ l Brühe auffüllen und einige Minuten dünsten. Dann 1 El dickes Tomatenmark, 1 Tl Zitrone und 2 El Rotwein sowie 1 Tl Fruchtzucker in die Soße geben und das Filet darin 10 Minuten ziehen lassen.
Die Soße mit dem Filet auf den Reis geben, reichlich kleingeschnittene Petersilie darüber verteilen und mit einer langzinkigen Gabel durch den Reis ziehen.

148

Fischpastete

27 g E, 10 g F, 60 g Kh
1890 KJ / 450 Kcal

150 g Fischfilet vorbereiten (säubern, säuern, salzen).
⅜ l Wasser mit einem Eigelb verquirlen, salzen, 60 g (½ Päckchen) Flockenpüree einrühren, 1 ½ El Mehl Type 550 hineinarbeiten, der Teig muß ausrollfähig sein. Auf bemehltem Brett den Teig ausrollen, das Filet in die Mitte legen, dick mit Tomatenmark bestreichen, dann die Teigplatte fest um den Fisch herumlegen, die Ränder gut zusammendrücken, nachdem sie vorher mit Milch befeuchtet worden sind. Die Pastete auf ein mit Öl bestrichenes Backblech setzen und im vorgeheizten Backofen bei Mittelhitze goldgelb überbacken.

Geflügel

Verwenden Sie nach Möglichkeit Geflügel »von der grünen Wiese«!

149

Curry-Hähnchen in Alufolie

ca. 40 g E, 6 g F, 0 g Kh
924 KJ / 220 Kcal

Ein halbes Hähnchen nach dem Waschen gut abtrocknen, ringsum mit pürierter Knoblauchzehe einreiben, mit Curry bepudern, ein Stück starke Alufolie (wie zum Tiefgefrieren verwendet) mit Öl bepinseln, das Geflügel fest darin einschlagen, im Backofen 15–20 Minuten braten. Bei Verwendung von Tiefkühlgeflügel unbedingt darauf achten, daß das Geflügel vor dem Zubereiten völlig aufgetaut ist.
Ein ganzes Hähnchen wird besonders schön knusprig im Römertopf (siehe Rezept 141). Jedoch sollte man vor dem Essen dann die Haut abziehen.

150

Hähnchen auf Äpfeln (2 Portionen)

ca. 44 g E, 25 g F, 12 g Kh
1953 KJ / 465 Kcal

1/2 junges Hähnchen in etwas Öl anbraten, mit 1 Tasse Brühe oder Wasser begießen und 15 Minuten zugedeckt schmoren. In einen feuerfesten Topf einen mittelgroßen, geschälten, in Scheiben geschnittenen Apfel geben, das Schmorhähnchen darauf legen, mit ½ Glas Weißwein begießen, wenn erforderlich noch etwas Brühe zugeben, wenig Salz einstreuen, bei mittlerer Hitze garen. Vor dem Essen Haut abziehen!

151

Geflügelreste in Rotweinsoße

ca. 20 g E, 18 g F, 0 g Kh
1054 KJ / 251 Kcal

1 El Zwiebelwürfel in 1 El Öl oder 10 g Pflanzenmargarine glasig dünsten, 1 Tl Vollsoja anstäuben, verrühren, mit ⅛ l heißer Brühe oder Wasser unter Weiterrühren auffüllen. Die vorbereiteten Geflügelreste hineingeben.
Würze: 1 kleines Lorbeerblatt, eine fein zerschnittene Knoblauchzehe, ½ Tl Currypulver.
Kurz vor dem Garwerden 3 El Rotwein hinzufügen. Während des Dünstens eventuell noch Brühe zugeben. Wurde nur Wasser angegossen, kann man mit Meersalz nachwürzen.

Eierspeisen

152

Weichgekochte Eier in der Schale

Zur Herstellung von weichgekochten Eiern gibt es verschiedene Methoden, wovon die zwei besten hier angeführt sind:

1. Die Eier in kochendes Wasser einlegen, 3–4 Minuten kochend halten, sofort herausnehmen und mit kaltem Wasser abkühlen.
2. Die Eier mit kaltem Wasser bedeckt aufs Feuer stellen. Sobald das Wasser zu kochen beginnt, die Eier herausnehmen, unter dem fließenden Strahl kurz abkühlen.

Am bekömmlichsten ist die zweite Methode, weil dabei das Eiweiß nicht so fest gerinnt, so daß es fast so zart ist wie das cremeartige Innere.

153

Verlorenes Ei

ca. 6 g E, 6 g F, 0 g Kh
340 KJ / 81 Kcal

Nur ganz frische Eier können als »verlorenes Ei« zubereitet werden, weil das Eiweiß um so besser zusammenhält, je frischer das Ei ist.

Der Boden eines Kochtopfes wird etwa handbreit mit Wasser bedeckt, dem etwas Salz und ein paar Tropfen Weinessig beigefügt werden. Sobald das Wasser kocht, wird das Ei in eine Tasse geschlagen, aus der man es sorgfältig in das kochende Wasser gleiten läßt, damit das Gelbe nicht verletzt wird. Wenn das Wasser wieder zum Kochen gekommen ist, wird der Topf vom Feuer genommen; nach 3–4 Minuten ist das Weiße soweit geronnen, daß man das Ei mit der Schaumkelle herausheben und in kaltes Wasser legen kann. Auf diese Weise lassen sich in einem Topf auch mehrere Eier kochen. Wenn das festgewordene Ei in dem kalten Wasser abgekühlt ist, wird es herausgenommen und auf einem Brett schön zurecht geschnitten (überstehende Fransen entfernen oder mit einer Tasse ausstechen).

»Verlorenes Ei« eignet sich sehr gut als Garnierung für Gemüse- oder Reisspeisen oder zum Einlegen in Tomaten- oder andere Gemüsesuppen.

154

Verlorenes Ei auf Röstbrot

ca. 9 g E, 9 g F, 12 g Kh
714 KJ / 170 Kcal

1 Scheibe geröstetes Grahambrot wird mit 15 g Frischrahmkäse (¼ Carré) dünn bestrichen, mit Paprika bestäubt und mit einem »verlorenen Ei« belegt. Mit feinen Streifen von Paprikaschoten oder festen Tomaten garnieren.

Mittagessen, 4. Tag,
Menüvorschlag, Seite 179.

▷

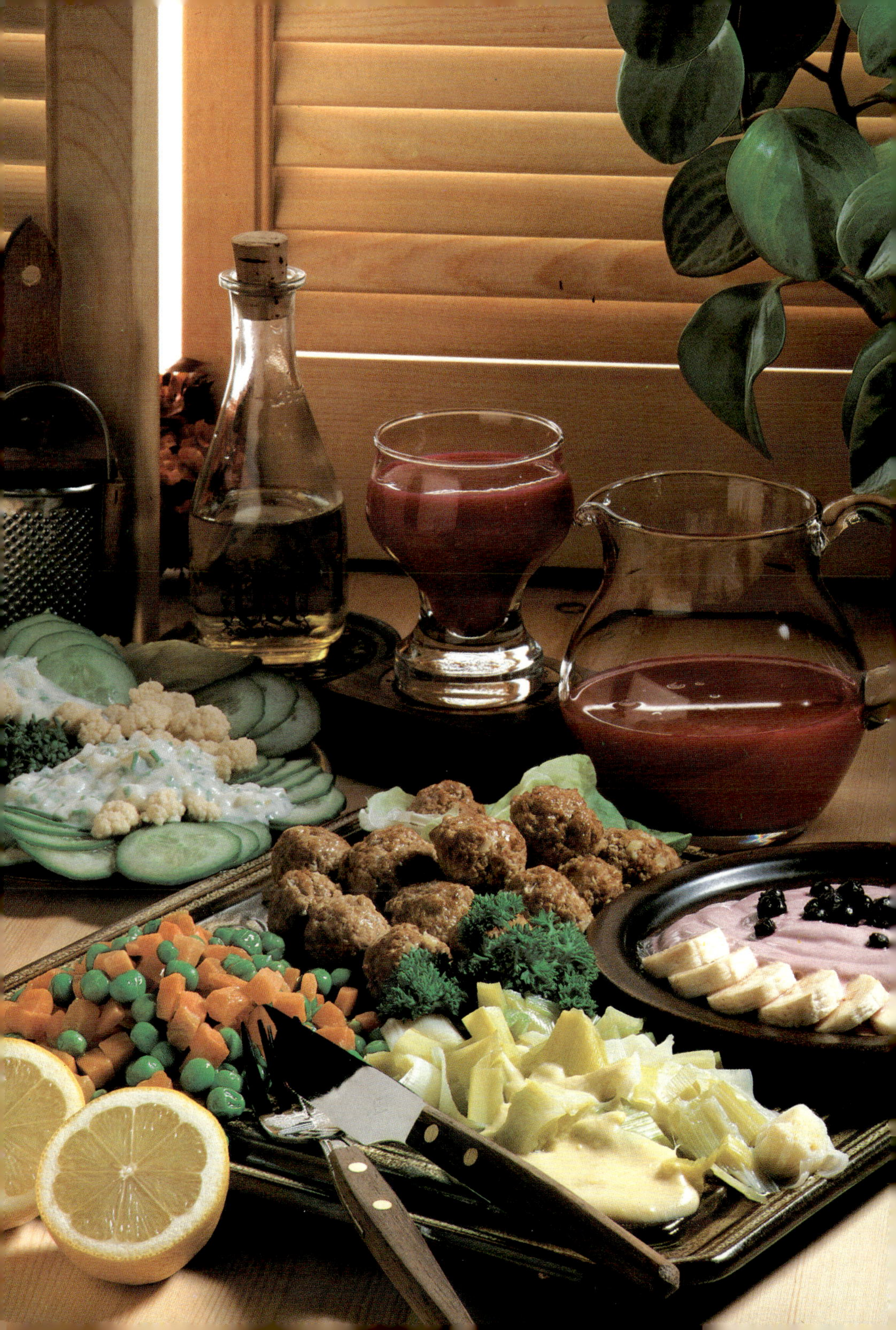

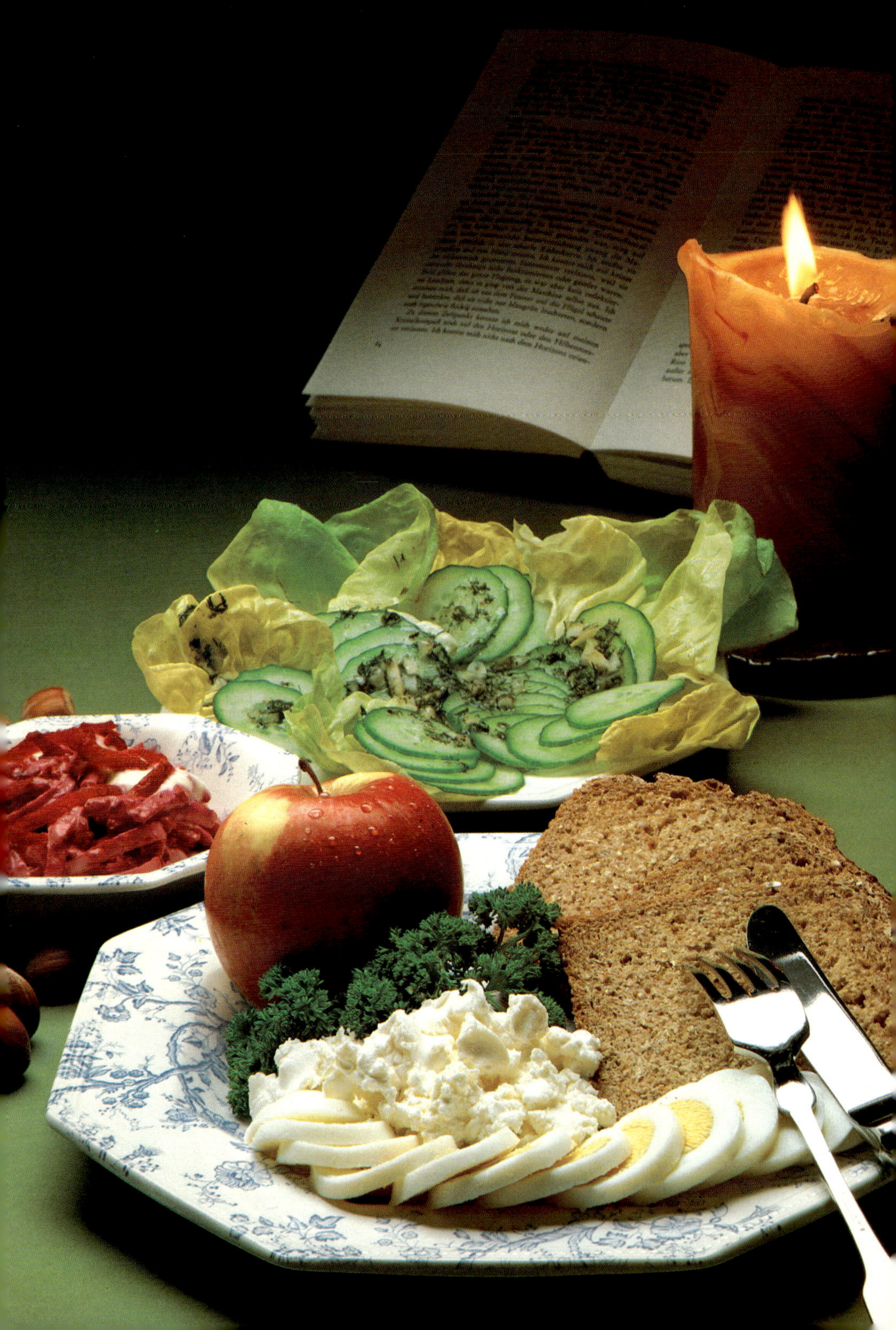

155

Ei im roten Rock

ca. 8 g E, 8 g F, 4 g Kh
521 KJ / 124 Kcal

Eine große, feste Tomate, von der oben ein Deckel abgeschnitten wird, aushöhlen, ein frisches Ei sorgfältig hineinschlagen, ohne daß der Dotter ausläuft. Das ausgehöhlte Tomatenmark mit 1 Tl Quark und ½ Tl Sonnenblumenöl verrühren, über das Ei gießen und die Tomate auf einer feuerfesten, dünn mit Öl bestrichenen Platte in den heißen Backofen schieben, bei mittlerer Hitze garen lassen.

156

Lockeres Rührei

6 g E, 8 g F, 0 g Kh
416 KJ / 99 Kcal

Das Eigelb sorgsam in eine Tasse gleiten lassen, das Eiweiß in einen tiefen Teller. Zum Eiweiß 1 El kaltes Wasser geben, mit dem Tellerschneebesen zu steifem Schnee schlagen. In einer kleinen Teflonpfanne ein paar Tropfen Öl warm werden lassen – Hitzezufuhr auf niederer Stufe lassen – den rasch mit dem Eigelb verrührten Eierschnee in die erwärmte Pfanne geben, kurz stokken lassen, dann mit dem Holzspatel zu großen Flocken lockern. Dieser Vorgang muß bei schwacher Hitze in Minutengeschwindigkeit vollzogen werden. Mit gehackter Petersilie bestreuen!

Vollkorn-Gebäck

157

Hefeteig für Obstkuchen

22 g E, 16 g F, 99 g Kh
2909 KJ / 645 Kcal

100 g Grahammehl Typ 1.700, 25 g Vollsoja, 17 g (1 ½ El) Mehl Typ 550, 20 g Vitaquell, 1 Ei, 3 El Fruchtzucker, 5 g Hefe, 4 El Wasser.
Grahammehl kranzförmig in der Schüssel anhäufen, Hefe in die Mitte geben, mit 2 El lauwarmem Wasser und etwas Mehl bedecken und an warmer Stelle gären lassen. Nachdem die Hefe aufgegangen ist, das Ei, Vollsoja und Zucker nach und nach hineinarbeiten, zuletzt die zerlassene, lauwarme Vitaquell. Mit dem hellen Mehl, das bis zuletzt zurückgehalten wird, den Teig durchkneten, auf bemehltem Brett ausrollen, das gefettete Kuchenblech damit belegen und einen kleinen Rand formen. Beliebigen Obstbelag darauf geben, gehen lassen und bei 175–200°C 25 Minuten backen.

◁ *Abendmenü für Feinschmecker, 7. Tag, Seite 181.*

158

Feiner Mürbteig

24 g E, 63 g F, 131 g Kh
5128 KJ / 1221 Kcal

120 g Mehl Typ 550, 25 g Vollsoja, 30 g Fruchtzucker, 60 g Pflanzenmargarine, 1 Ei, 2 El Weißwein (statt Backpulver: Alkohol, verflüchtigt sich beim Backen und lockert den Teig).
Vitaquell in Flöckchen unter das Mehl verteilen, mit dem Mehl zwischen den Fingern verreiben oder mit dem Messer in das Mehl einarbeiten. Fruchtzucker, das Ei und nach und nach je 2–3 El Wasser und Weißwein in die Teigmitte geben und alles rasch zusammenkneten. Den Teig zum Kloß formen und ½ Stunde kühl stehen lassen.
Den Teig auf bemehltem Brett für die Springform (16 cm Durchmesser) ausrollen, mit Mehl bestäuben, vierfach falten und in die gefettete Form so verteilen, daß ein kleiner Rand entsteht.
Vor dem Belegen mit Obst den Teigboden mehrfach mit einer Gabel durchstechen, mit Linusit oder Weizenkeimen bestreuen und Obst darauf geben.

159

Apfelkuchen

22 g E, 16 g F, 125 g Kh
3601 KJ / 859 Kcal

Hefeteig Nr. 157 mit 200 g in Schnitze zerlegten Äpfeln belegen, backen.

160

Heidelbeerkuchen

27 g E, 65 g F, 186 g Kh
6204 KJ / 1477 Kcal

Mürbteig Nr. 158 oder Hefeteig Nr. 157 mit 450 g Heidelbeeren belegen, backen.

161

Quarkcremetorte (4 Portionen)

60 g E, 28 g F, 115 g Kh
4108 KJ / 978 Kcal

Teig: 50 g Mehl Typ 405, 1 kleines Ei, 25 g Pflanzenmargarine, 1 Tl Rum, 20 g Fruchtzucker, 1 Messerspitze Salz.
Das Mehl aufs Backbrett sieben, die in Flöckchen geschnittene, kalte Margarine darauf verteilen, mit kühlen Händen verreiben. In die Teigmitte die übrigen Zutaten geben und alles gut zu einem glatten Teig verkneten. Für ½ Stunde zugedeckt kühl stellen.
Den mit Öl bepinselten Boden einer kleinen Tortenform (16 cm Durchmesser), mit dem ausgerollten Teig belegen, ohne einen Rand zu bilden, mit einer Gabel mehrmals durchstechen und dann bei mittlerer Hitze hellgelb backen.
Creme: 250 g Magerquark, 50 g Fruchtzucker, 1 Tl Rum, etwas Vanillemark, 6 El Milch, 1 Eischnee, 3 Stück Dünnblattgelatine.
Die zerschnittene Gelatine in lauwarmem Wasser einweichen, die Milch mit Zucker und Vanillemark heiß werden lassen, die gut ausgedrückte Gelatine

einem Teil der heißen Milch völlig ösen und dann zu der restlichen :h geben, die aber nicht kochen . Den Quark verrühren, die etwas kühlte Milch mit dem Rum unteren, bis alles gut vermischt ist. gebackenen Boden auf eine Torlatte legen, den Rand der Tortenform darum stellen. Die Quarkmasse gleichmäßig einfüllen, glattstreichen und im Kühlschrank erstarren lassen. Ehe der Ring gelöst wird, mit einem in kaltes Wasser getauchten Messer den Rand lockern. Mit Orangenschnitzen oder anderem Frischobst der Jahreszeit garnieren.

'armeladen mit Fruchtzucker

'olgenden Rezepte sollen nur mit ıbnis des Arztes in den Ernährungsplan aufgenommen werden. Die angegebenen Obstmengen gelten für das gewaschene und evtl. geschälte Obst. Zum Kochen keinen Aluminiumtopf nehmen, sondern einwandfrei emailliertes Geschirr oder einen Topf aus säurebeständigem Cromargan. Mit Hilfe des Gelierfruchtzuckers können heute Marmeladen und Gelees mit etwa 3 Minuten Kochdauer vitaminsparend hergestellt werden. Der Gelierzusatz ist aus völlig unschädlichen pektinhaltigen Stoffen gewonnen.

162

Erdbeer-Johannisbeer-Marmelade

500 g rote Johannisbeeren, 250 g Erdbeeren, 800 g Gelierfruchtzucker. Die Beeren pürieren, in einen möglichst hohen Topf geben. Gelierfruchtzucker zugeben und nach Vorschrift weiterbehandeln. Vom Feuer ziehen, in vorgewärmte Gläser füllen, sofort mit Cellophan verschließen.

163

Quittengelee

Man unterscheidet zwischen Apfelquitten und Birnenquitten, bedingt durch die äußere Form. Ein Geschmacksunterschied für die Geleebereitung besteht nicht. Die Quitte ist außergewöhnlich pektinreich und geliert daher sehr gut. Besonders im Kerngehäuse haftet sehr viel Pektin, das darum bei der Saftgewinnung unbedingt mitverwendet werden muß. Zum Zerschneiden benötigt man ein kräftiges, scharfes Messer.
1 l Quittensaft mit 750 g Gelierfruchtzucker in einem genügend großen Topf (mindestens 6 l) nach Vorschrift zubereiten.

164

Johannisbeergelee

1 l Saft von roten oder schwarzen Johannisbeeren in einem großen Topf (mindestens 6 l) mit 750 g Gelierfruchtzucker nach Vorschrift zubereiten.

165

Himbeer-Stachelbeer-Marmelade

2 kg Beeren, etwas mehr Stachelbeeren als Himbeeren, nach dem Verlesen abwiegen, Stachelbeeren kalt waschen und gut abtropfen lassen, Himbeeren nicht waschen. Die Beeren im Mixer pürieren und mit 2 kg Gelierfruchtzucker in einem großen Topf (ca. 8 l) nach Vorschrift zubereiten.

Vitamin-Aufbau-Getränke

166

Vitamin-Quarkbecher

12 g E, 1 g F, 24 g Kh
659 KJ / 157 Kcal

1 El Bioghurt/Sanoghurt-Quark, 1 El Weizenkeime, 1 El Sanddorn-Vollfrucht mit Fruchtzucker, ¼ l Buttermilch, gut vermischen.
Variante: Statt der Buttermilch ¼ l Wasser mit 3 El Magermilchpulver vermischen.

167

Vitamin-Herz-Cocktail

6 g E, 1 g F, 24 g Kh
554 KJ / 132 Kcal

3 El schwarzer Johannisbeer-Süßmost mit Fruchtzucker, 1 El Sanddorn-Vollfrucht, ungesüßt, ½ El Weizenkeime, ¼ l Buttermilch.

168

Jungbrunnen-Cocktail

9 g E, 10 g F, 15 g Kh
802 KJ / 191 Kcal

1 Becher Bioghurt/Sanoghurt, 3 El schwarzer Johannisbeer-Süßmost mit Fruchtzucker, 1 El Linusit-Speise- und Heilleinsaat.

169

Verdauungs-Cocktail

9 g E, 0 g F, 12 g Kh
361 KJ / 86 Kcal

¼ l Wasser und 3 El Trocken-Magermilch, 1 El Bioghurt/Sanoghurt-Magerquark, 1 El Heidelbeer-Vollfrucht, 1 El Linusit-Speise- und Heilleinsaat.

170

Leber-Cocktail (fettarm)

5 g E, 0 g F, 10 g Kh
260 KJ / 62 Kcal

⅛ l Linusit-Schleim (Nr. 63), 1 ½ El Trockenmagermilch, 1 El Fruchtzucker, ½ El Bioghurt/Sanoghurt-Quark.

171

Magen-Cocktail (fettarm)

6 g E, 0 g F, 24 g Kh
517 KJ / 123 Kcal

⅛ l warmen Linusit-Schleim (Nr. 63), 1 ½ El Trockenmagermilch, ½ El Bioghurt/Sanoghurt-Quark, 2 El Donath-Heidelbeer-Vollfrucht.

172

Rosenheim-Kirsch-Cocktail

6 g E, 4 g F, 12 g Kh
462 KJ / 110 Kcal

3 El Kirschsüßmost mit Fruchtzucker, ¼ Carré Gervais, ⅛ l Wasser, 3 El Trockenmagermilch.

173

Rosenheim-Sanddorn-Cocktail

6 g E, 4 g F, 24 g Kh
672 KJ / 160 Kcal

¼ Carré Gervais, 1 El Donath-Sanddorn mit Fruchtzucker, 30 g pürierte Banane, ⅛ l Wasser mit 3 El Trockenmagermilch.

174

Rosado-Flip

3,6 g E, 6 g F, 9 g Kh
449 KJ / 107 Kcal

1 frisches Eigelb mit 1 Tl (5 g) Fruchtzucker und 3 El Rote-Bete-Saft verquirlen, mit 4 El Natur-Rotwein auffüllen und umrühren.

175

Pils-Flip

3,6 g E, 6 g F, 10 g Kh
470 KJ / 112 Kcal

1 frisches Eigelb mit 1 Tl (5 g) Fruchtzucker und ⅛ l kühlem, aber nicht kaltem Diät-Pils verquirlen.

176

Warmer Appetit-Cocktail

1 g E, 3 g F, 5 g Kh
223 KJ / 53 Kcal

⅛ l heiße Gemüse- oder Hühnerbrühe (entfettet) in eine Suppentasse geben, 3 El Rote-Bete-Saft, 2 El Natur-Rotwein einrühren, mit etwas geriebener Muskatnuß würzen.
Variante: An heißen Tagen schmeckt dieser Cocktail auch gekühlt sehr gut, jedoch nicht eiskalt.

Speisezettel-Vorschläge für 18 Tage

Meine ersten Erfahrungen mit der Ernährung Krebskranker machte ich im Jahre 1939. Auf abenteuerliche Weise lernte ich in meinem damaligen Wohnsitz Baden-Baden eine Portugiesin kennen, die gerade aus USA angereist kam und dort in einer berühmten Spezialklinik eine sog. Totaloperation (Unterleib) überstanden hatte. Sie brachte genaue Diätvorschriften mit: kein Weißmehl oder Gebäcke daraus, kein weißer Zucker, täglich ein Joghurt, überwiegend pflanzliche Fette. Wir kamen schließlich überein, daß ich diese Patientin nach London begleiten sollte, um für sie zu kochen oder doch die Zubereitung der Speisen zu überwachen. Ich bewaffnete mich mit einer Rohkostreibe und dem damals gerade bekannt gewordenen Dampfdrucktopf »Kochlust«, wo Speisen unter Druck, aber nicht über 100° C gegart werden konnten. Selbst im Badezimmer eines Pariser Luxushotels, wo wir 14 Tage Pause einlegten vor der Überfahrt nach England, bereitete ich heimlich (vor dem Hotelpersonal) Gemüse und Kartoffeln zu. Dunkles Brot in London, auf allen Bussen angepriesen »Eat brown bred« war auch mit Schulenglisch leicht zu beschaffen, ebenso Obst und Gemüse in Kaufhäusern, wo man mit dem Finger zeigen konnte, was man benötigte, aber nirgends Joghurt. Auf vielen Gängen durch die Straßen der City entdeckte ich dann das Schaufenster einer Schweizer Molkerei, die frischen, ausgezeichneten Joghurt führte. Vier Monate lang ging es so weiter, ich kaufte zuletzt auf einem Wochenmarkt ein, wo mir die Gemüsefrau englische Kochkunst anpries, aber dann wurde mein Paß wegen der Befürchtung diplomatischer Schwierigkeiten nicht mehr verlängert und ich reiste am 1. August 1939 zurück, am 1. September brach der Krieg aus.

Nach Kriegsende arbeitete ich in einer großen Krebsklinik und danach hatte ich immer wieder solche Patienten zu beraten. Ich habe z. B.eine französische Patientin, die des Deutschen nicht mächtig war, nicht nur jeweils wochenlang in einer großen deutschen Spezialklinik, später in einer ebensolchen schweizerischen, anthroposophisch ausgerichteten Klinik und schließlich während drei Jahren zu wiederholten Malen in ihrer Heimatstadt Nizza an der Côte d'Azur betreut, wo Sonnenblumenöl fast unbekannt ist.

Die Erfahrung hat mich gelehrt, daß auch das sorgfältigst nach Kalorien und Joule berechnete Menü oft nicht den Appetit des Kranken zu wecken vermag und das es nicht immer gelingt, ihn zu

den besonders empfohlenen Speisen zu bewegen, ja, daß schon die Vorstellung davon ihm das ganze Essen verderben kann. Deshalb können alle noch so ausgeklügelten Speisezettel-Vorschläge immer nur Vorschläge bleiben, und es gilt, den Patienten nach und nach doch dazu zu bewegen, den Leinsamenschleim zu kosten, ein Löffelchen des erfrischenden Joghurt zu schlucken, den Rote-Bete-Saft regelmäßig einzunehmen. Vielerlei Variationen in Form der Rezepte sollen dazu verhelfen, die Diät einzuhalten, aber jeder Zwang sollte vermieden werden. Der Leinsamentrank (Rezept Nr. 63) wird oft trotz vorheriger Abneigung gerne genommen, wenn man einmal seine stuhlregelnde und bisweilen auch schmerzlindernde Wirkung gespürt hat.
Die nachstehend aufgeführten 18 Speisezettel haben sich in den Jahren nach dem Erscheinen dieser Schrift (die ersten Auflagen des Buches erschienen unter dem Titel »Krebsdiät«) bestens bewährt, wie aus persönlichen Gesprächen mit Betroffenen und aus Zuschriften zu entnehmen war.

Wie viele Mahlzeiten täglich?

Es ist ratsam, nicht nur drei oder fünf Mahlzeiten, sondern sieben kleinere Mahlzeiten zu geben. Dadurch werden die Verdauungsorgane weniger belastet und der Blutzucker bleibt besser auf dem gleichen Niveau. In Fällen großer Entkräftung kann es sogar hilfreich sein, noch mehrere kleine Mahlzeiten einzulegen, schließlich sogar die Ernährung löffelweise in Minutenabständen zu geben (empfohlen nach Dr. Salzborn). Besteht in einem solchen Zustand das Verlangen nach einem der verbotenen Nahrungsmittel und wird jede andere Kost sowieso verweigert, so soll diese »Wunschkost« respektiert und erfüllt werden, und sei es ein saurer Bismarckhering oder Vanille-Eis. Jedwede dogmatische Handhabung der Vorschriften ist dann nutzlos geworden. Ebenso sind dann die Getränke zu geben, nach denen es den Kranken verlangt. Es kann durch Erfüllung solcher meist ausgefallener Wünsche sogar eine Besserung eintreten.

Nährwertbedarf

1. Eiweißbedarf täglich 0,5–1,0 g je kg Körpergewicht (vgl. Frage 1–58). Überwiegend Gebrauch von Milch- und Pflanzeneiweiß. Verbot von Kalb- und Schweinefleisch. Kein Geflügel aus Käfighaltung. Wöchentlich höchsten 2 Fleischgerichte (100–150 g). An fleischfreien Tagen 1 Ei.
2. Gesamtfettmenge täglich 50–75 g, davon entfallen ca. 20 g auf verstecktes Fett in den Speisen, als Streichfett täglich 10–15 g. Tierische Schlachtfette sind verboten, Butter ist während der Kur nicht erlaubt. Geeignet sind Streich- und Kochfette auf rein pflanzlicher Grundlage mit hohem Anteil an ungesättigten Fettsäuren als Kaltpreßöle und Pflanzenmargarine.
3. Kohlehydrate täglich 200–250 g (Brot, Mehl, Reis, Flocken, Süßwaren, Zukker usw.). Je 12 g Kolehydrate sind beispielsweise enthalten in 25 g Grahambrot, 65 g Kartoffeln, ⅛ l Apfelsaft, ⅓ l Buttermilch. Völliges Zuckerverbot, ausgenommen Fruchtzucker. Erlaubt sind Teigwaren mit Soja oder Weizenkeimen.
4. Wasser als hartes, kalkreiches Leitungswasser ist zu ersetzen durch Quellwasser oder destilliertes Wasser. Keine Mineralwässer – mit geringer Ausnahme – wegen einer Gefahr der Übermineralisierung des kranken Organismus (vgl. Frage 96 und 149). Der Trinkwasser-Tagesbedarf beträgt 1,5 Liter.

Frühstück

I. Frühstück

ca. 2520–2830 KJ / 600–650 Kcal

a) Müesli – Frühstück

Zur Auswahl stehen jeweils mit Früchten der Jahreszeit:
Rezept Nr. 58 Kraftkorn-Schrotmüsli
Rezept Nr. 59 Sechskorn-Müesli (besonders bei Verstopfung)
Rezept Nr. 60 Haferflocken-Müesli
Rezept Nr. 61 Kollath-Frühstück
Rezept Nr. 62 Linusit-Quark-Müesli (bei Verstopfung)
Rezept Nr. 177 Keimkornmüesli

Ferner zusätzlich zum Müesli:

50 g Vollkornbrot oder 30 g Knäckebrot (Graham, Knäcke, Rogga)
10–15 g Pflanzenmargarine
Frühstückstee (1 Kännchen) mit 10 g Fruchtzucker

(Chinatee, Chinatee mit Pfefferminz, Pfefferminztee, Malventee, Hagebuttentee, Kräutertee usw.)

Reichliches Trinken während einer Kur wird empfohlen.

b) Quark – Frühstück

Zur Auswahl stehen abwechslungsweise:
100 g Speisequark, Magerstufe oder 20% Fett i. Tr.,
100 g Hüttenkäse/Jocca, 20% Fett i. Tr.,
30 g Frischrahmkäse.
Als Beigabe nach Bekömmlichkeit: Frische Zwiebelwürfelchen, Schnittlauch, Kümmel, Edelsüß-Paprika,
15 g Butter oder Pflanzenmargarine,
Frühstückstee (wie bei Müesli-Frühstück),
Brot (wie bei Müesli-Frühstück).

II. Frühstück

---

1 Becher (150 g) Bioghurt oder Sanoghurt (nicht eiskalt!) oder 1 Becher (150 g) Joghurt mit Sanddorn- oder Heidelbeer- Vollfrucht Donath oder 1 Tellerchen Früchte der Jahreszeit, Knäckebrot oder 1 Tasse warme Reis-Gemüse-Suppe Nr. 66.
Siehe auch Rezepte Nr. 1–16 und 64–67.

Mittag- und Abendmahlzeiten

In den folgenden Menüvorschriften ist für alle Fleischrezepte jeweils auch eine *fleischlose Alternative* angegeben.

MITTAG

1. TAG

Sellerie-Sanddorn-Joghurt Nr. 5
Gurken in Dillsoße Nr. 44/26
Rettich in Sauermilch-Soße Nr. 33/49
Mazedonischer Gemüse-Eintopf mit Fleisch Nr. 139
Quark-Früchtereis Nr. 111
Menü ohne Fleisch: Sellerie, mit Frischrahmkäse überbacken, Nr. 95

2. TAG

Rote-Bete-Joghurt Nr. 12
Salate:
Fenchelsalat Nr. 43/42
Möhren in Nuß-Quark-Soße Nr. 47/27
Sauerkrautauflauf Nr. 109
Sanddorn-Quarkcreme Nr. 121

3. TAG

Rote-Bete-Sauerkrautsaft Nr. 11
Endivien-Sellerie Salat Nr. 54/21
Lauchgemüse mit Tomaten Nr. 93
Fischfilet im eigenen Saft Nr. 143
Vitamin-Quarkbecher Nr. 166

4. TAG

Rote-Bete-Buttermilch Nr. 19
Kresse- oder Kopfsalat Nr. 39/40 mit Ölsoße Nr. 20
Gurken- und Blumenkohl-Salat Nr. 42/44 in Quarksoße Nr. 26
Lauchgemüse Nr. 92/70
Fleischklöße Nr. 133
Grüne Erbsen mit Möhren Nr. 89
Heidelbeer-Bananenquark Nr. 119
Menü ohne Fleisch
Curry-Gemüse-Reis Nr. 114 mit Pilzen anstelle der Fleischklöße

5. TAG

1 Glas Sauerkrautsaft
Kopfsalat mit Gurken Nr. 56
Kartoffel-Kräutersuppe Nr. 65
Keimdiät-Makkaroni Nr. 117
Champignonsoße Nr. 72
Sanddorn-Quark Nr. 120

6. TAG

Sellerie-Apfel-Bioghurt Nr. 4
Chicorée mit marinierten Roten Rüben Nr. 53/21
Italienischer Fischauflauf Nr. 147
Jungbrunnen-Cocktail Nr. 168

7. TAG

Sauerkrautsaft
Hähnchen in Äpfeln Nr. 150
Fenchelgemüse Nr. 86
Kopfsalat in Kräutersoße Nr. 39/21
Vitamin-Herz-Cocktail Nr. 167
Menü ohne Fleisch statt Hähnchen:
Kartoffeleier Nr. 108
und Sanddorn-Quarkcreme Nr. 121 mit Früchten der Jahreszeit.

8. TAG

Rote-Bete-Quarkschale Nr. 15
Blumenkohl-Salat in Tomaten-Soße Nr. 42/22
Tomaten, gedünstet, Nr. 91
Fischfilet auf ungarische Art. 144
Verdauungs-Cocktail Nr. 169

9. TAG

Rote-Bete-Quarkmilch Nr. 14
Endivien-Sellerie-Salat Nr. 54/21
Pikanter Bohneneintopf Nr. 97
Sanddorn-Quarkcreme mit Weizenkeimen und Früchten der Jahreszeit Nr. 121

10. TAG

Spargelcreme-Suppe Nr. 67
Rinderfilet in Alufolie Nr. 131
Chicorée-Rote-Bete-Salat Nr. 53
Jungbrunnen-Cocktail Nr. 168

11. TAG

Möhren-Joghurt Nr. 3
Sellerie-Salat in Soja-Quarksoße Nr. 51/28
Fisch-Pastete Nr. 148
Kressesalat Nr. 40/20
Rosenheim-Kirsch-Cocktail Nr. 172

12. TAG

Chicorée-Mandarinen-Apfelsalat Nr. 52/25
Tomaten-Paprika-Gemüse Nr. 96
Geflügelreste in Rotweinsoße Nr. 151
Käsecreme, indische Art Nr. 126
Menü ohne Fleisch:
2 Eier im roten Rock Nr. 155
anstelle von Geflügelklein

13. TAG

Sellerie-Salat Nr. 51
Kopfsalat Nr. 39
Grüne Bohnen mit Tomaten Nr. 84
Hammelkeule im Römertopf Nr. 141
Blumenkohl gedämpft Nr. 83
Möhren-Bioghurt Nr. 3
Menü ohne Fleisch:
Quarkauflauf mit Pilzen Nr. 123
anstelle von Hammelkeule

14. TAG

Milchsaueres Gemüse naturell (Blumenkohl, Rote Bete, Fertigerzeugnis, Reformhaus)
Spargel-Gemüse Nr. 94
Kartoffel-Eier Nr. 108
Lockeres Rührei Nr. 156
Magen-Cocktail Nr. 171

15. TAG

Saucrkrautsalat Nr. 41
Kopfsalat Nr. 39
Heilbutt in Joghurt-Tomaten-Soße Nr. 145
Sellerie mit Frischkäse Nr. 95
Johannisbeer-Bioghurt Nr. 7

16. TAG

Rettich-Salat Nr. 49
Endivien-Sellerie Nr. 54
Keimdiät Makkaroni in Curry-Soße Nr. 117/74
Grüne Erbsen Nr. 87
Möhren Nr. 90
Heidelbeer-Käsecreme Nr. 124

17. TAG

Rote-Bete-Salat Nr. 50/24
Kresse-Salat Nr. 40/38
Rindfleisch in Meerrettich-Soße Nr. 137
Bunter Sauerkrautsalat mit Bohnenkeimlingen Nr. 183
Sanddorn-Quark Nr. 120
Menü ohne Fleisch:
Quarkauflauf mit Pilzen Nr. 123
(statt Rindfleisch und Bouillon-Kartoffeln)

18. TAG

Spargelcreme-Suppe Nr. 67
Kresse-Salat Nr. 40/21
Blumenkohl-Salat Nr. 42/22
Rindfleisch Stroganoff
mit Roter Bete Nr. 134
Cocktail Nr. 169
Menü ohne Fleisch:
Sauerkrautauflauf mit Püree Nr. 109
(statt Rindfleisch)

ABEND

1. TAG

Sauerkrautsaft
Schrot-Müesli Nr. 58
Rahmbrie mit Paprikastreifen Nr. 79
50 g Vollkornbrot oder 30 g Knäckebrot
Kräutertee

2. TAG

Grünblattsaft Nr. 1
Fleischsalat in Frischrahmkäse-Mayonnaise Nr. 135/24
100 g Vollkornbrot
oder 60 g Knäckebrot

Menü ohne Fleisch:
Keimdiät-Makkaroni mit Tomatensoße Nr. 117/73 und 10 g Parmesan-Reibkäse anstelle von Fleischsalat.
Kopfsalat Nr. 39/31
Kräutertee

3. TAG

Rote-Bete-Apfelsaft Nr. 16
Makkaroni-Salat Nr. 118
Camembert mit Zwiebeln Nr. 78
50 g Vollkornbrot
oder 30 g Knäckebrot
Hagebutten-Tee

4. TAG

Rote-Bete-Sauerkrautsaft Nr. 11
Haferflocken-Müesli Nr. 60
50 g Vollkornbrot
oder 30 g Knäckebrot
Körniger Champignon-Frischkäse Nr. 77
Kräutertee *oder* Obst

5. TAG

Rote-Bete-Joghurt Nr. 12
Sechskornmüesli Nr. 59
50 g Vollkornbrot
oder 30 g Knäckebrot
10 g Kräuteraufstrich Nr. 76
Kräutertee

6. TAG

Rote-Bete-Sauerkrautsaft Nr. 11
Meerrettich-Frischrahmkäse Nr. 80
100 g Vollkornbrot
oder 60 g Knäckebrot
Vitamin-Herz-Cocktail Nr. 167

7. TAG

Salatteller bestehend aus:
Rote Bete in Nuß-Quark-Soße Nr. 50/27
Gurken-Kopfsalat in Kräutersoße Nr. 56/21
1 hartes Ei in Scheiben
½ Frischrahmkäse
100 g Vollkornbrot
Kräutertee *oder* 1 Apfel

8. TAG

Rettich-Salat Nr. 49/20
Feldsalat Nr. 38/22
Käseplatte, bestehend aus:
30 g Frischrahmkäse
30 g Mainzer Handkäse
10 g Pflanzenmargarine
Kümmel, Paprika, Zwiebel
100 g Vollkornbrot
30 g Knäckebrot
Kräutertee *oder* 1 Apfel

9. TAG

Sauerkrautsaft
Geflügel-Salat Nr. 115
30 g Camembert
50 g Vollkornbrot
Kräutertee
Menü ohne Fleisch
Andalusischer Reis Nr. 112 anstelle von Geflügelsalat

10. TAG

Apfel-Sellerie-Joghurt Nr. 4
Quark-Kartoffelauflauf mit Äpfeln Nr. 122
Karottensalat in Nuß-Quarksoße Nr. 47/27
Hagebuttentee

11. TAG

Sauerkrautsaft
Käseteller, bestehend aus
½ Frischrahmkäse
30 g Rahmbrie
10 g Pflanzenmargarine
100 g Vollkornbrot
30 g Knäckebrot
Kräutertee *oder* Obst

12. TAG

Hirsebrei mit Fruchtsaft Nr. 69
25 g Vollkornbrot
15 g Knäckebrot
20 g Kräuteraufstrich Nr. 76
1 Bioghurt/Sanoghurt

13. TAG

Gemüsesülze Nr. 46
Frischrahmkäse-Mayonnaise Nr. 24
1 hartes Ei in Scheiben
Vollkornbrot
1 Becher Bioghurt/Sanoghurt
1 Orange

14. TAG

Buchweizen-Grütze mit Tomaten Nr. 68
Kräuter-Jocca Nr. 125
Vollkornbrot
1 Becher Bioghurt/Sanoghurt
1 Orange

15. TAG

Spargelcreme-Suppe Nr. 67
Verlorenes Ei auf Röstbrot Nr. 154
Indische Käsecreme Nr. 126
10 g Pflanzenmargarine
Vollkornbrot
Kräutertee *oder* 1 Apfel

16. TAG

1 Becher (150 g) Bioghurt
Reis mit Champignon-Soße Nr. 72
frisches Obst der Jahreszeit
oder:
Milchreis mit Sanddorn-Vollfrucht Nr. 110 anstelle des Reisgerichts
Kräutertee

17. TAG

Kartoffel-Kräutersuppe Nr. 65
Camembert Nr. 78
20 g Pflanzenmargarine
Vollkornbrot
frisches Obst der Jahreszeit
Kräutertee

18. TAG

1 Becher (150 g) Sanoghurt
Haferflocken-Müesli Nr. 60
15 g Pflanzenmargarine
Schnittkäse 30 g
Vollkornbrot
frisches Obst der Jahreszeit
Kräutertee

Erweiterte Ernährungs-Richtlinien und Speiseplan-Vorschläge nach Dr. med. Karl Windstosser, Werner-Zabel-Institut

Die auf den Seiten 110 bis 120 dargestellte Liste der erlaubten und verbotenen Nahrungsmittel erfährt noch nachstehende Zusätze und Unterstreichungen, zitiert aus Dr. Windstosser »Die 11 Gebote für den Krebskranken und Krebsgefährdeten«*:

1. Verwende kein hartes, kalkreiches Leitungswasser und keine Mineralwässer, sondern destilliertes, bzw. demineralisiertes Wasser aus Apotheken, Drogerien oder Tankstellen. Nur sehr weiches Leitungswasser ist geeignet, von den Heilquellen die Haderheckquelle Königstein und Eau de Volvic (vgl. Frage 95, 96 und 149). Bereite damit Tee und Suppen und verwende es zum Verdünnen der Obstsäfte. 1½ l Harn sollten täglich ausgeschieden werden!
2. Trinke deshalb so viel wie möglich: Buttermilch, Kefir, Sauermilch, fruchtzuckergesüßte Obstsäfte, alle Arten von Kräutertee, auch etwas schwarzen Tee, vermeide jedoch Kaffee (auch koffeinfreien) und selbstverständlich Alkohol in jeder Form.
3. Stelle im Rahmen dieses Behandlungsprogrammes sofort die bisherige »gut bürgerliche« Ernährung radikal um. Fortan sollen delikat zubereitete Rohkost zu jeder Mahlzeit, Keimkornmüesli, Vollkorn- und Sauermilchprodukte sowie Obst an der Spitze stehen.
4. Das gleiche gilt für Weißmehlprodukte, Zucker und Honig. Alle Süßspeisen und -Getränke sind mindestens während der ersten entscheidenden Monate ganz zu meiden, später kann Fruchtzucker – und nur dieser – in bescheidener Menge Verwendung finden.
5. Während dieser Zeit ist auch fleisch- und fischfreie Ernährung anzuraten. Schweinefleisch und alle damit bereiteten Wurstwaren sollten für immer gemieden werden. Das gilt ebenso für Kalbfleisch.
Fleisch sollte nur in Verbindung mit Ge-

* Auszugsweise zitiert aus GESUNDES LEBEN, 2/1978, Medizinalpolitischer Verlag, 5912 Hilchenbach

müse und Salat bei einer Mahlzeit gegessen werden, nicht gleichzeitig mit Kohlenhydraten (Kartoffeln, Reis, Teigwaren). Diese Regel, wie sie auch in der Hay'schen Trennkost üblich ist, dient einer leichteren Verdauung, weil dadurch der Organismus nicht gleichzeitig die verschiedenartigen Fermente (Verdauungssäfte) produzieren muß, die für Eiweiß und Kohlenhydrate notwendig sind (vgl. Seite 151).

6. Stelle gegebenenfalls sofort das Rauchen ein. Beim Lungenkrebs ist es die Hauptursache, bei allen andern Geschwulstleiden kann es in verhängnisvoller Weise mitwirkend beteiligt sein und dem Erfolg jeder Behandlungsweise im Wege stehen.

7. Die mit einer solchen Umstellung erzielbare Stoffwechselverbesserung trägt gleichzeitig zur Reduzierung eines evtl. vorhandenen Übergewichtes und zur Normalisierung des Stuhlganges bei.

8. Versuche mit Blickrichtung auf den Erfolgsweg jede Angst und Panik zu überwinden. Bemühe Dich auf jedem nur möglichen Wege um Information über gesunde, insbesondere bei Krebsgefahr zu beachtende Lebens- und Ernährungsweise, auch wenn Dir bis zur Bildung eigener Urteilsfähigkeit dabei gewisse Widersprüche begegnen sollten. Lasse Dich in guten, nicht nur merkantil eingestellten Reformhäusern beraten.

9. Der wichtigste Heilfaktor bei jedem Krebs, auch nach Abschluß der klinischen Behandlung, ist die Aktivierung der körpereigenen Abwehr gegen entartete Zellen und die Ordnungstherapie zur Wiederherstellung harmonischer Zellerneuerung.

Frage 149

Warum ist Leitungswasser nicht erlaubt? *(Vgl. Fragen 95/96)*

Das Verbot des üblichen Trinkwassers mag manchen Lesern unverständlich vorkommen, ebenso das Verbot aller Mineralquellen. In der biologischen Medizin werden die üblichen Mineralwässer heute nicht unbedingt als gut, sondern als problematisch betrachtet. Nach den Erkenntnissen von Prof. Louis Claude *Vincent,* Paris, haben die gebräuchlichen Wässer um so ungünstigere biophysikalische Werte, je höher ihr Gehalt an anorganischen Salzen ist. Man untersucht heute nicht mehr einseitig nach chemischen Gesichtspunkten, sondern mit Hilfe biophysikalischer Forschungsmethoden. Die hohe Belastung der Mineralwässer mit anorganischen Salzen wirkt sich im Stoffwechsel ungünstig aus. Zudem besitzen wir darüber neue Erkenntnisse, daß das Wasser sowohl durch technische Prozesse, etwa maschinelle Pump- und Spritzautomaten, als auch durch die Chlorierung biologisch denaturiert und nachhaltig verändert wird. Dies gilt vor allem für unser Leitungswasser, das im Fall seiner Chlorierung Bakterienleichen enthält, die nach neueren Ansichten zu Viren zerfallen. Schon im Jahre 1971 hat Louis EMRICH in seiner kleinen Broschüre »Bakterienfreie Getränke« (Verlag Neues Europa GmbH, Stuttgart) auf die Gefahren unseres Trinkwassers hingewiesen. Wir lesen jeden Tag in den Zeitungen von neuen

Verschmutzungen keineswegs harmloser Art. Da der Krebskranke reichlich trinken soll, weil er laufend viele Krankheitsgifte und Medikamente ausscheiden muß, ist die Qualität des Trinkwassers für ihn besonders wichtig. Nach den Messungen von Vincent ist in Deutschland die Königsteiner Haderheckquelle von besonderer Reinheit, zu beziehen durch Dr. Pohlmann, Königstein/Taunus, oder über jede Apotheke, in Flaschen zu 1,5 l. Sie weist optimale biophysikalische Werte auf und enthält außerdem Spuren des bei Krebs empfohlenen seltenen Metalls Germanium. Nach Dr. ASAI vom Germanium Research Institute in Tokio ist dieses Metall ein wichtiger Sauerstoffvermittler (Katalysator) für jede Zelle und kann in der Krebstherapie möglicherweise zusätzliche Hilfe bringen (zitiert nach Selecta 14/79).
Zu empfehlen ist ferner das ebenfalls schon erwähnte in Apotheken erhältliche (aus Frankreich importierte) Eau de Volvic.

Frage 150

Warum sind keimendes Getreide und Sojabohnenkeimlinge wichtig?

Beim Keimvorgang verwandelt sich auf enzymatischem Weg die für den Menschen nur bedingt verwertbare Stärke in das leichtverdauliche, zuckerähnliche Dextrin. Außerdem bildet sich sowohl im Getreidekorn wie in der Sojabohne ein Mehr an Vitaminen, die gerade für die Stärkung der körpereigenen Abwehrkräfte unentbehrlich sind. Bei den Getreidekörnern vermehrt sich in den ersten 12 Stunden des Keimens hauptsächlich das Vitamin B_1 (Aneurin), ein Nervenvitamin, das auch gegen Gedächtnisschwäche hilfreich ist und noch zahlreiche andere lebenswichtige Aufgaben erfüllt. Die Keimung sollte nicht über 2–3 Tage verlängert werden. Bekannt sind die Erfolge von Dr. Evers mit Weizenkeimlingen bei Multipler Sklerose, einer degenerativen Nervenerkrankung. Auch bilden die nach dem Keimen kaufähig gewordenen Körner eine ballaststoffreiche Kost gegen Stuhlverstopfung.

Auch das Keimen der in diesem Kostplan besonders empfohlenen grünen Sojabohne bewirkt eine gesteigerte Vitaminbildung: Es entstehen die Vitamine C (wasserlöslich), A und E (fettlöslich). Dem A-Vitamin wird nachgerühmt, einen wirksamen Schutz gegen das stärkste Krebsgift, das Benzpyren (Abgase) zu bilden. Diese Bohnenkeimlinge sind daher in einer fettarmen Diät eine wertvolle Zusatznahrung. Auch das Vitamin C – etwa 48 mg in 100 g (ähnlich dem Vitamingehalt der Zitrone) – bildet eine Waffe gegen das Geschwulstleiden, während das E-Vitamin hauptsächlich der Stärkung der Herzkraft dient. Schon um das Jahr 1920 haben der berühmte Vitaminforscher Dr. Ragnar Berg und andere Experten ihr besonderes Augenmerk auf die kleine grüne Bohne, »katjang idoe«, eine Sojabohne indonesischer Herkunft, gerichtet. Diese Bohne wird seit alten Zeiten von der Bevölkerung im Malaiischen Archipel, von

Chinesen und Japanern in Form der Bohnenkeimlinge als Volksnahrung gebraucht. Die beiden hervorsprießenden grünen Keimblättchen heißen dort »Tao-geh«. Sie sind der Hauptträger der Vitamine. Ein Zusatz solcher Bohnenkeimlinge im Reis – bei den östlichen Völkern die Hauptnahrung – verbessert das unvollständige Eiweiß des Reiskorns. Der Gebrauch von Bohnenkeimlingen hat also nicht den gefürchteten Beigeschmack von »Diät«, sondern ist auf uraltes bewährtes Brauchtum zurückzuführen und gilt heute auch gerade in der westlichen Welt als modern. In den beliebten Kursen der Volkshochschule über Chinesische Küche wird das Bohnenkeimen gelehrt. Nicht alle Getreidekörner sind keimfähig, ebensowenig alle Sojabohnen. Die von der Donathmühle gezüchteten Sprießkorn-Getreide sind garantiert keimfähig, kommen aus biologischem Anbau und sind daher nicht mit Pflanzenschutzmitteln verunreinigt. Dieses Getreide gibt es nur im Reformhaus, ebenso die vom Henselwerk gelieferte kleine grüne Sojabohne »katjang idoe«. Die nachstehend beschriebenen Methoden des Keimens im Haushalt können vereinfacht und vor allem auch auf geringerem Raum durchgeführt werden. Eine praktische Hilfe ist das »biosnakky« Keimgerät aus 4 Plastikschalen mit Deckel, alle übereinanderstehend. Das Gerät ist in der Schweiz entwickelt und im Reformhaus erhältlich. Ein bekanntes Versandhaus liefert ein ähnliches Gerät noch preiswerter. Man kann darin außerdem Kresse, Senf und andere Samen keimen, auch z.B. gleichzeitig Getreidekörner und Sojabohnen. Die bei allen Verfahren angegebenen Spülvorschriften müssen unbedingt eingehalten werden, um eine Schimmelbildung zu verhüten.

Rezepte für das Keimen im Haushalt

177

Keimkornmüesli

3 g E, 4 g F, 31 g Kh
995KJ / 237 Kcal

Zutaten:
Je 1 Tl Donath Sprießkornhafer-, roggen und -weizen, 1 Tl Vollwert-Haferflocken (fein- oder grobblättrig), Linusit Gold, Weizenkleie, 1 kleiner Apfel (ca 100 g) grob gerieben, wahlweise Sojadrink, Kondensmilch Heirler, Buttermilch, Kefir oder Sanoghurt, jeweils soviel, daß das Müesli breiartig angerührt werden kann. In besonderen Fällen und auf ärztliche Anordnung etwas Honig oder mit heißem Wasser angerührtes Haselnußmus zum Süßen. (Der seines überwiegenden Fruchtzuckergehaltes wegen halbflüssige Akazienhonig eignet sich besonders dazu.)

Zubereitung:
In ein Sieb ein Stück Filter- oder Löschpapier legen, darauf die Körner schütten, dann das Sieb in frisches, ungechlortes Wasser tauchen, bis alle Körner naß sind. Danach das Sieb auf einen tiefen Teller an einen nicht zu hellen, warmen Platz (20–25°C) stellen, und diesen Vorgang alle 12 Stunden wiederholen. Zweckmäßig ist es auch – besonders bei beengten Wohnverhältnissen –, zum Ankeimen die lebensmittelbeständigen, flachen Plastikbecher von Dickmilch oder Quark, Hüttenkäse usw. – je breiter, desto besser – zu verwenden. Mit einer dicken Nadel den Boden mehrmals durchstechen, auch auf einen passenden Teller stellen und wie vorher überspülen. Die Körner dürfen nie trocken werden und sollen in nicht zu dicker Schicht liegen, damit sich keine störenden Hefe- oder Säurekeime bilden können. Nach etwa 2 Tagen zeigen sich die ersten kaum stecknadelkopfgroßen weißen Keimsprossen. In der kalten Jahreszeit kann es etwas länger dauern. Sobald sich an der Spitze der Körner ein stecknadelkopfgroßer weißer Punkt, die Keimlingsspitze, durchgestoßen hat, ist der Zeitpunkt zum Anrichten des Keimlingsmüeslis gekommen.

Die so vorbereiteten Körner werden noch einmal kurz überspült, abgetropft in eine Schüssel aus Glas oder Porzellan gegeben und mit den restlichen Zutaten gut vermengt:
Wer tagsüber nicht immer zu Hause ist, kann die 24 Std. in Wasser gequollenen Körner zwischen zwei mit einwandfreiem Wasser gut angefeuchtete Flanelltücher flach ausbreiten und auf einen flachen Teller oder ein Brett legen. Sie müssen auch dann täglich mindestens einmal unter fließendem Wasser überspült werden, weil sie sonst schimmeln.

Obst-Variationen:

Außer dem geriebenen Apfel können auch andere Früchte zum Keimkornmüesli verwendet werden, sofern sie nicht zu sauer sind, um ohne Zuckerzusatz gebraucht zu werden:
Jeweils 100–150 g z. B.

Ananas, roh
Avocadofruchtfleisch
Aprikose, roh (keine getrockneten, da stark geschwefelt)
Banane
Birne
Blaubeere (Heidelbeere)
Erdbeere
Grapefruit
Kakifrucht
Kirsche
Mangofrucht (auch eingedickt in Flasche frei von Zuckerzusatz)
Melone
Mirabelle
Orange
Pfirsich
Pflaume (späte)
Reineclaude
Zwetschge

Trockenfrüchte wie Datteln, Feigen, Rosinen sind wegen des hohen Zuckergehaltes nicht oder nur sparsam zu gebrauchen, sofern sie nicht chemisch behandelt oder mit Zuckerglasur überzogen sind (Datteln).

178

»Kleine grüne Bohnen« (katjang idoe / Bohnenkeimlinge / Bohnensprossen)

Zubereitung der Keime:
1 gestrichenen El der »Kleinen grünen Bohne« in einem Sieb mit frischem, temperiertem, nicht gechlortem Wasser gut überspülen, dann in einen tiefen Teller geben und gerade so viel Abtropfwasser im Teller lassen, daß die Bohnen knapp bedeckt sind. Abdecken und an einem möglichst dunklen Ort von 20–25°C aufstellen. Abends und morgens die Bohnen auf dem Sieb wieder überspülen und abgetropft in den Teller zurückgeben. Die Keimung setzt bei warmem Wetter schon am ersten Tag ein, bald zeigen sich weiße Keimsprossen. Die Bewässerung soll knapp sein, doch dürfen die Keime nicht trokken liegen. Nach 3–6 Tagen bilden sich an den Keimlingen 2 grüne Keimblättchen und 2 braune Bohnenansätze, die grüne Hülle wird schon bald abgestoßen. Man entfernt sie leicht, indem man die stark gequollenen Bohnen in eine Schüssel mit klarem Wasser schüttet, dann schwimmen die leeren grünen Hüllen oben und können mit einem kleinen Sieb herausgehoben werden. Wenn alle grünen Hüllen entfernt und überall die Keimblättchen hervorgesproßt sind, fangen auch die Keimlinge an, leicht zu grünen. Nach 4 Tagen haben sich die Keimlinge so stark vermehrt, daß man sie auf 2 oder 3 Teller verteilen sollte, damit sie nicht mehr zu dicht beisammen liegen. Sie streben kräftig hoch. Dann bilden sich schon Würzelchen aus. Jetzt sollten die Keimlinge »geerntet«, nach Abschneiden der Würzelchen kurz in kochendes Wasser getaucht und grob zerschnitten unter Salate oder Quark gemischt werden. In der fernöstlichen Küche werden die Bohnenkeimlinge gekochtem Gemüse in größerer Menge kurz vor Beendigung des Garvorganges ganz zugesetzt, oder auch in heißem Öl ganz kurz angedünstet und dann unter das Gemüse oder in die Suppe gemischt.

179

Keimlings-Mischsalat mit Gurken

0 g E, 5 g F, 2 g Kh
226 KJ / 54 Kcal

Etwa 100 g in Scheiben oder Würfelchen geschnittene Gurken mit einigen Blättern fein zerzupften Kopfsalat und 10 Bohnenkeimlingen mit den Keimblättchen, etwas zerschnitten und vorher kurz überbrüht, mit Öl-Kräutersoße Nr. 21 gut vermischen.

180

Keimlingssalat mit Roter Bete

4 g E, 5 g F, 5 g Kh
361 KJ / 86 Kcal

Eine kleine, geschälte, gut abgespülte Knolle Rote Bete fein zerkleinern, mit 15 Bohnenkeimlingen samt Keimblättchen, etwas zerschnitten, mischen und mit Öl-Quarksoße Nr. 26 anrichten.

181

Keimlingssalat mit Chicorée

2 g E, 1 g F, 2 g Kh
105 KJ / 24 Kcal

Eine gewaschene Knolle Chicorée nach Entfernung des bitteren Strunkes in breite Streifen schneiden, sofort in die vorbereitete Joghurt-Tomatensoße Nr. 35 geben, gut durchmischen, die zerschnittenen Bohnenkeimlinge (10 Stück) darunter geben, mit den grünen Keimblättchen garnieren.

182

Keimlingssalat mit Fenchelknolle

4 g E, 5 g F, 3 g Kh
310 KJ / 74 Kcal

Eine halbe Fenchelknolle, von zu harten, alten Blättern und dem Strunk befreit, kurz waschen, in sehr feine Streifen schneiden, mit 10 zerkleinerten Bohnenkeimlingen mischen, die grünen Keimblättchen zum Garnieren zurückhalten, und mit Frischrahm-Mayonnaise ohne Ei Nr. 23 anrichten.

183

Bunter Sauerkrautsalat mit Bohnenkeimlingen

1 g E, 5 g F, 18 g Kh
520 KJ / 124 Kcal

Unter 100 g zerschnittenes Reformsauerkraut roh einen kleinen geschälten, grob geraspelten Apfel, 2 fein zerschnittene milchsaure Gürkchen, je 1 El geriebene Möhren und Sellerie und 10 Bohnenkeimlinge, etwas zerschnitten, mischen und mit der Öl-Kräutersoße Nr. 21 anrichten, mit den grünen Keimblättchen garnieren.

184

Keimlingssalat mit Rettich

1 g E, 5 g F, 16 g Kh
487 KJ / 116 Kcal

Etwa 50 g Rettich (rot, weiß oder schwarz) nach dem Schälen fein reiben, einen kleinen geschälten Apfel grob geraspelt dazu geben, schnell mit der vorbereiteten Ölsoße Nr. 20 mischen, zuletzt die etwas zerschnittenen Bohnenkeimlinge unterheben.

185

Keimlings-Apfelquark mit Honig

17 g E, 1 g F, 19 g Kh
655 KJ / 156 Kcal

100 g Magerquark Heirler, 1 kleiner geschälter, grob geraspelter säuerlicher Apfel, 1 gestrichenen Tl Honig (Akazienhonig halbflüssig) mit dem Elektroquirl oder dem Handschneebesen sahnig schlagen, 10 kleingeschnittene, kurz überbrühte Bohnenkeimlinge darunter mischen, mit den grünen Keimblättchen dekorieren.

186

Keimlings-Meerrettichquark mit Apfel

17 g E, 6 g F, 19 g Kh
848 KJ / 202 Kcal

Obigem Rezept noch 1 Tl frisch geriebenen Meerrettich und 1 Tl Sonnenblumen- oder Distelöl zufügen und kräftig mischen.

187

Keimlings-Senfquark

17 g E, 5 g F, 3 g Kh
540 KJ / 128 Kcal

100 g Magerquark Heirler, 1 Tl Sonnenblumen- oder Distelöl, 10 Bohnenkeimlinge, zerschnitten, 1 El milder Speisesenf, mit dem Schneebesen cremig schlagen. Schmeckt als Brotaufstrich oder als Beilage zu gekochtem Fisch oder mit milchsaurer Roter Bete zusammen zu gekochtem Rindfleisch.

Speiseplangestaltung nach Dr. med. Karl Windstosser

Tagespläne mit insgesamt je 7560 KJ / 1800 Kcal

Erstes Frühstück

(wiederholt sich täglich)

Keimkorn-Müesli Nr. 177
2 Scheiben Graham- oder anderes lockeres Vollkornbrot (50 g)
oder 2–3 Scheiben Knäckebrot
15 g Vitaquell extra, Eden Vollwert oder Deli Reform als Aufstrich (keine Butter, kein Zucker, keine Marmelade, kein Honig, keine Weißmehlprodukte!)
Kräutertee, mit destilliertem Wasser oder den unter Frage 149 empfohlenen naturreinen Heilquellen zubereitet (keine Mineralwässer!)
Buttermilch, Kefir, Sanoghurt, evtl. mit frischen Obstpreßsäften gemischt. Fruchtzuckerhaltige Fertigsäfte sind nur mit ausdrücklicher Genehmigung erlaubt, grundsätzlich erst nach fortgeschrittener Darmsanierung.
Statt milchsaurer Getränke können auch pikant gewürzte Magerquarkmischungen oder Obst der Jahreszeit zusätzlich gegeben werden.
Bei Magen-Darmempfindlichkeit ist einige Zeit vor dem Müesli ein Becher Linusit-Kurgetränk Nr. 63 empfehlenswert.

Zweites Frühstück

1. Tag
1 Glas Linusit-Kurgetränk Nr. 63 mit 2 El Rote-Bete-Vollgemüse Donath, 2 Mandarinen oder 100 g anderes Obst der Jahreszeit

2. Tag
1 Glas Linusit Kurgetränk Nr. 63 mit 2 El Rote-Bete-Vollgemüse Donath, 100 g Banane, zerdrückt, oder 200 g anderes Obst der Jahreszeit

3. Tag
1 Becher Linusit-Kurgetränk, warm, mit etwas gekörnter Brühe gewürzt, (Rez. Nr. 63),
1 Apfel oder 100 g Beeren der Jahreszeit

4. Tag
1 Becher Sanoghurt/Bioghurt (150 g) mit 2 El Rote-Bete-Vollgemüse,
1 Scheibe Knäcke,
1/2 Grapefruit, bestreut mit Weizenkleie

Mittagessen

1. Tag
Salatteller mit grünem Salat der Jahreszeit (wahlweise Nr. 37–40), mit Frischrahm-Mayonnaise ohne Ei,
Karotten-Salat (Nr. 47), 2 Tomaten, enthäutet, in Scheiben.
Lauchgemüse (Nr. 92)
Buttermilch-Kartoffel-Pürée (Nr. 105)
Käsecreme indisch (Nr. 126)

2. Tag
Keimlings-Mischsalat mit Gurken-Kopfsalat (Nr. 179)
Rettichsalat (Nr. 49)
Grüne Bohnengemüse mit Tomaten (Nr. 84)
Möhren gedämpft (Nr. 90)
Bouillonkartoffeln (Nr. 102)
Vitamin-Quarkbecher (Nr. 166)

3. Tag
Chicorée-Mandarinen-Apfel-Salat (Nr. 52)
Rote-Bete-Salat mit Soße Nr. 32 (Nr. 50)
Keimlings-Gemüsetopf mit Lammfleisch (Nr. 140)

4. Tag
Blumenkohlsalat (Nr. 42) mit Buttermilchsoße Nr. 31
Kresse mit Öl-Kräutersoße (Nr. 21/40)
Möhren-Rohkost mit Frischrahmkäse-Soße (Nr. 24/47)
Curry-Gemüsereis mit Champignon-Soße (Nr. 72/114)

Nachmittag	*Abendessen*
1. Tag 1 Becher (150 g) Sanoghurt mit 2 El Rote-Bete-Vollgemüse Donath, 2 Scheiben Knäcke	*1. Tag* 2 Scheiben Grahambrot, 15 g Pflanzenmargarine (ungehärtet) Camembert mit Zwiebel und Quark (Nr. 78) 1 Apfel Kräutertee
2. Tag 1 Becher Kefir mit Sanoghurt-Kulturen mit 2 El Rote-Bete-Vollgemüse Donath 2 Scheiben Knäcke	*2. Tag* Verlorenes Ei auf Röstbrot (Nr. 154) Keimlings-Meerrettich-Quark mit Apfel (Nr. 186) 1 Tomate, enthäutet, in Scheiben 2 Scheiben Knäcke oder Grahambrot 5 g Pflanzenmargarine Hagebuttenschalentee
3. Tag 1 Becher Kefir/Sanoghurt (150 g) mit 1 El Mango Vollfrucht 2 Scheiben Knäcke	*3. Tag* Reis-Gemüsesuppe (Nr. 66) Frühlingsquark (Nr. 127) 2 Scheiben Graham- oder Knäcke-Brot Kräutertee
4. Tag 1 Becher Kefir/Sanoghurt (150 g) mit 2 El Rote-Bete-Vollgemüse 1 Scheibe Knäcke ½ Grapefruit, bestreut mit Weizenkeimen	*4. Tag* Chicorée-Rote-Bete-Salat (Nr. 53) mit Öl-Quarksoße Nr. 26 Buchweizengrütze mit Tomaten (Nr. 68) Lockeres Rührei (Nr. 156) Kräutertee

Zweites Frühstück	*Mittagessen*
5. Tag 1 Becher Sanoghurt/Bioghurt, 2 El Rote-Bete-Vollgemüse, 1 Knäckebrot	*5. Tag* Keimlingssalat mit Fenchelknolle (Nr. 182) Sellerie-Salat mit Nuß-Quarksoße (Nr. 27/51) Feldsalat mit Buttermilchsoße (Nr. 31/38) Fischfilet auf ungarische Art (Nr. 144) Tomaten-Paprika-Mischgemüse (Nr. 96) Quark Aurora (Nr. 128)
6. Tag 100 g Magerquark mit etwas Milch cremig schlagen, mit 1 El Schnittlauchringen oder gehackter Petersilie und Prise Meersalz würzen, mit Scheiben eines milchsauren Gürkchens mischen. 2 Scheiben Knäcke	*6. Tag* Keimlingssalat mit Roter Bete (Nr. 180) Bunter Sauerkrautsalat mit Apfel, Möhren, Gürkchen (Nr. 57) mit Öl-Kräutersoße (Nr. 21) Auberginen überbacken (Nr. 82) Quark-Kartoffel-Püree (Nr. 109) 1 Glas Buttermilch
7. Tag Meerrettich-Frischrahmkäse (Nr. 80) 2 Scheiben Knäcke	*7. Tag* Endivien-Sellerie-Salat (Nr. 54) mit Öl-Kräutersoße (Nr. 21) Gurken-Salat (Nr. 44) mit Soja-Quarksoße Nr. 28 Tomaten auf Reis (Nr. 116) Sanddorn-Quarkcreme mit Früchten (Nr. 121)

Nachmittag	*Abendessen*
5. Tag 1 Becher Sanoghurt/Bioghurt (150 g) 1 Banane (ca. 100 g) oder 150 g Beeren der Jahreszeit	*5. Tag* Makkaroni-Salat (Nr. 118) mit Tomatensoße (Nr. 73) 1 Apfel, Kräutertee
6. Tag 1 Becher Sanoghurt/Bioghurt (150 g) mit 2 El Rote-Bete-Vollgemüse 1 Knäcke	*6. Tag* Sechskornsuppe (Nr. 64) 1 Orange
7. Tag 1 Glas Apfelsaft oder frischgepreßten Grapefruitsaft 1 Scheibe Knäcke	*7. Tag* Kartoffel-Kräutersuppe (Nr. 65) 2 Scheiben Grahambrot Champignon-Hüttenkäse (Nr. 77)

Rationalisierung der Diätküche

Geräte zur Arbeitserleichterung

a) für Handbetrieb: Leicht auch vom Patienten zu bedienen: Rohkostreibe »anliker« (auf 3 Füßchen, nicht rutschend, *schneidet scharf* sogar Zwiebeln, von Ritter, München, im Fachhandel erhältlich, kombiniert mit Gurkenhobel) oder *Rohkostmühle* »Mouli Grater«, raspelt, reibt, schnitzelt; *Jupiter Kaumaschine*, kleine Fleischmaschine (bei Kau- und Schluckschwierigkeiten); *Knoblauchpresse* »Simplex« oder »Ritter«; *Tellerschneebesen* Typ WMF, Cromargan, Vielzweckgerät zum Schneeschlagen, Salate mischen, Quark schlagen, Mixen kleiner Mengen etc.

b) für Elektroantrieb: Zitruspresse für Zitronen und Orangen; *Entsafter* für Gemüse aller Art; *Handmix-Gerät* schlägt, püriert, mixt.

Für Einzelanfertigung der Diät haben handbetriebene Geräte gewisse Vorzüge: schnelle Reinigung, besonders ansprechendes Reiben der Rohkost: duftig, locker, das mit der Kaumaschine zerkleinerte Fleisch ist als solches noch zu erkennen, was für die Appetitlichkeit wesentlich ist. Bis zur Unkenntlichkeit zermixtes Essen stößt den Kranken ab.

Kochgeschirr

Stielpfanne, ∅ 16 cm, Edelstahl, ebensolche *Kasserolle mit Deckel,* ∅ 16 cm, evtl. *Spezialtopf* zum Kochen ohne bzw. mit ganz wenig Wasser (Fachhandel); *Edelstahl-Kasserolle*, Typ WMF, 16 cm ∅, für Gemüse und Obst zum Kochen mit wenig Wasser, am besten auf kleiner Flamme (Boden wärmespeichernd!).
Salatschüssel, ∅ 16–18 cm, aus Glas, Porzellan, Steingut, Cromargan, nicht aus Kunststoff. Kunststoffschüsseln nur zum Waschen.
Römertopf (Ton), zum Braten ohne Fett in der Röhre, besonders für Geflügel und Fleisch.

Nahrungsmittel, die ständig vorrätig sein sollten

Vollwertgetreide, Typ Donath (Körner, Schrote und Flocken), Pfarrer Kneipp Grahammehl, sowie Typ Kollath Frühstück, Achimer Spezialmehl, Vollkornbrote Typ Grahambrot, Leinsamenbrot, milchsaure Brote, Knäckebrot.
Leinsamen, Typ Linusit Gold, Hensel *Vollsoja.*

Kaltpreßöle Typ Vitaquell Sonnenblumenöl, Dr. Grandels Vitaminöl, Kürbiskernöl Fink (bei Erkrankung der Harnorgane).
Streichfett, z. B. Diäsan, Eden Vollwert, Deli Reform oder Vitaquell Extra.
Sauerkraut, Typ Reformsauerkraut und Mildessa (Weinsauerkraut).
Milchsaure Gemüsesäfte Typ Edenwaren (Sauerkraftsaft, Rote-Bete-Most, Sauerkrautsaft Typ Schoenenberger).
Milchsaure Gemüse, Typ Edenwaren (Rote Bete, Karotten, Blumenkohl).
Rote-Bete-Vollgemüse, Donath, milchsauer.
Rote-Bete-Saft, Typ Schoenenberger, ungesäuert, oder *Rote-Bete-Pulver,* Typ Schoenenberger.
Diätsäfte aus Obst mit Fruchtzucker (Typ Donath-Kelterei) Sanddorn-Vollfrucht, Heidelbeer-Vollfrucht.
Fruchtzucker, Apfeldicksaft Friate.
Gewürze: Meersalz, Knoblauch, Zwiebel, frische Gartenkräuter, Curry, Paprika, Muskatblüte, Hefe-Präparate (Flocken, Pulver, Streichpaste).
Essig (Obst- und Weinessig).
Trockenmagermilch,
»Biosmon« zum Reinigen und zur Frischhaltung von Salaten.

Ergänzung der Vollwertkost durch Vitaminkombination

Generell als unvermeidbar galt bislang die Aufnahme von krebserregenden Nitrosaminen bei den täglichen Mahlzeiten. Mehr als Zweidrittel aller Krebserkrankungen führen amerikanische Wissenschaftler, allen voran Professor Dr. Herman Baker, New Jersey, Medical School, U.S.A, darauf zurück. Sie beließen es aber nicht bei dieser Feststellung, sondern erforschten gewissenhaft die Rolle der Vitamine in der heutigen Krebsbekämpfung. Ausgerechnet aus Deutschland kommt in diesen Tagen ein neues Vitaminkombinatspräparat auf den Markt, daß erstmals den Forschungsergebnissen konsequent Rechnung trägt und die Bildung der krebserregenden Nitrosamine im Körper verhindert: 200 I.E. natürliches Vitamin E + 500 mg Vitamin C in einer Kapsel erreichen dies.

Das apothekenpflichtige Mittel, dessen Name Evina E+C ruhig schon deshalb genannt werden kann, weil es kein anderes Produkt dieser Art auf dem Arzneimittelmarkt gibt, fand sofort internationale Beachtung. Es wurde im Februar 1985 anläßlich eines Vortrages von Professor Horwitt, dem führenden Vitamin-E-Forscher der USA, auf den Bahamas deutschen Medizinjoualisten vorgestellt. Und auch der sonst allen Vitaminkombinationen distanziert gegenüberstehende US-Wissenschaftler, der es über 30 Jahre vermieden hatte, überhaupt positiv zu irgendeinem Mittel Stellung zu nehmen, brach erstmals sein Schweigen auf diesem Gebiet und attestierte dem Präparat eine richtungweisende Zukunft.

In Deutschland haben sich zwischenzeitlich der Heidelberger Professor Dr. med. D. Schmähl sowie der Vorsorge-Spezialist Professor Schimmert aus München als Verfechter und Befürworter dieser neuen Perspektive der aktiven Gesundheitsvorsorge einen Namen gemacht.

Hierbei ist stets zu berücksichtigen: Viel zu selten wird ausgeprägter Vitaminmangel in unserer Wohlstandsgesellschaft erkannt. Und nur zu oft werden die von Tag zu Tag eindringlicher werdenden Warnungen von Ärzten und Wissenschaftlern zu diesem Problem in den Wind geschlagen. Vielfach ernähren wir uns zu kalorienreich, aber auch gleichzeitig todbringend falsch. Über den sterbenden Wald kann nicht genug geklagt werden. Aber der Mensch, biologisch weit empfindlicher als Pflanzen, ist entschieden stärker durch Umweltschadstoffe gefährdet. Das fängt beim Blei- und Schwefeldioxydgehalt der Luft an, geht über die Rückstände im Trinkwasser und endet leider keineswegs bei den schädlichen Rückständen, die in Nahrungsmitteln pflanzlichen und tierischen Ursprungs vorhanden sind.

Vielmehr kommen Belastungen durch Nahrungsmittelzusätze, wie etwa Stabilisatoren, Farb-, Füll- und Konservierungsstoffe, die unserer Nahrung Haltbarkeit und Aussehen verleihen, täglich hinzu.
Nikotin, Alkohol und der übermäßige Gebrauch von bestimmten Medikamenten erweisen sich als hochgradige Vitaminräuber und wirken krebsfördernd, wie an anderer Stelle in diesem Buch ausgeführt wurde. Gerade in diesen Fällen bietet sich die Kombination von natürlichen Vitaminen E+C als *Ergänzung zur Vollwertkost* an.

Literatur-Nachweis

Anemueller, H.: Das Grunddiät-System. Hippokrates Verlag, Stuttgart 1980.

Anemueller, H., J. K. Ries: Anleitung zu einer stoffwechselaktiven Kost. Bayerische Krebsgesellschaft, München.

Bäumler-Ernst: Das maßlose Molekül, Econ-Verlag Düsseldorf 1967.

Bauer, K. Fr.: Biochemische, physiologische und klinische Probleme des Fructosestoffwechsels, Medizinische Grundlagenforschung, Band III, Georg Thieme Verlag, Stuttgart 1960.

Bauer, K. H.: Das Krebsproblem, Springer-Verlag, Berlin, 2. Aufl. 1963.

Bennington, J.: Zigarrenrauch und Nierenkrebs, Naturw. Rundschau, 6/1969.

Berg, Ragnar: Die Vitamine, Verlag Hirzel, Leipzig 1927, 2. Auflage.

Beyersdorff, D.: Biologische Wege zur Krebsabwehr, Verlag für Medizin, Heidelberg 1984.

Bittmann, H.: Gesünder leben mit Vollwert-Ernährung. Verlag A. Ruhland, Altötting, 1980.

Brieskorn, C. H.: Fremdstoffe in der Nahrung, Physikal. Medizin und Rehabilitation ML-Verlag, Hamburg, 1968/II.

Bruker, M. O.: Der Zucker als pathogenetischer Faktor, Verlag Schwabe & Co., Bad Homburg.

Dassler, Ernst: Warenkunde für den Fruchthandel, Paul Parey Verlag, Berlin 1957.

David, Anni: Tagebuch einer Krebskranken (Mit Beiträgen und Interviews von Hausch, Kretz, Kuhl, Zabel u. a.), St. Gabriel-Verlag, Mödling bei Wien 1968.

Debrunner, F.: Tumoren, Schweiz. Mediz. Wochensch., 99, S. 59, 1969.

Deutsche Diabetes-Gesellschaft: Kohlenhydrat-Austauschtabelle, Georg Thieme Verlag, Stuttgart 1969.

Deutsche Gesellschaft für Ernährung: Ernährungsbericht, Frankfurt/M., 1965/1980.

Documenta Geigy, Basel: Wissenschaftl. Tabellen, 6. Aufl., 1960.

van Dorp van Fliet, Poole (England): Geschwulstkrankheiten und vorbeugende Ernährung, Zeitschrift der Internat. Mediz. Gesellschaft für Blut- u. Geschwulstkrankheiten (Scheller-Colloquium München) Heft 2, 1964.

Eichholtz, Fritz: Vom Streit der Gelehrten, Verlag Braun, Karlsruhe, 1958.

Eisenbrand, G.: Über die Problematik des Vorkommens von Nitroseverbindungen in der Nahrung, Mediz. u. Ern., 1969/4.

Ferenzi, S., P. G. Seeger, P. Trüb: Rote Bete in der Zusatztherapie bei Kranken mit bösartigen Neubildungen, 2. verbesserte Auflage, Haug-Verlag Heidelberg 1970.
Flaskamp, Prof. Dr. W.: Die Krebskrankheit, Heiner Vlg., Wiesbaden.
Frühauf, H.: Zur Diätetik des Krebses, Ditaia 1960/2.

Gabel, Glatzel, Marquardt, Pfeilsicker: Gift auf dem Tisch?, Nicolaische Verlagsbuchhandlung KG, Herford 1973.
Glatzel, H.: Die Gewürze, Nicolaische Verlagshandlg., Herford 1968.
Glatzel, H.: Fermenthemmer in der Nahrung, Mediz. u. Rehabilitation, ML-Verlag Hamburg, 1969/1.
Tabulae Diateticae, Ein Nachschlagwerk für den Arzt zur Ernährung des Gesunden und Kranken, Aesopus Verlag GmbH, Milano, München, Lugano 1973.
Grüne Liste: Verz. diätet, und diätgeeign. Lebensmittel, Editio Cantor Aulendorf 1967 und 1974.

Habs-Seeliger: Bakteriologisches Taschenbuch, 38. Aufl., 1967, Johann-Ambrosius Barth, München.
Hansen, E., W. Sturm: Über Cyanwasserstoff in Prunoideensamen, Zeitschr. f. Lebensmittelunters., 134. Bd. 2. Heft 1967.
Haubold, H.: Der Kropf, eine Mangelkrankheit, Verlag Friedr. Find, Stuttgart 1955.
Heepe, F.: Die Vitamine in der Diät, Steinkopf-Verlag Stuttgart 1961.
Hennekeuser, H. H.: Trichinen, Selectra 1968/50.
Henneberg, Dr. W.: Bakteriologie für Hausfrauen in Stadt und Land und für Haushaltschulen, Verlag der Molkereizeitung Hildesheim 1932.
Hötzel, D.: Kleine Ernährungslehre, Friedr. Schleicher Hamburg 1960.
Huxley, E.: Eisbein mit Sauerkraut und Gift: Sind unsere Lebensmittel gesundheitsschädlich?, Sigbert Mohn-Verlag, Gütersloh 1967.

Issels, J., K. Windstosser: Ganzheitliche interne Krebstherapie, Karl F. Haug Verlag, Heidelberg.

Jahnke, K., C. L. P. Trüb: Geschwulstkrankheiten und Ernährung. Heft 7 der Schriftenreihe herausgegeben von der Arbeitsgemeinschaft für Krebsbekämpfung der Träger der gesetzlichen Kranken- und Rentenversicherung im Lande Nordrhein-Westfalen, Bochum.
Jung, H.: Zellatmung und hochungesättigte Fettsäuren, Hippokrates 1959/20.

Keller, E.: Der Wille zur Gesundheit, ein Wegweiser für Krebskranke von einer die es traf, Verlag Ing. Herbert Keller, München.
Kiney, G. F.: Eigenschaften und Anwendung von Kunstfaserstoffen, Berliner Union, Stuttgart, 1961.
Kleine, H. O.: Regelm. Vorsichtsunters. im Kampf gegen den Gebärmutterkrebs, Deutsches Ärztebl. 1941, 34. und 35.
Kleine, H. O.: Taschenbuch der Vitamintherapie, Hippokrates-Verlag.
Kleine, H. O.: Zur Frage der Hypervitaminisierung mit Vit. A und C bei inoperabl. Karzinomen, Münch. Mediz. Wschr.7 1954.
Köhnen, F., E. Schneider: Kampf dem Krebs mit Diät. Gustav Lübbe Verlag, Bergisch Gladbach.
Kollath, W.: Die Ordnung unserer Nahrung, Hippokrates Verlag 1953.
Kolster, U.: Alternativ essen. Die gesunde Sojaküche. Falken-Verlag, Niedernhausen 1980.
Kretschmer-Dehnhardt, L.: Die Ernährung des Krebsgefährdeten und Krebskranken. K. F. Haug Verlag, Heidelberg.

Kuhl, J.: Über eine erfolgreiche Arznei- und Ernährungsbehandlung gutartiger und bösartiger Geschwülste, Humata-Verlag Harold S. Blume, Bern-Freiburg i. Br. 1953.

Kuhl, J.: Schach dem Krebs, Humata-Verlag Harold S. Blume, Bern-Freiburg i. Br. 1954.

Kuhl, J.: Krebs, Krankheit, Ernährung, Viadrina-Verlag, Braunlage.

Kuhl, J.: Eine erfolgreiche Arznei- und Ernährungsbehandlung gutartiger und bösartiger Geschwülste, Humata Verlag Harold S. Blume, Bern-Freiburg i. Br. – Salzburg.

Lange-Erst, M.-E.: Krebs . . . und danach? Hädecke, Weil der Stadt 1984.

Lefauxe, R.: Chemie und Toxikologie der Kunststoffe, Deutsch von Dr. G. Langer. Mannheim, Krausskopf-Verlag, Mainz 1966.

Lenzner, C.: Gift in der Nahrung, Hyperion-Verlag Freiburg i. Br., neu bearbeitet von Dipl.-Chem. Elisabeth Tornow, 2. Aufl., 1933.

Mar, L.: Früchte aus aller Welt, Schutz- und Heilkräfte einheimischer und exotischer Früchte, Paracelsus-Verlag, Stuttgart 1977.

Marquardt: Nahrungsmittelzusatzstoffe, ihre Toxität u. Bedeutung f. d. menschl. Ernährung, Hippokrates 1965.

Martens, F.: Gemüsedauerwaren / Eingesäuertes Gemüse. Handbuch der Lebensmittelchemie. 5. Band, 2. Teil, J. Schormüller, Springer-Verlag, Berlin-Heidelberg-New York 1968.

Moser, K.: Ernährung und Krebs. H. F. Haug Verlag, Heidelberg.

Nehring, P.: Gemüse- u. Obstkonserven, Appelhans & Co., Braunschweig, 1954. Warnung vor Speiseöl in Kunststoffflaschen, Braunschweig. Insitut für Konserventechnologie »Die Hausfrau«, 10/1965.

Oehme, J.: Kinder sterben an Krebs, Braunschweiger Kinderklinik, Reform-Rundschau 5/1969.

Reinstein, Dr. med. H.: Der kranke Darm, Sanitas Verlag, Bad Wörishofen 1966.

Rockstroh, H.: Die Kombinationsbehandlung Krebskranker, Bruns Beiträge z. klin. Chirurgie, Bd. 199, Heft 3/59, Urban & Schwarzenberg, München.

Salzborn, E.: Ist der inoperable Krebs immer unheilbar? Hippokrates-Verlag Marquardt & Co., Stuttgart.

Salzborn, E.: Kochrezepte für die Ernährung von Tumorgefährdeten und Tumorkranken. Verein für Krebsforschung, Arlesheim (Schw.).

Scala, F. J.: Diät gegen Krebs. Sensen-Verlag, Wien.

Scala, Gerson, Halden: Handbuch der Diätetik mit Rezeptanhang, Franz Deuticke, 1954.

Schlegel, L.: Rohkost und Rohsäfte, Hippokrates Verlag, Stuttgart 1956.

Schenk, E. G.: Lexikon der tropischen, subtropischen und mediterranen Nahrungs- u. Genußmittel, Nicolaische Verlagsbuchhandlung, Herford 1966.

Schmidt, F.: Ist Krebs heilbar?, Paracelsus Verlag, Stuttgart 1969.

Schmidt, S.: Haben Zusatztherapien bei Krebs einen Sinn?, Erfahrungsheilkunde, 1967/8.

Schoenenberger, W.: Gesund durch natürliche Säfte, Econ Verlag Düsseldorf-Wien 1976.

Schultz-Friese, W., G. Gadal: Rezepte für eine krebsfeindliche Vollwertkost. Bircher-Benner-Verlag, Bad Homburg.

Schuphan, W.: Zur Qualität der Nahrungspflanzen, BLV-Verlagsgesellschaft Bonn-Wien 1961.

Schuphan, W.: Pestizide, Nutzen und möglicher Schaden, Zentralblatt für Bakteriolo-

gie, Parasitenkunde, Infektionskrankheiten und Hygiene, Gustav Fischer Verlag, Stuttgart 1969.
Schuppien, W.: Die Evers-Diät. Hippokrates-Verlag, Stuttgart 1955.
Seeger, P.-G., W. Schacht: Die Bedeutung der Ascorbinsäure (Vitamin C) als Redoxkatalysator des Zellstoffwechsels speziell als Zellatmungsregenerator von Krebszellen, Verlag für Medizin Dr. Ewald Fischer, Heidelberg 1973.
Seeger, P.-G.: Ist eine Prophylaxe bzw. Therapie des Krebses mit Naturstoffen vertretbar? Erfahrungsheilkunde 12/1967.
Souci, S., W. Bosch: Lebensmitteltabellen für die Nährwertberechnung, Wissenschaftl. Verlagsges., Stuttgart 1967.
Stepp-Kühnau & Schroeder: Die Vitamine, 7. Aufl., Enke Verlag Stuttgart 1952. Bd. I und II.
Sturm, W., E. Hansen: Über Cyanwasserstoff in Prunoideensamen und einigen anderen Lebensmitteln, Zeitschr. f. Lebensm.-Untersuchung u. -Forschung, 135. Bd., 5. Heft, 1967.
Sturm, W., W. Wendt: Ermittlung der Anteile bitterer Mandeln in Partien süßer Mandeln, Süßwaren, Heft 10, 1967.
Vester, F., G. Henschel: Krebs ist anders. Das Buch zu den Fersehfilmen »Krebs und Zelle«, »Fehlgesteuertes Leben«. Kindler Verlag GmbH, München 1973.
Voll, R.: Akute und chronische Insektizidintoxikation, ML-Verlag, Velzen 1964.

Warburg, O.: Über den Stoffwechsel der Tumoren, J. Springer-Verlag, Berlin 1926.
Welsch, A.: Krankenernährung. Ein Taschenbuch für Ärzte und Diätassistentinnen, Georg Thieme Verlag, Stuttgart 1965.
Windstosser, K.: Vollwertkost und Krebsproblem, Neuform Echo 10/1968.
Windstosser, K.: Die Ernährung des Krebskranken, »Krebs in der Praxis«, Band 22, ML-Verlag Uelzen 1969.
Windstosser, K.: Die prinzipiell zu fordernden internen Maßnahmen der Sanierung besonders des Krebskranken, Phys. Medizin und Rehabilitation, 3/1970.

Zabel, W.: Die interne Krebstherapie und die Ernährung des Krebskranken. Bircher-Benner-Verlag, Bad Homburg 1968.
Zabel, W.: Nachbehandlung der Krebsoperierten, ML-Verlag Hamburg 1959.
Zabel, W.: Körpereigene Abwehr gegen Krebs, ML-Verlag Hamburg 1964.

Rezept-Verzeichnis

Die Ziffern geben die Seitenzahlen an.

MARLIS WEBER

Dozentin an der Reformhaus-Fachakademie findet mit ihren Büchern zur gesunden Ernährung bei Fachleuten und Ärzten Anerkennung wegen der absoluten Zuverlässigkeit aller diätetischen Aussagen. Hausfrauen und Diätköche schätzen vor allem das sichere Gelingen ihrer Rezepte. Für die Ernährung bei Krebs nach den Richtlinien des vorliegenden Buches sind vor allem folgende Titel von Bedeutung:

Vollkornbackbuch

Viele nützliche Tips und über 100 Rezepte für Brote und Brötchen, Kuchen, Klein- und Feingebäck, Pizzas und Toasts. 126 Seiten mit 8 Farbtafeln.

Mit Vollkorn kochen

Gesunde Küche mit Getreide. Alte Küchengeheimnisse – für die moderne Ernährung neu entdeckt. Gerichte mit Weizen, Grünkern, Roggen, Hafer, Gerste, Mais, Reis, Hirse, Buchweizen und anderen Spezialitäten. Rund 130 Seiten mit 8 Farbtafeln.

Gesund & fit mit frischen Säften

Vitaminreiche Säfte aus frischen Früchten, Gemüse, Garten- und Wildkräutern. Ihre Wirkungsweise auf den Organismus und ihre Anwendung bei Kuren und zur Unterstützung einer Diät. 104 Seiten mit 4 Farbtafeln.

Naturküche – gesund & lecker

Das biologische Grundkochbuch für die natürliche Vollwertkost. Rund 500 Rezepte ohne Fleisch. Menüvorschläge für 30 Tage. Diätrichtlinien. 170 Seiten, 20 Farbtafeln.

EMPFEHLENSWERTE BÜCHER WEITERER AUTOREN:

Dr. med. H.Anemueller, Die Molke-Trinkkur

Das klassische Naturheilverfahren für den gesamten Organismus. Kurprogramme, Begleitdiät für 21 Tage. 140 Seiten, 8 Farbtafeln.

Christina Kleiner-Röhr, Vollwertmenüs

Frische Küche rund ums Jahr. Komplette Menüs: vollwertig von der Vorspeise bis zum Dessert, nach Jahreszeiten geordnet. Ärztliche Empfehlung von Dr. med. M. O. Bruker. 96 Seiten, 8 Farbtafeln.

Ursula Grüninger, Es muß nicht immer Fleisch sein

Verbesserte Neuauflage mit rund 200 Rezepten – alle mit genauen Nährwertangaben. 137 Seiten, 10 Farbtafeln.

Gerhard Leibold, Wie pflege ich Kranke zuhause?

Alles Wissenswerte über Pflege, Lagerung, Ernährung, Vorbeugung gegen Folgekrankheiten (Wundliegen), Beobachtung, Durchführung ärztlicher Verordnungen, Ausstattung der Hausapotheke usw. 130 Seiten, 30 Abbildungen.

Maria-E. Lange-Ernst, Krebs... und danach?

Ein wegweisendes, klar verständliches Sachbuch über die Krebsnachbehandlung. Es stärkt die Eigenverantwortlichkeit des Patienten, weckt Verständnis für körperlich-seelische Zusammenhänge, gibt Mut zur aktiven Mithilfe bei der Mobilisierung der notwendigen Heil- und Abwehrkräfte. Im Anhang Anschriften der Tumorzentren Nachsorgekliniken, Beratungsstellen und Selbsthilfegruppen. 158 Seiten.